机器人胃肠外科手术学

Robotic Gastrointestinal Surgery

主　编　李太原　刘东宁

副主编　（以姓氏笔画为序）

江群广　胡家萍　雷　雄　端木尽忠

编　委　（以姓氏笔画为序）

万　昊　南昌大学第一附属医院
叶善平　南昌大学第一附属医院
刘东宁　南昌大学第一附属医院
江群广　南昌大学第一附属医院
李太原　南昌大学第一附属医院
何鹏辉　南昌大学第一附属医院
郑莉兰　南昌大学第一附属医院
胡家萍　南昌大学第一附属医院
徐　晨　南昌大学第一附属医院
高　戈　北京医院
唐　城　南昌大学第一附属医院
雷　雄　南昌大学第一附属医院
端木尽忠　南昌大学第一附属医院
熊凌强　南昌大学第一附属医院
潘玉娟　南昌大学第一附属医院

人民卫生出版社

·北　京·

图书在版编目(CIP)数据

机器人胃肠外科手术学 / 李太原，刘东宁主编. —北京：人民卫生出版社，2021.8
ISBN 978-7-117-31895-2

Ⅰ. ①机… Ⅱ. ①李…②刘… Ⅲ. ①机器人技术—应用—胃肠病—外科手术 Ⅳ. ①R656-39

中国版本图书馆 CIP 数据核字(2021)第 160295 号

机器人胃肠外科手术学
Jiqiren Weichang Waike Shoushuxue

主　　编：李太原　刘东宁
出版发行：人民卫生出版社（中继线 010-59780011）
地　　址：北京市朝阳区潘家园南里 19 号
邮　　编：100021
E - mail：pmph @ pmph.com
购书热线：010-59787592　010-59787584　010-65264830
印　　刷：廊坊一二〇六印刷厂
经　　销：新华书店
开　　本：787 × 1092　1/16　　**印张**：11
字　　数：247 千字
版　　次：2021 年 8 月第 1 版
印　　次：2021 年 9 月第 1 次印刷
标准书号：ISBN 978-7-117-31895-2
定　　价：218.00 元
打击盗版举报电话：010-59787491　E-mail：WQ @ pmph.com
质量问题联系电话：010-59787234　E-mail：zhiliang @ pmph.com

主编简介

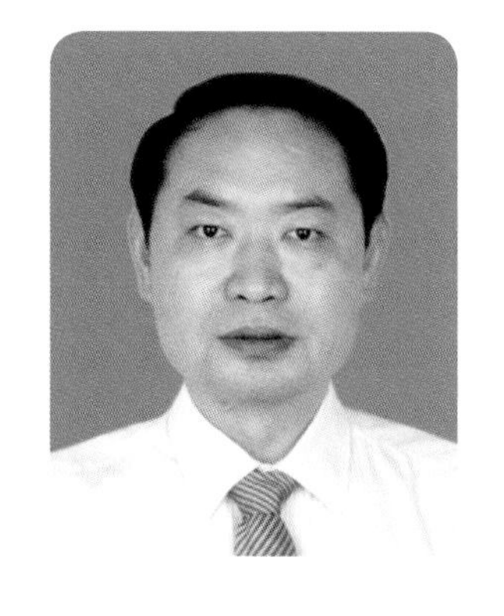

李太原，教授、主任医师、博士研究生导师，南昌大学第一附属医院普外科主任兼大外科主任。

主要从事胃肠道肿瘤外科治疗的临床与基础研究，擅长胃肠肿瘤的微创治疗，尤其在机器人胃肠肿瘤的外科治疗研究方面造诣深厚。在国内较早开展了达芬奇机器人治疗胃癌、结直肠癌的系列临床应用研究，参与了《机器人结直肠癌手术中国专家共识（2020 版）》《机器人胃癌手术专家共识（2015 版）》《结直肠肿瘤经自然腔道取标本手术专家共识（2019 版）》的制订，多次在全国胃肠学术会议上进行机器人胃肠肿瘤手术演示。

现任中国医师协会医学机器人医师分会常务委员、中国医师协会结直肠肿瘤专业委员会机器人学组副主任委员、中国抗癌协会胃癌专业委员会 ERAS 学组副组长、中国研究型医院学会机器人与腹腔镜外科专业委员会常务委员、长江中游城市群肛肠（学科）医院联盟副理事长及结直肠癌组组长、江西省医学会外科学分会主任委员、江西省整合医学学会外科分会候任主任委员、江西省抗癌协会大肠癌专业委员会副主任委员等学术任职。主持参与国际、国内多中心研究 3 项，国家级基金及省部、厅级课题 10 余项。担任《中华转移性肿瘤杂志》《临床外科杂志》《中国肿瘤临床》《腹腔镜外科杂志》等期刊编委。

发表学术论文 70 余篇，其中 SCI 收录 27 篇。先后获得江西省教学成果奖一等奖 1 项、江西省科技进步奖三等奖 2 项。培养博士研究生 7 名，硕士研究生 40 名。

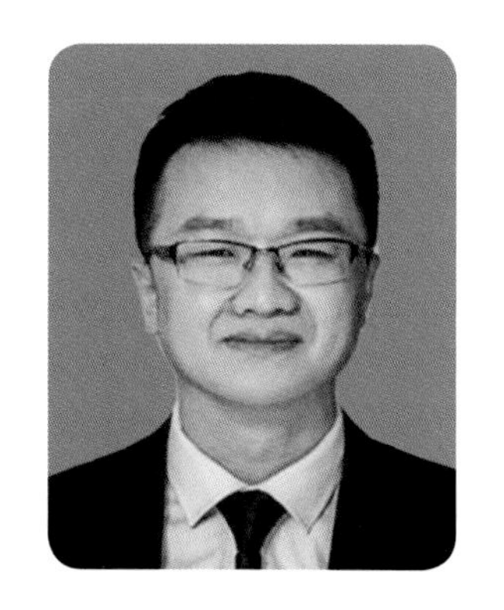

刘东宁，博士，副主任医师、硕士研究生导师，南昌大学“215 人才工程”赣江青年学者。擅长胃肠肿瘤的微创外科治疗。

现任中国抗癌协会胃癌专业委员会 ERAS 学组委员、江西省抗癌协会大肠癌委员会青年委员会常务委员、江西省中西医结合协会结直肠癌委员会委员、江西省整合医学学会外科分会结直肠学组委员及秘书等学术任职。

主持参与国家青年基金及省部、厅级课题多项。发表学术论文 20 余篇，其中 SCI 收录 9 篇。获得江西省科技进步奖三等奖 1 项。

机器人
胃肠外科手术学

Robotic
Gastrointestinal
Surgery

前 言

进入 21 世纪以来，以达芬奇机器人手术系统为代表的微创手术机器人逐渐成为微创外科领域的前沿和研究热点，该系统融合当今诸多高新技术，实现了外科手术微创化、智能化和精准化，将胃癌、结直肠癌手术的操作性、安全性和根治性提升到了新的高度。

目前，开展机器人胃肠手术的胃肠外科医师大部分处于摸索阶段，急需相关专业书籍的指导，但国内外有关机器人腹腔镜胃肠手术学的专著甚少。

南昌大学第一附属医院胃肠外科开展机器人胃肠手术近五年，年手术量近 400 台。目前以手术总量突破 2 000 台而成为国内外完成机器人胃肠手术量排名前列的胃肠中心。通过近几年的发展，已开展的手术基本涵盖了目前国内外已报道的各种胃肠手术方式，取得了良好的疗效，积累了丰富的临床经验。本书内容将编者的点点心得体会重新整理提炼，希望能给广大胃肠外科同仁们以新的启迪，进一步促进机器人胃肠手术的推广和发展。

本书编者均为长期工作在一线的医师，他们在完成繁重临床任务的同时，牺牲了宝贵的休息时间，为本书的顺利出版倾注了大量心血。虽然我们尽力编写，但仍难免有疏漏之处，恳请广大专家、同道不吝赐教，以使本书日后再次修订出版时能进一步改进提高，最终铸成精品。

2021 年 4 月于南昌

机器人
胃肠外科手术学

Robotic
Gastrointestinal
Surgery

目　　录

目　录

目 录

视频目录

第一章

机器人在胃肠外科的应用现状和未来

微创技术的不断发展对胃肠外科具有深远的影响。1990 年 Jacobs 等报道了世界首例腹腔镜右半结肠切除术，1994 年 Kitano 等在世界范围内首次报道了腹腔镜胃部分切除术。腹腔镜胃肠手术因其创伤小、恢复快、远期肿瘤治疗效果与开腹手术无异而得到广泛应用。然而，局限于器械因素，胃肠微创技术遇到了瓶颈，如何使胃肠手术操作更加精准和智能成为外科医师关注的新焦点。随着科学技术的进步，人工智能系统应运而生，手术机器人的出现，是微创外科发展的一座里程碑。美国 Intuitive Surgical 公司研发的达芬奇机器人手术系统于 2000 年 7 月通过了美国食品药品监督管理局（Food and Drug Administration，FDA）认证，开始应用于临床，目前已广泛应用于胃肠外科、肝胆外科、泌尿外科、妇科等。

第一节　达芬奇机器人手术系统简介

达芬奇手术机器人是目前临床运用最广泛、最成熟的机器人手术操作系统，由 3 部分组成：医师操作平台（图 1-1-1）、床旁机械臂系统（图 1-1-2）和图像处理系统（图 1-1-3）。医师操作平台是达芬奇系统的控制核心，位于手术室无菌区之外，主刀医师通过双手操作两个主控制器，通过脚踏板控制器械和三维高清内镜。床旁机械臂系统由 4 条机械臂组成，每条机械臂均为复合铰链式连接，可实现 7 个自由度高仿真手腕式移动，滤过医师生理颤抖，将医师的操作按比例传递至器械尖端，保证术者的操作与器械的移动高度同步无时差。图像处理系统具有高分辨率双光源 3D 摄像头，对手术视野可放大 10 倍以上，能为主刀医师提供患者体腔内三维立体高清影像，能更清晰地辨认解剖结构，使手术操作更加精准及微创。目前，国内广泛应用于临床的是 Intuitive Surgical 公司研发的最新的第三代产品达芬奇 Si，但其仍存在部分局限性：操作相对复杂、价格昂贵、体积庞大、力反馈触觉反馈消失、系统易发生故障等。更先进的第四代产品达芬奇 Xi 已在欧美国家及中国上市应用。Xi 与上

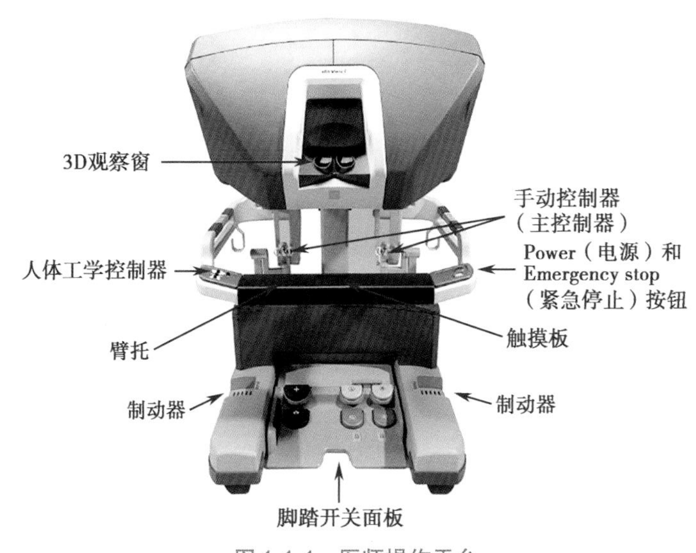

图 1-1-1　医师操作平台

一代 Si 相比，其主要优势在于：大幅改进驱动结构使机械臂的移动范围更灵活精准，机械臂平台移动更加灵活便捷，可覆盖更广的手术部位，数字内镜更加轻巧，使用激光定位并可自动计算机械臂的最佳手术姿态，画面成像更清晰，3D 立体感更准确，操作更加精准。

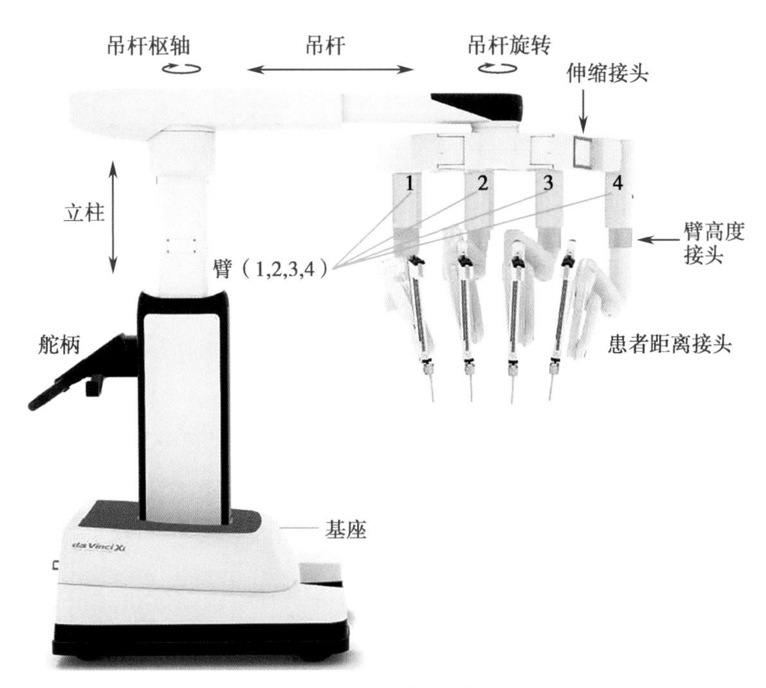

图 1-1-2　床旁机械臂系统

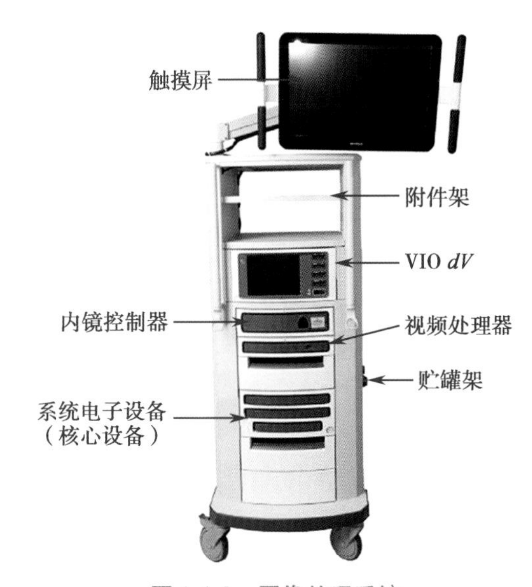

图 1-1-3　图像处理系统

第二节　达芬奇机器人胃肠外科的现状和未来

达芬奇机器人手术系统在胃肠外科的应用十分广泛，几乎渗透到所有手术领域，在胃肠恶性肿瘤的手术治疗领域发展尤为迅猛。2001 年 Horgan 等首次报道了机器人辅助胃空肠吻合术。2002 年 Hashizume 等首次报道了达芬奇机器人手术系统辅助的胃癌根治术。2004 年 D'Annibale 等报道 53 例达芬奇机器人手术系统完成的结直肠手术，其中 22 例为恶性肿瘤。2004 年 Ruurda 等报道了 14 例机器人 Heller 肌切开术治疗贲门失弛缓症，86% 的患者病情得到明显缓解。2006 年 Aisma 等运用机器人行 Nissen 胃底折叠术治疗胃食管反流的随机对照试验发现，机器人手术近期疗效好。2007 年 Baik 等报道了保留盆腔自主神经的达芬奇机器人手术系统辅助的直肠癌全系膜切除术，机器人对盆腔自主神经的保护优势明显。2008 年 Hubens 等报道了机器人行 Roux-en-Y 胃旁路术治疗肥胖症，学习曲线为 35 例，对于极重度肥胖者更适用。2010 年 Narula 等报道了 5 例机器人胰十二指肠切除术，机器人在复杂手术中优势明显。

在胃癌外科领域，胃周毗邻结构复杂、胃周解剖层次多、胃癌淋巴引流途径广泛，标准的胃癌 D_2 根治术操作难度大、技术要求高。Hashizume 等开辟了达芬奇机器人胃癌手术的先河。此后，国内外机器人胃癌根治术的报道相继出现，初步说明达芬奇机器人胃癌根治术技术可行、安全性好且近期疗效好。2007 年 Anderson 等报道了 7 例机器人早期胃癌根治术，无中转开腹及围手术期死亡病例，中位手术时间为 420 分钟，中位淋巴结清扫数目为 24 枚，中位住院时间和中位固体食物进食时间均为 4 天，中位随访 9 个月，无肿瘤复发病例。2008 年 Pugliese 等报道了 17 例达芬奇机器人胃癌根治术，其中进展期胃癌 9 例，平均手术时间为 352 分钟，平均淋巴结清扫数目为（25.5 ± 4.0）枚。Wang 等报道的机器人与腹腔镜胃癌根治术的 meta 分析显示，机器人手术时间比腹腔镜长（$P < 0.05$），机器人术中出血量更少（$P = 0.01$），而肿瘤上下切缘长度、术后并发症的差异无统计学意义（$P > 0.05$）。Cianchi 等回顾性对比机器人与腹腔镜远端胃癌根治术时发现，机器人组清扫淋巴结数目更多（$P = 0.02$），而两组术后并发症的发生率相似。一些回顾性研究结果显示，机器人进展期胃癌根治术能获得与腹腔镜手术、开腹手术相当的中远期肿瘤学效果。Pugliese 等随访观察 8 例早期胃癌和 9 例进展期胃癌行机器人根治术的 3 年生存率为 78%，而同期腹腔镜组为 85%，差异无统计学意义。Li 等对比机器人与腹腔镜进展期胃癌根治术疗效时发现，机器人组 3 年总生存率为 78.6%，而腹腔镜组为 74.1%，差异无统计学意义。关于机器人胃癌手术的适应证，中国研究型医院学会机器人与腹腔镜外科专业委员会制订的《机器人胃癌手术专家共识（2015 版）》中明确指出：胃癌肿瘤浸润深度 $\leq T_{4a}$；胃癌术前、术中分期为Ⅰ期、Ⅱ期者；对于胃癌手术经验丰富、机器人操作熟练的医师，可用于分期为Ⅲ期患者。目前，大多机器人胃癌手术的临床研究为回顾性研究且病例数较少，机器人胃癌手术的临床疗效尤其是远期疗效仍需多中心大样本的随机对照研究来论证。

在结直肠癌外科领域，自 2001 年 Weber 等首次报道达芬奇机器人行乙状结肠及右半结肠切除术以来，国内外机器人结直肠癌手术的报道也逐年增加。国内外大多研究显示，机器人结直肠手术的近期疗效比腹腔镜手术的近期疗效更好。Liao 等对 4 个随机对照试验进行 meta 分析显示，相比腹腔镜，机器人结直肠癌根治术的术中出血量更少、中转开腹率更低、肠功能恢复更快。Sheng 等荟萃分析了 40 例机器人、腹腔镜和开腹手术治疗结直肠癌的临床疗效，结果表明，机器人手术的术中出血量最少，以及术后并发症发生率、术后出血率、术后肠梗阻率最低。盆腔自主神经保护是直肠癌根治术中评价手术质量的主要因素。Pigazzi 等研究显示：机器人行低位直肠癌根治术有助于盆腔神经保护及全直肠系膜精准切除。Bokhari 等的研究结果显示，达芬奇机器人结直肠癌根治术的学习曲线分为 3 个阶段：第一阶段需实施 15 例手术来获得初始经验，第二阶段需实施 10 例手术来提升操作技术，第三阶段再实施难度系数更高的手术。侧方淋巴结清扫术是阻碍腹腔镜直肠癌根治术发展的重要因素。Lee 等研究表明，达芬奇机器人在狭小的盆腔空间操作更为灵活，进行侧方淋巴结清扫手术安全可行，侧方淋巴结清扫数目为（19.2±9.6）枚。国内学者 Liu 等比较机器人和腹腔镜右半结肠癌根治术时发现，机器人手术的术中出血量更少[（87.3±26.1）ml vs.（132.2±31.6）ml，$P<0.05$]，淋巴结清扫数目更多（$P=0.036$）、术后排气时间更短（$P=0.042$）。在远期预后方面，Park 等的前瞻性随机对照试验结果显示，机器人右半结肠切除术 5 年无疾病生存率为 77.4%，与腹腔镜组（83.6%）的差异无统计学意义。Pinar 等的研究同样显示，机器人结直肠癌根治术远期预后与腹腔镜相当。机器人结直肠癌手术适应证参照中国研究型医院学会机器人与腹腔镜外科专业委员会制订的《机器人结直肠癌手术专家共识（2015 版）》，机器人目前开展的手术包括右半结肠癌根治术、横结肠癌根治术、左半结肠癌根治术、乙状结肠癌根治术、直肠癌根治术、结直肠癌次全切除术等。

近些年，达芬奇机器人手术系统在胃肠外科领域取得了较大发展，但是仍有很多临床问题亟待解决。随着科学技术的进步，机器人正在向小型化、无创化、智能化等方向发展。新一代达芬奇 Xi 手术系统，可以兼容荧光影像系统，为医师提供包括血管检测和组织淋巴灌注等在内的实时视觉信息，可为术中定位提供无缝连接入口，已在欧美国家、韩国、中国香港及中国台湾等地上市应用，国内也将广泛应用，可进一步推动微创外科的发展。更加智能先进的达芬奇 SP 系统已研发成功，精简装置的机器人单臂提供三个多关节器械和一个全腕 3D 全高清摄像镜头，可以提升在盆腔等狭小空间的视觉效果和操控能力，还可实现多模式控制及动态信息显示。随着机器人可控性的不断提高、外科医师操作水平的不断进步及费用的降低，机器人胃肠手术的适应证将不断扩大。达芬奇机器人手术系统以其全新的理念和效果被认为是外科发展史的一次革命，也预示着第 3 个外科手术时代的到来。

（叶善平　李太原）

参考文献

[1] JACOBS M，VERDEJA J C，GOLDSTEIN H S. Minimally invasive colon resection（laparoscopic colectomy）[J]. Surg Laparosc Endosc，1991，1（3）：144-150.

[2] KITANO S，ISO Y，MORIYAMA M，et al. Laparoscopy-assisted Billroth I gastrectomy[J]. Surg Laparosc

Endosc，1994，4（2）：146-148.

[3] 曹宏泰，李连顺，杨洁，等. 腹腔镜全胃切除术治疗进展期胃癌安全性与有效性的 Meta 分析 [J]. 中国普通外科杂志，2014，23（10）：1309-1315.

[4] CHEN K，PAN Y，ZHANG B，et al. Robotic versus laparoscopic Gastrectomy for gastric cancer：a systematic review and updated meta-analysis[J]. BMC Surg，2017，17（1）：93-110.

[5] BRAUMANN C，JACOBI C A，MENENAKOS C，et al. Robotic-assisted laparoscopic and thoracoscopic surgery with the da Vinci system：a 4-year experience in a single institution[J]. Surg Laparosc Endosc Percutan Tech，2008，18（3）：260-266.

[6] 江志伟，黎介寿. 机器人系统在结直肠手术中的应用现状与展望 [J]. 中华结直肠疾病电子杂志，2015，4（3）：226-229.

[7] HORGAN S，VANUNO D. Robots in laparoscopic surgery[J]. J Laparoendosc Adv Surg Tech A，2002，11（6）：415-419.

[8] HASHIZUME M，SHIMADA M，TOMIKAWA M，et al. Early experiences of endoscopic procedures in general surgery assisted by a computer-enhanced surgical system[J]. Surg Endosc，2002，16（8）：1187-1191.

[9] D' ANNIBALE A，MORPURGO E，FISCON V，et al. Robotic and laparoscopic surgery for treatment of colorectal diseases[J]. Dis Colon Rectum，2004，47（12）：2162-2168.

[10] RUURDA J P，GOOSZEN H G，BROEDERS I A. Early experience in robot-assisted laparoscopic Heller myotomy[J]. Scand J Gastroenterol，2005，39（241）：4-8.

[11] AISMA W A，RUURDA J P，SCHEFFER R C H，et al. Randomized clinical trial of standard laparoscopic versus robot-assisted laparoscopic Nissen fundoplication for gastro-oesophageal reflux disease[J]. Brit J Surg，2006，93（11）：1351-1359.

[12] BAIK S H，KANG C M，LEE W J，et al. Robotic total mesorectal excision for the treatment of rectal cancer[J]. J Robot Surg，2007，1（1）：99-102.

[13] HUBENS G，BALLIU L，RUPPERT M，et al. Roux-en-Y gastric bypass procedure performed with the da Vinci robot system：is it worth it?[J]. Surg Endosc，2008，22（7）：1690-1696.

[14] ANDERSON C，ELLENHORN J，HELLAN M，et al. Pilot series of robot-assisted laparoscopic subtotal gastrectomy with extended lymphadenectomy for gastric cancer[J]. Surg Endosc，2007，21（9）：1662-1666.

[15] PUGLIESE R，MAGGIONI D，SANSONNA F，et al. Robot-assisted laparoscopic gastrectomy with D_2 dissection for adenocarcinoma：initial experience with 17 patients[J]. J Robot Surg，2008，2（4）：217-222.

[16] WANG Y，ZHAO X，SONG Y，et al. A systematic review and meta-analysis of robot-assisted versus laparoscopically assisted gastrectomy for gastric cancer[J]. Medicine，2017，96（48）：e8797.

[17] CIANCHI F，INDENNITATE G，TRALLORI G，et al. Robotic vs laparoscopic distal gastrectomy with D_2 lymphadenectomy for gastric cancer：a retrospective comparative mono-institutional study[J]. BMC Surg，2016，16（1）：65-81.

[18] LI Z，LI J，LI B，et al. Robotic versus laparoscopic gastrectomy with D_2 lymph node dissection for advanced gastric cancer：a propensity score-matched analysis [J]. 2018，10：705-714.

[19] 余佩武，陈凛，郝迎学，等．机器人胃癌手术专家共识（2015 版）[J]．中华消化外科杂志，2016，15（1）：7-11.

[20] WEBER P A，MEROLA S，WASIELEWSKI A，et al. Telerobotic-assisted laparoscopic right and sigmoid colectomies for benign disease[J]. Dis Colon Rectum，2002，45（12）：1689-1696.

[21] LIAO G，ZHAO Z，LIN S，et al. Robotic-assisted versus laparoscopic colorectal surgery：a meta-analysis of four randomized controlled trials[J]. World J Surg Oncol，2014，12（1）：122.

[22] SHENG S，ZHAO T，WANG X. Comparison of robot-assisted surgery，laparoscopic-assisted surgery，and open surgery for the treatment of colorectal cancer：A network meta-analysis[J]. Medicine，2018，97（34）：e11817.

[23] PIGAZZI A，ELLENHORN J D，BALLANTYNE G H，et al. Robotic-assisted laparoscopic low anterior resection with total mesorectal excision for rectal cancer[J]. Surg Endosc，2006，20（10）：1521-1525.

[24] BOKHARI M B，PATEL C B，RAMOS-VALADEZ D I，et al. Learning curve for robotic-assisted laparoscopic colorectal surgery[J]. Surg Endosc，2011，25（3）：855-860.

[25] LEE Y S，CHONG G O，LEE Y H，et al. Robot-assisted total preservation of the pelvic autonomic nerve with extended systematic lymphadenectomy as part of nerve-sparing radical hysterectomy for cervical cancer[J]. Int J Gynecol Cancer，2013，23（6）：1133-1138.

[26] 刘东宁，熊凌强，邹震，等．机器人与腹腔镜右半结肠切除术近期疗效对照研究 [J]．中国实用外科杂志，2016，36（11）：1187-1189.

[27] PARK J S，KANG H，PARK S Y，et al. Long-term oncologic after robotic versus laparoscopic right colectomy：a prospective randomized study[J]. Surg Endosc，2018，33（9）：2975-2981.

[28] PINAR I，FRANSGAARD T，THYGESEN LC，et al. Long-term outcomes of robot-assisted surgery in patients with colorectal cancer[J]. Ann Surg Oncol，2018，25（13）：3906-3912.

[29] 许剑民，秦新裕．机器人结直肠癌手术专家共识（2015 版）[J]．中华胃肠外科杂志，2016，19（1）：1-6.

第二章

机器人胃手术

第一节 概 述

一、胃临床解剖概要

（一）胃的毗邻

胃的位置常因体形、体位和充盈程度不同而有较大变化。通常，胃在中等程度充盈时，大部分位于左季肋区，小部分位于腹上区。胃前壁右侧部与肝左叶和方叶相邻，左侧部与膈相邻，被左肋弓掩盖。在剑突的下方，部分胃前壁直接与腹前壁相贴，是临床上进行胃触诊的部位。胃后壁与胰、横结肠、左肾上部和左肾上腺相邻，胃底与膈和脾相邻。

胃的贲门和幽门的位置比较固定，贲门位于第11胸椎体左侧，幽门约在第1腰椎体右侧。胃大弯的位置较低，其最低点一般在脐平面。胃高度充盈时，大弯下缘可达脐以下，甚至超过髂嵴平面。胃底最高点在左锁骨中线外侧，可达第6肋间隙高度。

（二）胃的形态和分部

胃的形态可受体位、体形、年龄、性别和胃的充盈状态等多种因素影响。胃在完全空虚时略呈管状，高度充盈时可呈球囊形。

胃分前、后壁，大、小弯，入、出口。胃前壁朝向前上方，后壁朝向后下方。胃小弯凹向右上方，其最低点弯度明显折转处称角切迹。胃大弯大部分凸向左下方。胃的近端与食管连接处是胃的入口，称贲门。贲门的左侧，食管末端左缘与胃大弯起始部之间的锐角称贲门切迹。胃的远端接续十二指肠处是胃的出口，称幽门。由于幽门括约肌的存在，在幽门表面，有一缩窄的环行沟，幽门前静脉常横过幽门前方，这为胃手术提供了确定幽门的标志。

通常将胃分为四部：贲门附近的部分称贲门部，界域不明显；贲门平面以上，向左上方膨出的部分为胃底，临床有时称胃穹窿，内含吞咽时进入的空气，约50ml，X线片可见此处有气泡；自胃底向下至角切迹处的中间大部分称胃体；胃体下界与幽门之间的部分称幽门部，临床上也称胃窦。幽门部的大弯侧有不甚明显的浅沟称中间沟，将幽门部分为右侧的幽门管和左侧的幽门窦。幽门管长2～3cm。幽门窦通常位于胃的最低处，胃溃疡和胃癌多发生于胃的幽门窦近胃小弯处。

（三）胃的网膜和韧带

1．小网膜　小网膜是由肝门移行于胃小弯和十二指肠上部的双层腹膜结构，由肝门连于胃小弯的部分为肝胃韧带；肝门连于十二指肠上部之间的部分为肝十二指肠韧带，其内有位于右前方的胆总管、位于左前方的肝固有动脉及位于两者之间后方的肝门静脉。小网膜的右缘游离，后方为网膜孔，经此孔可进入网膜囊。

2．大网膜　大网膜是连于胃大弯与横结肠之间的腹膜结构，形似围裙覆盖于空肠、回肠和横结肠的前方。大网膜由四层腹膜构成，前两层由胃和十二指肠上部的前、后两层腹膜向下延伸而形成，降至脐平面稍下方，前两层向后返折向上，形成大网膜的后两层，连于横结肠并叠合成横结肠系膜，贴于腹后壁。大网膜前两层与后两层之间的潜在性腔隙是网膜囊的下部，随着年龄的增长，大网膜前两层和后两层常粘连愈着，致使其间的网膜囊下部消失。连于胃大弯和横结肠之间的大网膜前两层形成胃结肠韧带。大网膜内含有血管、脂肪和巨噬细胞，后者有重要的防御功能。大网膜的长度因人而异，活体上大网膜的下垂部分常可移动位置，当腹膜腔内有炎症时，大网膜可包围病灶以防止炎症扩散蔓延，故有“腹腔卫士”之称。小儿的大网膜较短，一般在脐平面以上，因此当小儿患阑尾炎或其他下腹部炎症时，病灶区不易被大网膜包裹而局限化，常导致弥漫性腹膜炎。

3. 网膜囊　网膜囊是小网膜和胃后壁与腹后壁的腹膜之间的一个扁窄间隙，又称小腹膜腔，为腹膜腔的一部分。网膜囊借肝十二指肠韧带后方的网膜孔与腹膜腔相交通。网膜囊有 6 个壁：前壁为小网膜、胃后壁的腹膜和胃结肠韧带；后壁为横结肠及其系膜，以及覆盖在胰、左肾、左肾上腺等处的腹膜；上壁为肝尾状叶和膈下方的腹膜；下壁为大网膜前、后两层的愈着处；左侧为脾、胃脾韧带和脾肾韧带；右侧借网膜孔通腹膜腔的其余部分。

4. 网膜孔　网膜孔又称温斯洛孔（Winslow foramen），高度平第 12 胸椎至第 2 腰椎，可容纳 1～2 指。上界为肝尾状叶，下界为十二指肠上部，前界为肝十二指肠韧带，后界为覆盖在下腔静脉表面的腹膜。

5. 胃膈韧带　胃膈韧带是胃贲门左侧和食管腹段连于膈下面的腹膜结构。

6. 胃脾韧带　胃脾韧带是连于胃底部和脾门间的双层腹膜结构，向下与大网膜左侧部相延续。内含胃短动脉、胃短静脉和胃网膜左血管及淋巴管、淋巴结等。

（四）胃的动脉

胃的动脉绝大多数直接或间接起自腹腔干，主要分支有胃短动脉、胃网膜左动脉、胃网膜右动脉、胃左动脉、胃右动脉，上述动脉出现率为 100%，还有较少出现的胃后动脉（也可称为副胃左动脉），出现率为 28%。

贲门部和胃底部主要有胃短动脉和胃网膜左动脉的分支分布，胃体部胃小弯侧有胃左动脉和胃右动脉的分支分布，胃大弯侧有胃网膜左动脉和胃网膜右动脉的分支分布，幽门部主要有胃网膜右动脉的分支分布。胃左动脉发出后首先行向左上方至贲门右侧附近，然后其主干转向右下方，沿着胃小弯走行一段距离后，再发出数条分支供应胃前、后壁。胃右动脉在肝胃韧带两层之间沿胃小弯由右向左走行，沿途发出一些细小分支，供应胃幽门及胃小弯侧的胃体部。胃网膜左动脉发出后，在大网膜的前两层之间沿着胃大弯自左向右走行，其分支胃体支和网膜支分别供应胃大弯侧胃体下部和大网膜。胃网膜右动脉发出后，在大网膜的前两层之间沿着胃大弯自右向左走行，除供应胃体下部和大网膜外，还发出分支供应幽门。胃短动脉和胃后动脉发出后主要分布于胃底的左侧。这些血管最主要的吻合是在胃大弯侧的胃网膜左动脉和胃网膜右动脉之间的动脉弓吻合，以及胃小弯侧胃左动脉和胃右动脉之间的动脉弓吻合，除此以外，各条胃的动脉所发出的小分支进入胃壁以后均有纵横交错的血管吻合形成。

（五）胃的静脉

胃的静脉起自胃黏膜下静脉丛，在胃大、小弯处沿同名动脉走行，离开大、小弯后与动脉的走向分离，胃网膜右静脉离开胃大弯后走行于胰头前方，与右结肠静脉汇合形成亨勒干（Henle trunk）或称胃结肠干，最后共同汇入肠系膜上静脉的右侧缘，在少数情况下胃网膜右静脉也可直接汇入肠系膜上静脉。胃右静脉或称幽门静脉先与胃右动脉平行于胃小弯，在幽门上方于肝固有动脉外侧汇入门静脉。幽门前静脉是胃右静脉的属支，是术中辨认胃十二指肠交界的标志。胃左静脉或称冠状静脉起自胃小弯，跨过肝总动脉上方或下方注入门静脉或脾静脉。

（六）胃的神经支配

胃的神经来自交感及副交感神经系统。交感神经为来自腹腔神经丛的分支，伴随腹腔动脉走行，随胃的动脉分布于胃，支配幽门括约肌，抑制胃壁平滑肌。副交感神经来自左、右迷走神经。左、右迷走神经位于食管纵轴线的右侧，分别在食管的前、后侧纵隔食管裂孔下行。左迷走神经分为肝支和胃前支，肝支经小网膜走行并参与肝丛，胃前支沿胃小弯走行并分支至胃前壁。右迷走神经分为腹腔支和胃后支，腹腔支沿胃左动脉至腹腔丛，胃后支沿小弯走行再分支至胃后壁。交感和副交感神经进入胃壁内形成黏膜下神经丛和肌间神经丛，调节胃的分泌和蠕动（副交感神经使胃的蠕动加强）。

（七）胃的淋巴回流

胃壁各层的淋巴结管网按一定的流动方向相互吻合沟通，大体上与静脉伴行并汇入胃周的淋巴系统。但是淋巴结清扫术则沿动脉廓清，并且以动脉命名及分组，因而正常的胃壁淋巴回流习惯上按四支主要动脉分为四区。

Ⅰ区（胃网膜右动脉分布区）：收集幽门部和胃体下半部大弯侧淋巴回流。该区域淋巴管丰富，一部分沿胃网膜动脉注入幽门下淋巴结，其输出管再经幽门后淋巴结和幽门上淋巴结汇入肝动脉周围淋巴结和腹腔动脉周围淋巴结。另一部分沿胰头前面的胃网膜静脉汇入中结肠静脉根部淋巴结和肠系膜上静脉淋巴结。

Ⅱ区（胃短动脉和胃网膜左动脉分布区）：收集胃底大弯侧左半部分和胃体大弯上半部的淋巴回流。该区域淋巴管少，经脾胃韧带注入脾门和胰尾间的胰脾淋巴结。其中胃底左半侧淋巴管向左走行注入脾淋巴结，而该处后壁一部分淋巴管可直接注入胰脾淋巴结。胃体大弯侧的左半部分淋巴管，沿胃网膜左动脉向左走行，大部分直接注入脾门淋巴结，少部分经胃左下淋巴结汇入脾门淋巴结，再注入脾动脉周围淋巴结，最后汇入腹腔动脉周围淋巴结。

Ⅲ区（胃左动脉分布区）：该区收集贲门部、胃底右半侧、胃小弯左半侧的淋巴回流。其中胃底右半侧淋巴管大部分注入贲门前和贲门旁淋巴结，少部分注入贲门后和胰胃淋巴结，偶尔注入左膈下淋巴结。胃小弯左半侧淋巴管大部分注入胃上淋巴结，少部分直接注入胰胃淋巴结。贲门部淋巴管大部分注入贲门前、后和贲门旁淋巴结，而少部分注入胃上和胰胃淋巴结。上述贲门前、后、旁淋巴结和胃上淋巴结均经胰胃淋巴结汇入腹腔动脉周围淋巴结，该区是胃的重要淋巴回路。

Ⅳ区（胃右动脉分布区）：胃右动脉细，血液少，且该区淋巴管细少，沿胃右动脉分布的幽门上淋巴结也少。此处汇集胃幽门部小弯侧淋巴管，可经肝、十二指肠韧带逆行进入肝门淋巴结，但大部分经肝总动脉周围淋巴结注入腹腔动脉周围淋巴结。

二、机器人胃手术的研究进展

2002 年，日本学者 Hashizume 等首次报道了机器人辅助胃癌根治术，为胃癌的手术治疗提供了一种新方法。国内自 2006 年引进机器人手术系统，已成功开展了机器人胃癌根治术。

目前，国内外大部分区域中心医院均开展了机器人胃恶性肿瘤手术，而胃良性肿瘤手术开展较少。我国于 2016 年发布了《机器人胃癌手术专家共识（2015 版）》，规定机器人胃癌手术的适应证为：①胃癌肿瘤浸润深度≤T_{4a} 期；②胃癌术前及术中分期为Ⅰ期、Ⅱ期者；③对于胃癌手术经验丰富、机器人操作熟练的医师，可用于分期为Ⅲ期者。禁忌证：①淋巴结转移灶融合并包绕重要血管者；②有严重心、肺、肝、肾疾病，不能耐受手术或麻醉者；③腹腔内广泛严重粘连者；④胃癌穿孔、大出血等急症手术；⑤严重凝血功能障碍者；⑥妊娠期患者。对于早期胃癌及小的或不可触及的肿瘤，术前胃镜检查时应放置不透射线的血管夹以便术中再次 X 线片定位，也可在术前胃镜检查时沿肿瘤周围注射亚甲蓝或纳米炭进行标记；另外，手术中通过内镜定位有助于确定胃切除范围。机器人胃癌手术方式包括：①完全机器人下胃手术；②机器人辅助胃手术。手术种类包括：①根治性远端胃次全切除术；②根治性近端胃切除术；③根治性胃全切除术；④胃部分切除术；⑤联合周围脏器切除术等。

从 2015 年 1 月至今，笔者团队已成功开展 800 多例达芬奇机器人胃手术。手术方式近十种，包括全机器人 / 机器人辅助根治性胃全切除术［不切断鲁氏 Y 形吻合术（uncut Roux-en-Y anastomosis）和鲁氏 Y 形吻合术（Roux-en-Y anastomosis）］、全机器人 / 机器人辅助根治性远端胃切除术［Billroth Ⅰ式吻合术（Billroth Ⅰ anastomosis）、Billroth Ⅱ式吻合术（Billroth Ⅱ anastomosis）、不切断鲁氏 Y 形吻合术（uncut Roux-en-Y anastomosis）和鲁氏 Y 形吻合术（Roux-en-Y anastomosis）］和机器人辅助根治性近端胃切除术等。综合国内外同行及本中心开展机器人胃手术的情况，大量研究已经证实了机器人胃癌根治术的安全性及可行性。在术后住院时间、手术出血及淋巴结清扫方面，机器人手术都要优于传统开腹手术和腹腔镜手术，而术后并发症及短期死亡率等与开腹手术和腹腔镜手术相比无明显差异。机器人手术系统具有放大稳定的性能，在清扫融合成团的淋巴结和脾门淋巴结时优势明显；机器人手术系统机械臂具有小巧灵活的性能，在腔内进行缝合止血和消化道重建时同样优势明显。另外，具有丰富的腹腔镜操作经验的外科医师，在此基础上进行机器人手术的学习会大大缩短其学习曲线。高昂的使用费用及缺乏力反馈是该系统的主要缺陷。

机器人胃癌手术具有广阔的发展空间，是胃癌微创外科的发展方向。机器人胃癌外科未来的临床研究方向与发展趋势可从以下几个方面进行。第一，进一步规范机器人胃癌手术的适应证及操作流程。第二，进行机器人胃癌手术循证医学研究，应大力开展机器人胃癌手术的临床多中心大样本前瞻性随机对照研究来进一步评价。第三，加强机器人新的手术方式，如经脐单孔机器人手术的临床研究。第四，进一步改进手术机器人系统自身的缺陷，促进机器人在胃癌外科中的广泛应用。

三、胃癌淋巴结的定义和规范

（一）胃周淋巴结分组

日本胃癌研究会按照解剖学将胃癌转移有关的淋巴结进行分组（表 2-1-1）。

表 2-1-1 日本胃癌研究会胃癌淋巴结分组

NO.	名称（组别）	定义
1	贲门右侧	位于胃左动脉上行支贲门右侧的淋巴结。包括沿胃左动脉上行支进入胃壁第 1 支（贲门支）的淋巴结
2	贲门左侧	贲门左侧的淋巴结。沿左膈下动脉分出贲门食管支位于贲门左侧及后侧的淋巴结
3a	胃小弯（沿胃左动脉）	沿胃左动脉分支的小弯淋巴结
3b	胃小弯（沿胃右动脉）	沿胃右动脉分支的小弯淋巴结
4sa	大弯左群（沿胃短动脉）	沿胃短动脉走行的淋巴结（含根部）
4sb	大弯左群（沿胃网膜左动脉）	沿胃网膜左动脉向大弯分出的第 1 支淋巴结
4d	大弯右群（沿胃网膜右动脉）	沿胃网膜右动脉走行的淋巴结
5	幽门上	胃右动脉根部和沿向胃小弯的第 1 支淋巴结
6	幽门下	胃网膜右动脉根部到胃大弯的第 1 支淋巴结和网膜右静脉与到前上胰十二指肠静脉的合流部淋巴结（含合流部的淋巴结）
7	胃左动脉干	从胃左动脉根部到上行支的分支部淋巴结
8a	肝总动脉前上部	肝总动脉（从脾动脉的分出部到胃十二指肠动脉的分出部）的前面、上面淋巴结
8p	肝总动脉后部	肝总动脉（同上）后面的淋巴结（No.12p、No.16a_2 连续）
9	腹腔动脉周围	腹腔动脉周围的淋巴结和与之相连的胃左动脉、肝总动脉、脾动脉根部的部分淋巴结
10	脾门	胰尾末端以远的脾动脉周围、脾门部的淋巴结，胃短动脉根部和至胃网膜左动脉的胃大弯第 1 支淋巴结
11p	脾动脉干近端	脾动脉近端（脾动脉根部至胰尾末端距离的 2 等分位置的近端）淋巴结
11d	脾动脉干远端	脾动脉远端（脾动脉根部至胰尾部末端距离的 2 等分位置至胰尾末端）淋巴结
12a	肝十二指肠韧带内（沿肝动脉）	由左右肝管汇合部到胰腺上缘胆管的 2 等分高度向下方，沿肝动脉的淋巴结（《胆管癌处理规约》为 No.12a_2）
12b	肝十二指肠韧带内（沿胆管）	由左右肝管汇合部到胰腺上缘胆管的 2 等分高度向下方，沿胆管的淋巴结（《胆管癌处理规约》为 No.12b_2）
12p	肝十二指肠韧带内（沿门静脉）	由左右肝管汇合部到胰腺上缘胆管的 2 等分高度向下方，沿门静脉的淋巴结（《胆管癌处理规约》为 No.12p_2）
13	胰头后部	胰头后部十二指肠乳头部向头侧的淋巴结（在肝十二指肠韧带内的为 No.12b）

续表

NO.	名称(组别)	定义
14v	沿肠系膜上静脉	在肠系膜上静脉的前面，上缘为胰下缘，右缘胃网膜右静脉和前上胰十二指肠静脉的汇合部，左缘为肠系膜上静脉的左缘，下缘为结肠静脉分支部淋巴结
14a	沿肠系膜上动脉	沿肠系膜上动脉淋巴结
15	中结肠动脉周围	中结肠动脉周围淋巴结
$16a_1$	腹主动脉周围 a_1	主动脉裂孔部(肋膈角包绕的4～5cm范围)的腹主动脉周围淋巴结
$16a_2$	腹主动脉周围 a_2	腹腔动脉根部上缘至左肾静脉下缘高度的腹主动脉周围淋巴结
$16b_1$	腹主动脉周围 b_1	左肾静脉下缘至肠系膜下动脉根部上缘的腹主动脉周围淋巴结
$16b_2$	腹主动脉周围 b_2	肠系膜下动脉根部上缘至腹主动脉分支部高度的腹主动脉周围淋巴结
17	胰头前部	胰头部前面，附着于胰腺及胰腺被膜下存在的淋巴结
18	胰下缘	胰体和胰尾下缘淋巴结
19	膈下	膈肌的腹腔面，主要是沿膈动脉淋巴结
20	食管裂孔部	膈肌裂孔部食管附着的淋巴结
110	胸下部食管旁	与膈肌分离，附着于下部食管的淋巴结
111	膈肌上	膈肌胸腔面，与食管分离存在淋巴结(附着于膈肌、食管的为No.20)
112	后纵隔	与食管裂孔和食管分离的后纵隔淋巴结

(二)淋巴结转移的记载方法

1. 淋巴结转移的程度(N)　第14版《胃癌处理规约》中N的分类，完全放弃了原来第13版的按解剖学群(站)分类法，参照了胃癌TNM分期的N分类方式。第6版胃癌TNM分期中，N_1 淋巴结转移个数为1～6枚，第7版胃癌TNM分类和第14版《胃癌处理规约》中，N分成 N_1(1～2枚)、N_2(3～6枚)，第6版胃癌TNM分期中的 N_2、N_3 在第14版《胃癌处理规约》中分别 N_{3a}、N_{3b}。

2. 淋巴结转移度　记载清除的全部淋巴结数和清除淋巴结的转移度(转移淋巴结数/清除淋巴结数)。

(三)不同肿瘤部位的淋巴结分站情况

日本胃癌研究会胃癌淋巴结分站见表2-1-2。

表2-1-2　日本胃癌研究会胃癌淋巴结分站

肿瘤部位	肿瘤不同部位淋巴结分站			
	N_1/D_1	N_2/D_2	N_3/D_3	M_1
MLU/UML/LMU/MUL	1，2，3，4sa，4d，5，6	7，8a，9，10，11p，11d	8p，12bp，13，14v，$16a_2/b_1$，19，20	14a，15，$16a_1/b_2$，17，18，110，111，112
LD/L	3，4d，5，6	1，7，8a，9，11p，12a	4sb，8p，12b/p，13，14v，$16a_2/b_1$	3，4sa，10，11d，14a，15，$16a_1/b_2$，17～20，110～112

续表

肿瘤部位	肿瘤不同部位淋巴结分站			
	N_1/D_1	N_2/D_2	N_3/D_3	M_1
LM/M/ML	1，3，4sb，4d，5，6	7，8a，9，11p，12a	2，4sa，8p，10，11d，12b/p，13，14v，$16a_2/b_1$	14a，15，$16a_1/b_2$，17～20，110～112
MU/UM	1，2，3，4sb，4d，5，6	7，8a，9，10，11p，11d	8p，12b/p，13，14v，$16a_2/b_1$，19，20	13，14a，15，$16a_1/b_2$，17，20，110～112
U	1，2，3，4sa，4sb	4d，7，8a，9，10，11p，11d	5，6，12a，12b/p，$16a_2/16b_1$，19，20，112	13，14a，14v，15，$16a_1/b_2$，17，20，110～112
E^+	20	19	110，111，112	

注：U. 胃上1/3；M. 胃中1/3；L. 胃下1/3；D. 十二指肠；E^+. 食管受侵时在原有基础上增加的淋巴结。

第二节 机器人辅助根治性胃全切除术

根治性胃全切除术是治疗胃癌的一种重要的手术方式。传统开腹手术切口大、疼痛明显，并有切口感染甚至裂开等切口相关并发症。腹腔镜根治性胃全切除术具有切口小、术后疼痛轻、恢复快、住院时间短等优点。但由于腹腔内消化道重建技术要求高，尤其是腹腔镜食管空肠吻合，因此目前多数腹腔镜胃全切除术仅在腹腔镜下完成淋巴结清扫，其消化道重建通过上腹部小切口进行，即腹腔镜辅助胃全切除术。与腹腔镜相比，机器人手术系统具有三维视觉、放大倍数更高、手腕更加灵活等特点。目前，机器人辅助根治性胃全切除术（Roux-en-Y 吻合）是机器人根治性胃全切除术的主要手术方式，手术难度较小，容易掌握和推广。

一、适应证

机器人辅助根治性胃全切除术（Roux-en-Y 吻合）适用于病变未超过贲门齿状线的 UM/M/UML 区的进展期胃癌；病变广泛或多灶性的早期胃癌；局部晚期胃癌可行姑息性全胃切除者。

二、禁忌证

1. 淋巴结转移灶融合并包绕重要血管者。
2. 有严重心、肺、肝、肾疾病，不能耐受手术或麻醉者。
3. 腹腔内广泛严重粘连者。
4. 胃癌穿孔、大出血等急症手术。
5. 严重凝血功能障碍者。
6. 妊娠期患者。

三、术前准备

1. 心理疏导，调整心态，争取能达到最佳的手术准备状态。

2. 快速康复护理。术前进行吹气球、爬楼梯、深呼吸、有效咳嗽、床上大小便等训练，以及术中所需体位训练。

3. 完善各项术前常规检查和专科检查。

4. 胃肠道准备。术前 1 天口服泻药或清洁灌肠，术前半小时留置胃管。

5. 纠正低蛋白血症和贫血。幽门梗阻者需术前洗胃。

6. 正确评估患者对手术的耐受性，合理治疗其他合并疾病。

7. 全身麻醉后，留置导尿管。术前预防性使用抗生素。

四、机器人专用器械

机器人专用金属套管、机器人专用超声刀、Fenestrated 双极钳、Cadlere 无创抓钳、持针器，还包括气腹针、穿刺器、转换套管、施夹器与止血夹、电剪、电钩、吻合器、腔内线性切割缝合器等。

五、患者体位和麻醉

患者取仰卧位，两腿分开，头高足低（20°～30°），左高右低（15°）。气管内插管，全身复合麻醉。

六、套管数量和位置

手术常用 5 枚套管。镜头孔 C：脐孔下缘 1cm；机械臂操作孔 R1（超声刀）：左锁骨中线平脐处；机械臂操作孔 R2（圆头双极）：右侧腋前线肋缘下 2cm；机械臂操作孔 R3（无创抓钳）：左侧腋前线肋缘下 2cm；辅助孔 A：右锁骨中线平脐处（图 2-2-1）。如果是体形比较矮小的患者，套管分布和位置可以调整（图 2-2-2）。

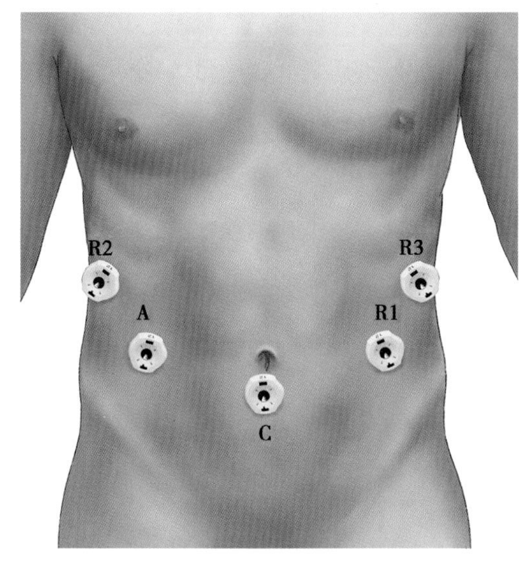

图 2-2-1　U 形套管分布和位置

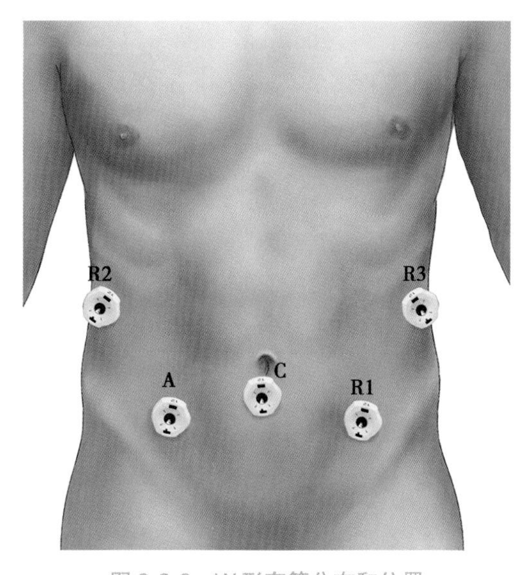

图 2-2-2　W 形套管分布和位置

七、机器人车的定泊与手术室的布局

机器人车的定泊与手术室的布局见图 2-2-3。

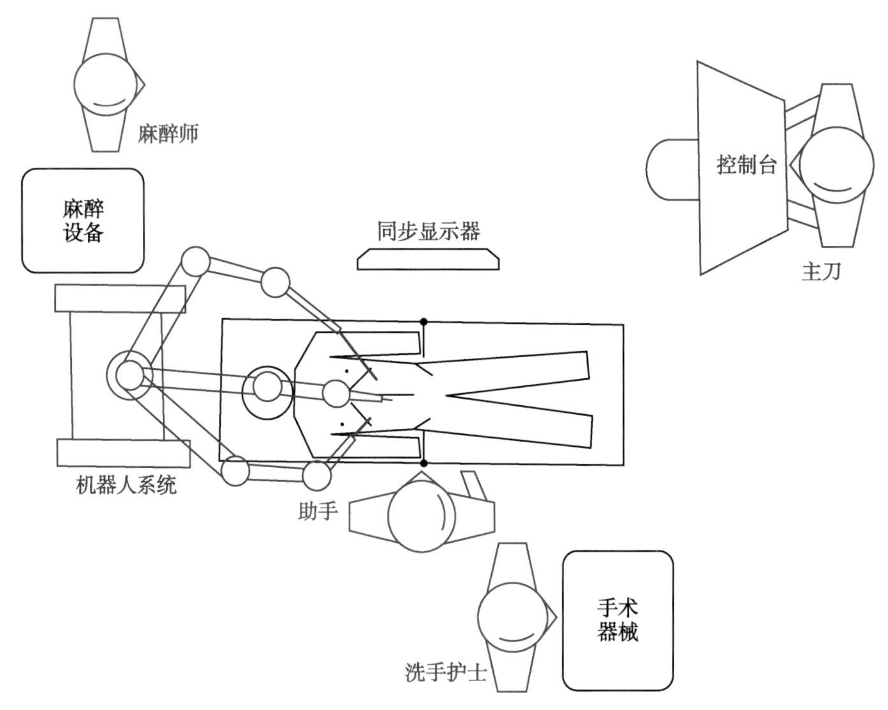

图 2-2-3　机器人车的定泊与手术室的布局

八、切除范围

胃中部癌，切除全部胃组织及网膜，近端超过贲门、远端超过幽门。病灶靠近贲门者，近侧端切线应在贲门齿状线上 3～5cm（根据 Borrmann 分型决定）；病灶靠近幽门者，远侧端切线应在幽门下 2～3cm 处十二指肠。

九、手术步骤

机器人辅助根治性胃全切除术（Roux-en-Y 吻合）是指在机器人腹腔镜下进行腹腔探查和淋巴结清扫，腹部小切口辅助下行食管空肠 Roux-en-Y 吻合。

（一）腹腔探查

建立气腹，腹压为 10～12mmHg（1mmHg＝0.133kPa），使用机器人腹腔镜或传统腹腔镜先行腹腔探查（图 2-2-4）。了解腹腔内有无腹腔积液，有无肝脏、腹膜转移等情况，明确可施行机器人胃癌根治术后，再安装固定机器人机械臂。Si 系统机械臂车置于患者头侧，正对患者身体中心线。Xi 可置于患者左侧方，主刀医师通过仿真手腕操控机械臂，右手控制 1、3 号臂，左手控制 2 号臂。助手位于患者右侧。

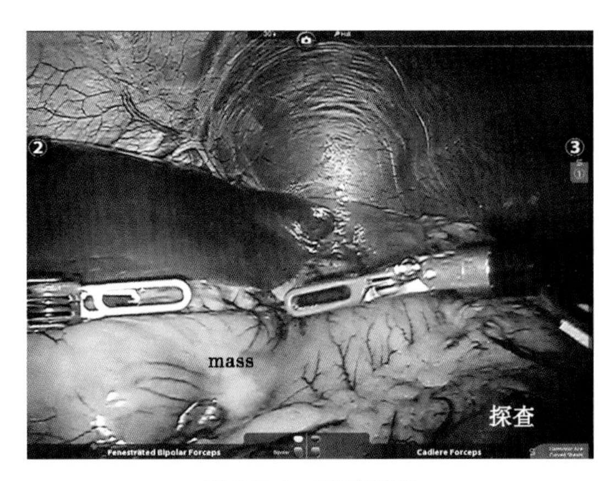

图 2-2-4 腹腔探查

（二）淋巴结清扫

根据肿瘤整块切除的原则实施分区域清扫（D_2）。

清扫顺序：No.4sb→No.4sa→No.11d→No.10→No.2→No.4d→No.14v→No.6→No.5→No.12a→No.8a→No.7→No.9→No.11p→No.3→No.1。

1. 清扫 No.4sb 和 No.4sa 淋巴结　手术从横结肠上缘近中央处开始，首先主刀医师和助手一起将覆盖于下腹部的大网膜上移至横结肠上方和胃前壁区域，主刀医师用机器人 2 号和 3 号臂在距离横结肠上缘 3～5cm 处将大网膜向上提起并向两侧展开，助手轻轻向下反向牵引横结肠，形成三角牵拉使大网膜处于紧张状态（图 2-2-5），在分离大网膜过程中，主刀医师的 2 号和 3 号臂前后交替更换大网膜的提拉位点，助手使用手中抓钳密切配合，始终使大网膜保持一定张力，以便于超声刀快速有效离断。沿横结肠由中央向左侧分离大网膜至结肠脾曲。

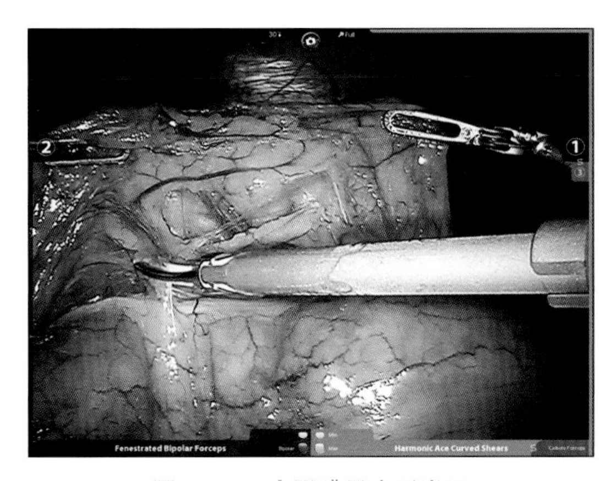

图 2-2-5 大网膜呈扇形张开

主刀医师和助手配合将胃体尽量下推至右下方，再将大网膜翻转推送置于胃的前壁上方，使胃体和大网膜在手术过程中不容易遮挡视野。如果发现部分患者存在网膜组织与脾粘连的情况，可以考虑先将脾胃韧带的粘连松解，避免用力不当造成脾撕裂引起出血。

主刀医师用 2 号臂钳夹胃体大弯侧将胃向右侧牵拉，用 3 号臂向上提起胃脾韧带，将胃网膜左血管干垂直竖起，助手向下轻轻按压胰尾，用超声刀贴近胰尾裸化胃网膜左动静脉并在根部结扎离断，同时完成No.4sb淋巴结的清扫（图2-2-6）。

往头侧分离，可以看到数量不一的胃短动脉和胃短静脉，用超声刀细致地分离胃短动脉和胃短静脉周围的脂肪淋巴组织，裸化胃短动脉和胃短静脉后，于其根部上血管夹并予离断，完成No.4sa淋巴结的清扫（图2-2-7）。

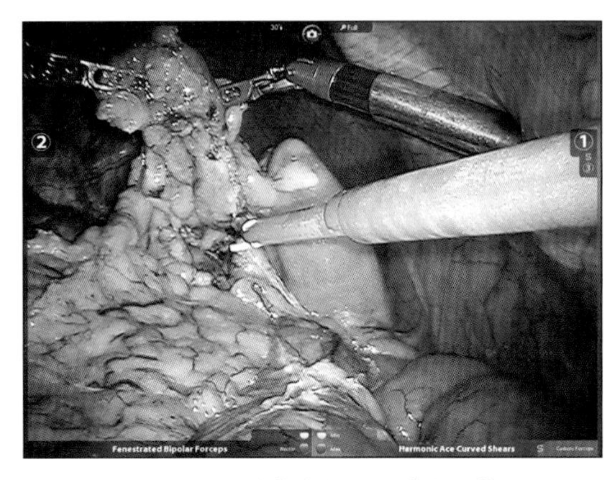

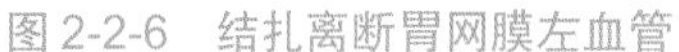
图2-2-6 结扎离断胃网膜左血管

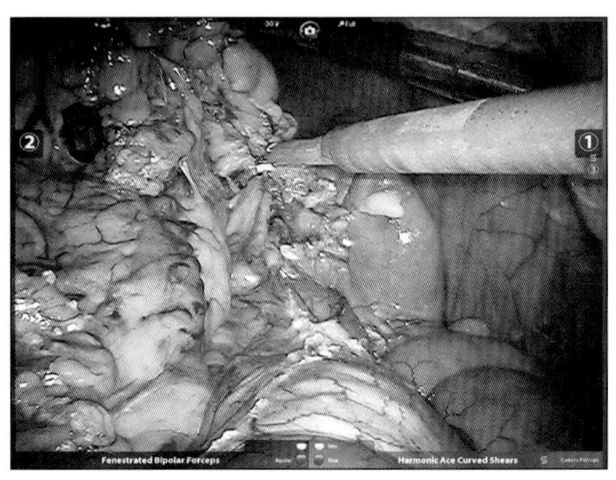

图2-2-7 结扎离断胃短动脉和胃短静脉

2．清扫No.11d、No.10和No.2淋巴结 主刀医师用机器人3号臂抓持牵拉胃体大弯侧，将胃翻向右上方。从胰体和胰尾下缘开始沿着胰腺的走行方向完整剥离胰腺被膜至胰体和胰尾上缘（图2-2-8）。紧贴胰腺上缘，在最容易显露脾动脉处开始，用超声刀从脾动脉主干往脾门方向，沿脾动脉表面的解剖间隙裸化脾动脉主干至脾叶动脉的分支处，清扫脾动脉远侧端周围的脂肪淋巴组织，完成No.11d淋巴结的清扫。

在脾门周围，主刀医师用机器人2号臂轻轻地提起胃脾韧带内脾血管分支表面的脂肪淋巴组织，以1号臂超声刀非功能面紧贴着脾叶动脉及脾叶静脉表面的解剖间隙，小心、细致地钝、锐性交替推、剥及切割分离，将脾门周围区域各血管分支完全裸化，完成No.10淋巴结的清扫（图2-2-9）。在此过程中，助手要灵活地使用提、挑、含、压等动作配合主刀医师完成淋巴结的清扫。

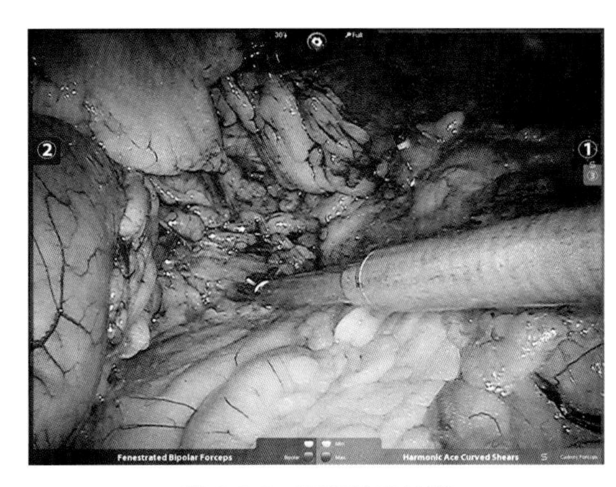

图2-2-8 剥离胰腺被膜

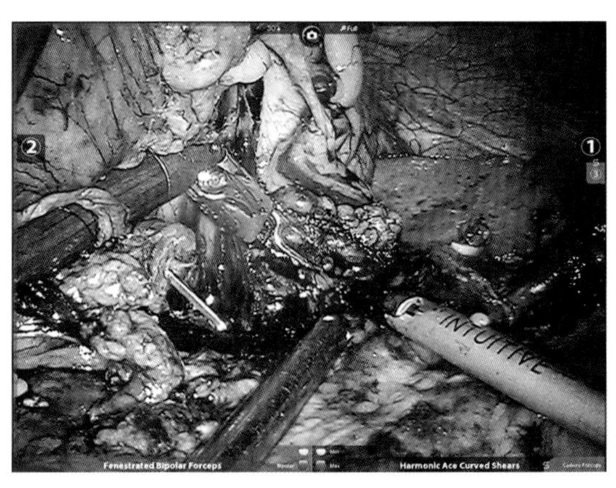

图2-2-9 清扫No.10淋巴结

技术要点

(1) 脾门周围血管丰富，解剖变异甚多。在离断此区域血管分支前应注意辨别，无法判断时，应先予以保留，继续向远端游离、裸化，明确其走行，切忌盲目离断血管。还要避免将动脉血管当成肿大淋巴结进行清扫，从而误伤血管。另外，术前通过3D-CT血管重建判断脾血管分布情况，使术者在手术操作过程中对一些变异的血管能够做到心中有数，从而减少脾门区血管损伤的概率，增强术者的手术信心。

(2) 脾门区淋巴结清扫时，脾的保护始终是手术的一个关键点。术中可以从以下几个方面着手：①脾与网膜或周围的壁腹膜发生粘连，可考虑先寻找到粘连的根部并松解；②超声刀分离组织时，始终将非功能面靠近脾实质是避免损伤脾的有效方法；③脾质脆，出血后不容易止血，手术过程中切忌对脾进行暴力的钳夹和牵拉；④脾门处血管丰富，在无法判断血管走向时，切忌随意离断血管，造成脾缺血。

(3) 在胰尾位于脾下极并与脾门具有一定距离时，可以行脾门后方淋巴结清扫。3号臂向腹侧提起脾叶血管，2号臂提起脾门后方脂肪淋巴组织，助手下压肾筋膜（杰罗塔筋膜，Gerota fascia），1号臂超声刀沿肾筋膜表面分离脾门后方脂肪淋巴组织，并于脾血管下方将该处淋巴结完整清扫。

(4) 机器人腹腔镜下脾门区淋巴结的清扫具有较高难度。以下几个方面可能有助于缩短学习曲线：①稳定默契的团队协作；②团队均应具备一定的腹腔镜胃癌手术经验；③开展手术前期，可以选择全身情况好、年龄轻、并发症少、肿瘤较小、体形较瘦的患者开始，降低手术难度，增强手术信心；④善于总结经验和吸取教训，摸索适合自己团队的操作体位和解剖入路。

主刀医师和助手配合将已分离的大网膜及脾胃韧带移至右下腹，同时用2号和3号臂向右下方牵拉胃底体部胃壁，暴露贲门左侧区域（图2-2-10）。超声刀从脾上极开始沿膈肌向食管裂孔方向分离胃膈韧带。分离至左侧肋膈角附近时，2号和3号臂应向右上方牵拉胃底贲门部胃壁以方便暴露左侧肋膈角，超声刀紧贴左侧肋膈角，分离食管贲门左侧的脂肪淋巴组织，并进一步裸化食管下段左侧。此时，应注意常有左膈下动脉发出的胃底支，应将其裸化并于根部离断，完成No.2淋巴结的清扫。

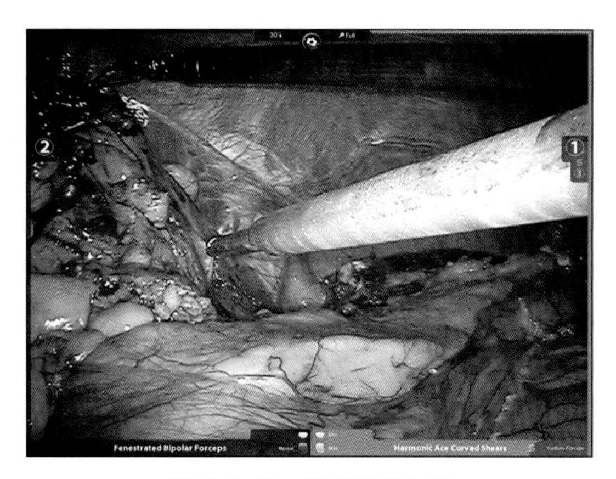

图2-2-10 暴露贲门左侧

技术要点

(1) 手术前应将患者调整为头高脚低右倾体位，术中尽量将游离的胃体向右下方牵引，可较好地暴露贲门左侧，超声刀沿着左侧肋膈角分离膈胃韧带，然后进一步将贲门左侧及左侧食管完全裸化，彻底清扫 No.2 淋巴结。

(2) 裸化食管过程中，左侧迷走神经主干一般在食管的前壁，可以让助手用分离钳沿着食管纵轴将迷走神经挑离食管壁，有利于离断迷走神经并且避免损伤食管。

(3) 在食管裂孔处裸化食管时，必须将超声刀非功能面靠近食管操作，以免损伤食管。

(4) 在食管裂孔处裸化食管时，应靠近食管操作，否则会导致纵隔胸膜的破损。

3. 清扫 No.4d、No.14v 和 No.6 淋巴结　沿横结肠由中央向右侧分离大网膜至结肠肝曲。主刀医师和助手配合将离断的大网膜全部移至胃底体部前方，以便更好地显露幽门下区的术野，以利于横结肠系膜前叶的分离和幽门下区淋巴结的清扫。

主刀医师用 3 号臂向上提起胃窦部大弯侧网膜，用 2 号臂轻轻提起横结肠系膜前叶，助手用一小块纱布向下反向按压横结肠系膜，使之形成一定张力，以便显露横结肠系膜前后叶之间由疏松结缔组织形成的胃结肠系膜间隙。1 号臂超声刀自右侧横结肠上缘开始分离，沿着胃结肠系膜间隙钝、锐性交替分离横结肠系膜前叶（图 2-2-11）。向右侧分离至十二指肠降部内侧缘，向上分离至胰腺下缘。

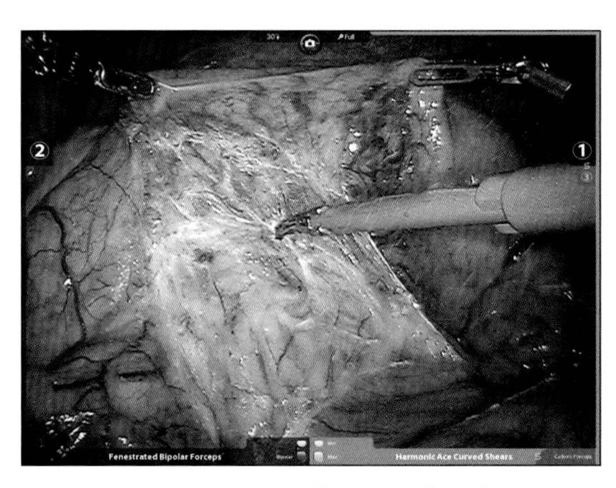

图 2-2-11　分离横结肠系膜前叶

继续用超声刀的非功能面沿中结肠静脉表面循其走行向胰腺下缘方向分离，直至显露该静脉在肠系膜上静脉的汇入点。继续沿肠系膜上静脉表面的解剖间隙锐性解剖分离其表面的脂肪淋巴组织，向上分离至胰腺下缘，向左分离至肠系膜上静脉的左侧缘，向右分离至胃结肠干汇入肠系膜上静脉处。随后，超声刀继续向右侧沿胃结肠静脉干表面的解剖间隙继续分离，至胃网膜右静脉与右 / 副右结肠静脉汇合处显露胃十二指肠静脉，最后分离至胃网膜右静脉与胰十二指肠上前静脉汇合部。完整清除肠系膜上静脉和胃结肠静脉干周围的脂肪淋巴组织，完成 No.14v 淋巴结的清扫。

技术要点

（1）对于肥胖或肠系膜上静脉较深而暴露困难的患者，可在胰腺下缘找寻胃网膜右静脉，沿着胃网膜右静脉和中结肠静脉的走行，暴露两支静脉在肠系膜上静脉上的汇入点，从而进入此处的胰后间隙，显露肠系膜上静脉。

（2）肥胖患者的脂肪淋巴组织常不易与胰腺组织区分，在清扫肠系膜上静脉根部淋巴结至胰腺下缘时，需仔细辨别脂肪淋巴组织和胰腺组织（胰腺组织颜色较白，有网状小血管分布；淋巴结多为灰白，呈圆形或椭圆形），应沿着胰腺的表面分离清扫淋巴结，以免损伤胰腺导致术后胰瘘的发生。

（3）在显露肠系膜上静脉的过程中，切勿单纯沿着中结肠静脉表面分离，应充分打开中结肠静脉周围的手术平面，在剥离横结肠系膜前叶的同时，自然显露肠系膜上静脉。

（4）因为静脉壁较薄，故在肠系膜静脉表面操作时要求动作要轻柔，应尽量减少钝性分离，主要用超声刀锐性分离，并始终应将超声刀的非功能面靠近静脉壁，防止静脉壁的损伤引起出血。

主刀医师用 3 号臂抓持胃窦后壁并向上提起，用 2 号臂向上提起或向外侧牵拉胃网膜右静脉表面的结缔组织及脂肪淋巴结组织，用超声刀非功能面完全裸化显露胃网膜右静脉，于胰十二指肠上前静脉与胃网膜右静脉汇合部上方，上血管夹后离断胃网膜右静脉（图 2-2-12）。用 3 号臂继续抓持胃窦后壁并向上提起，用 2 号臂向上提起或向外侧牵拉胃网膜右动脉表面的结缔组织及脂肪淋巴结组织，用超声刀非功能面完全裸化显露胃网膜右动脉根部，上血管夹后离断胃网膜右动脉（图 2-2-13）。随后，向右侧分离显露出胃十二指肠动脉，向幽门方向裸化十二指肠壁达幽门部，整块切除幽门下区脂肪淋巴组织，完成 No.6 淋巴结的清扫。

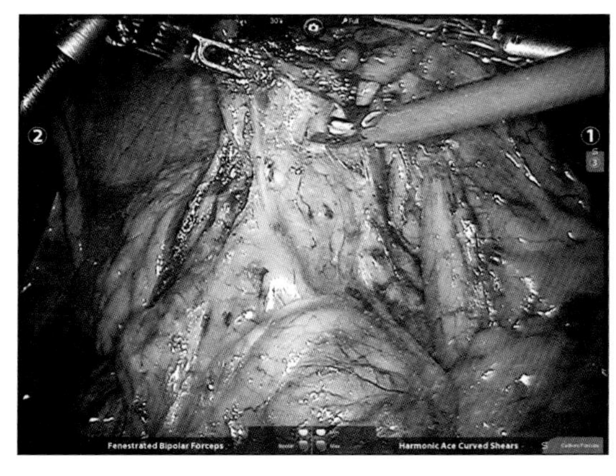

图 2-2-12　游离胃网膜右静脉

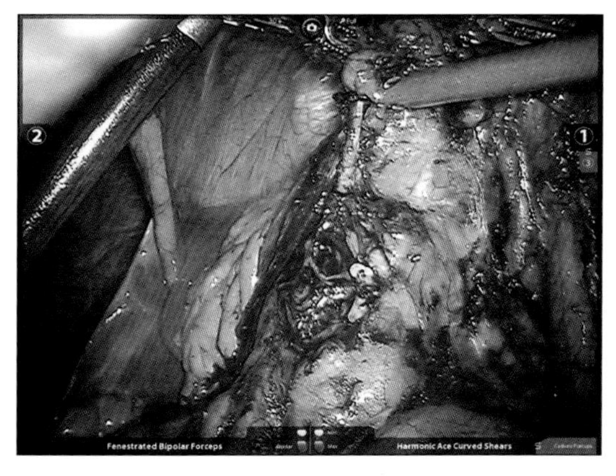

图 2-2-13　游离胃网膜右动脉

技术要点

（1）清扫 No.6 淋巴结前充分分离十二指肠周围粘连。

（2）胃窦部的肿瘤较大，无法钳夹胃窦壁，可以用 2 号臂从胃窦后壁挑起胃壁或钳夹较多的网膜组织，以显露解剖间隙。

（3）肥胖或伴肿大的 No.6 淋巴结者，若胰十二指肠上前静脉与胃网膜右静脉汇合处手术入路点不易确定，应先暴露肠系膜上静脉和胃结肠干，由下而上沿着胰头表面显露胃网膜右静脉的起点。

（4）对于幽门下区脂肪组织较多的患者，可于胰头表面分离至十二指肠 - 胰头间沟内，先显露胃十二指肠动脉，再沿胃十二指肠动脉寻找胃网膜右动脉的根部，从而显露胃网膜右动脉。

4．清扫 No.5 和 No.12a 淋巴结　主刀医师用 3 号臂向上提起胃窦部后壁向右上方提拉，用 2 号臂向右侧挑推十二指肠，暴露胃十二指肠动脉、肝总动脉和部分肝固有动脉。用 1 号臂超声刀先沿着胃十二指肠动脉表面向头侧游离，到了胃十二指肠动脉和肝固有动脉分叉处后，继续沿着肝固有动脉表面游离至暴露胃右动脉根部，裸化、结扎，清扫 No.5 淋巴结（图 2-2-14）。当胃右动脉离断后，继续沿着肝固有动脉表面游离，即可将肝十二指肠韧带前叶彻底清扫。通常，笔者会在游离胃十二指肠韧带的右侧打开一个窗口（图 2-2-15），以此窗口为标志可较好地从前面离断已游离的胃十二指肠韧带，彻底清扫 No.5 淋巴结。肝固有动脉是清扫 No.12a 淋巴结主要的解剖学标志，术者在暴露肝总动脉后，向右即可显露肝固有动脉的起始点，从该处开始，裸化肝固有动脉直至肝门部，完整清扫 No.12a 淋巴结。

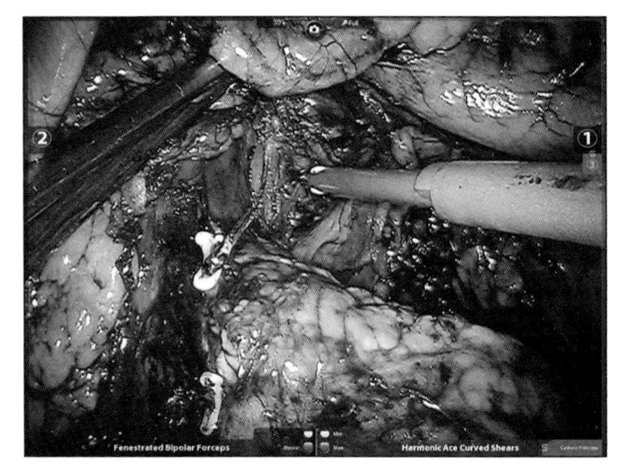

图 2-2-14　清扫 No.5 淋巴结

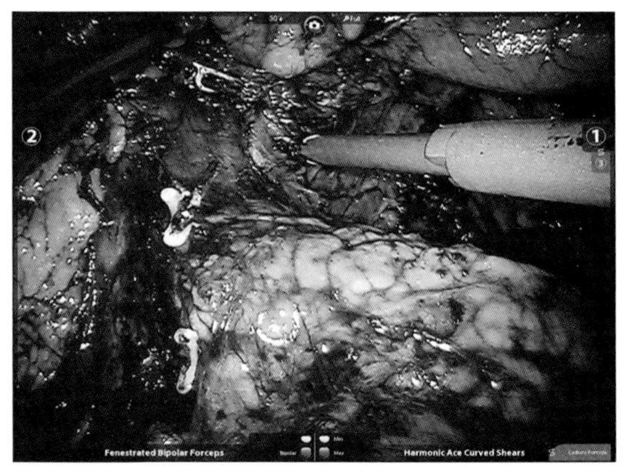

图 2-2-15　在胃十二指肠韧带的右侧打开一个窗口

技术要点

（1）清扫No.5和No.12a淋巴结前，应先把肝胃韧带和肝十二指肠韧带间的粘连先分离。

（2）部分肥胖或肝胃韧带右侧缘有炎症粘连者，窗口打开困难，可于肝固有动脉前方填塞一块纱布，用作术者从前方分离肝胃韧带时的标志，避免分离过深损伤胆总管。

（3）在游离十二指肠后壁时，应注意从胃十二指肠动脉发出的支配十二指肠后壁的小血管，应用超声刀完全夹闭，慢挡离断。如果发生小出血，采用纱布填塞，切忌用超声刀盲目止血，容易误伤十二指肠后壁。

（4）胃右动脉的解剖位置变异较多，手术过程中切忌盲目离断这一区域的血管。因为肝固有动脉较长较细时，机械臂往上提拉胃窦易将肝固有动脉误当成胃右动脉。

（5）部分患者迷走神经肝支较为粗大，走行于胃右动脉的前方，不易与胃右动脉区别，可通过观察是否有动脉性搏动或进一步裸化该结构来协助辨别。

5. 清扫No.8a、No.7、No.9和No.11p淋巴结　清扫完No.5和No.12a淋巴结后，从胃十二指肠动脉、肝总动脉和肝固有动脉分叉处开始，在胰腺上缘进入胰后间隙，沿肝总动脉、腹腔动脉和脾动脉，从右往左按顺序依次清扫No.8a、No.7、No.9和No.11p淋巴结。

主刀医师用3号臂向上提起胃窦部后壁，用2号臂向右侧挑推十二指肠，助手轻轻向下方按压胰腺上缘，可显露肝总动脉在胰腺上缘的大致走行。助手轻轻提起已分离的肝总动脉表面的脂肪淋巴组织，用超声刀紧贴肝总动脉沿其表面的解剖间隙往左侧方向小心、细致地分离，至肝总动脉起始处，完成No.8a淋巴结清扫。

主刀医师用3号臂钳夹胃胰皱襞约中上1/3交界处并保持向上翻转提拉，用超声刀先沿着腹腔动脉右侧缘的解剖间隙，后沿着腹腔动脉左侧缘的解剖间隙，完全显露冠状静脉、胃左动脉根部、腹腔动脉和脾动脉起始处，完整清扫其表面淋巴脂肪组织，分别上血管夹并离断冠状静脉和胃左动脉，完成No.7和No.9淋巴结的清扫（图2-2-16）。继续沿着脾动脉表面往左侧解剖分离，直到脾动脉远端，完整清扫其表面淋巴脂肪组织，完成No.11p淋巴结的清扫。在清扫过程中，助手可持抓钳或吸引器，采用提、顶、含、推、挑等方式灵活地协助主刀医师进行分离显露等操作。

最后，主刀医师用3号臂钳夹胃体后壁往上提起，暴露左右肋膈角和胃底贲门后壁，用超声刀沿左右肋膈角表面的无血管间隙离断胃膈韧带，直至显露食管裂孔（图2-2-17）。

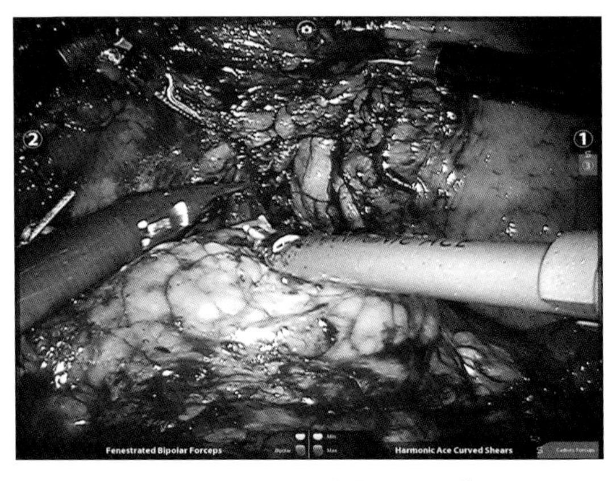

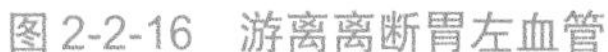
图 2-2-16　游离离断胃左血管

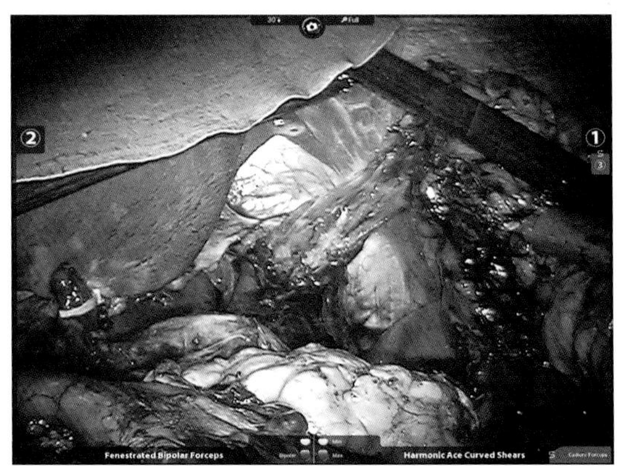

图 2-2-17　显露食管裂孔

技术要点

（1）清扫胰腺上区淋巴结时，控制好胃和大网膜，避免其下垂影响术野的暴露非常重要。一般钳夹胃胰皱襞中上 1/3 交界处，过高过低均不好。

（2）胰腺上区淋巴结清扫仅依靠提拉胃胰皱襞产生的张力是不够的，操作过程中局部的小张力至关重要。这些小张力的建立主要依靠 2 号臂和助手钳的配合完成。通常助手可以借助一小块纱布做铺垫，借助纱布的摩擦力下压胰腺，不仅可以避免打滑，而且可以减少胰腺损伤，压迫小出血。

（3）由于胰腺组织质脆，清扫过程中容易损伤胰腺表面导致出血。此时，建议用纱布压迫止血或电凝，不建议用超声刀止血。

（4）腹腔动脉周围淋巴管较粗大，应采用超声刀慢挡离断，必要时血管夹结扎，可有效防止术后淋巴漏的发生。

（5）胰腺上区淋巴结清扫时，冠状静脉是最容易被损伤的血管之一。如果术中不慎损伤冠状静脉，助手可迅速用钛夹结扎静脉的远心端，减少静脉血回流量，然后用吸引器间断小流量吸净出血，保持术野清楚，看清出血点后再结扎近心端。

（6）部分肝总动脉比较长，迂曲盘旋，易与肿大淋巴结混淆，术中应该小心辨别，以免误伤。

6. 清扫 No.3 和 No.1 淋巴结　主刀医师用机器人 3 号臂挑起左肝，将大网膜和胃往尾侧推拉，清扫完 No.5 和 No.12a 淋巴结后，继续用超声刀靠肝侧离断肝胃韧带至贲门右侧，清扫 No.1 淋巴结（图 2-2-18）。离断右侧迷走神经干，裸化食管右侧，显露食管下段和贲门处。不需刻意清扫 No.3 淋巴结，在切除全胃时连同小网膜一并移除。淋巴结清扫全部完成后，用 45mm 腔内切割闭合器离断十二指肠（图 2-2-19）。

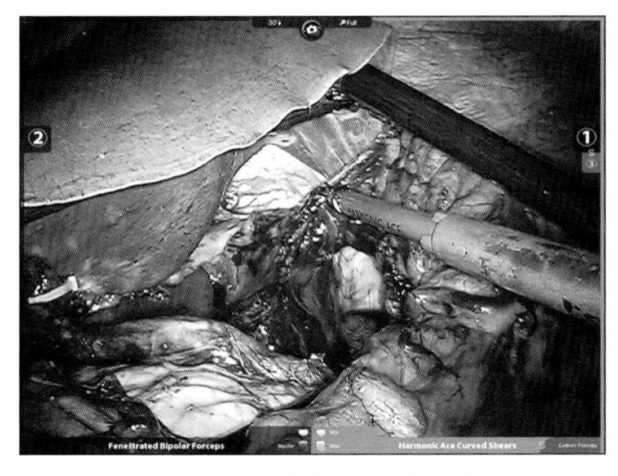

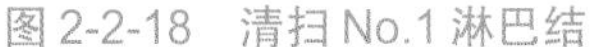
图 2-2-18 清扫 No.1 淋巴结

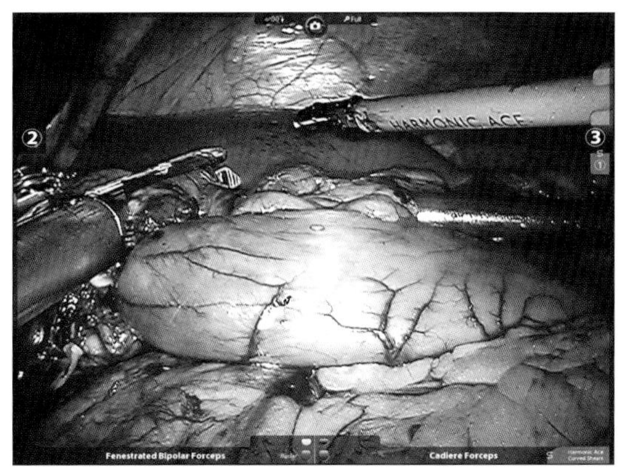

图 2-2-19 离断十二指肠

（三）消化道重建

消化道重建方式：小切口辅助食管空肠 Roux-en-Y 吻合。

于上腹正中剑突下做 5～7cm 小切口，用切口保护器保护切口。在距离肿瘤上缘 2～3cm 食管处上好大小合适的荷包钳，在荷包钳的下方锐性离断食管，移除肿瘤标本。碘附棉球消毒食管残端，放置并收紧荷包线固定抵钉座。将空肠提出切口外，距十二指肠悬韧带 10～20cm 处切断，自远端空肠断端插入 25mm 或 26mm 圆形吻合器完成食管空肠端侧吻合。距食管空肠吻合口 40～50cm 处完成近、远端空肠端侧吻合。间断缝合关闭小肠系膜裂孔。全荷包缝合包埋加固十二指肠残端。直视下放置鼻空肠营养管，营养管头端距离空肠侧侧吻合口 10cm 以上。

温蒸馏水冲洗腹腔，检查吻合可靠，肠袢无扭转，腹内无出血。从 3 号臂 trocar 孔放入引流管，引流管头端靠近食管空肠吻合口。从 2 号臂 trocar 孔放入引流管，引流管头端靠近十二指肠残端。拔出所有器械，缝合腹壁切口和 trocar 孔，缝针固定腹腔引流管，无菌敷料包扎。术毕。

十、术后处理

1. 术后常规使用抗生素　预防性用药：术后一般不超过 2 天，可选用第二代头孢菌素类抗生素；治疗性用药：当患者出现白细胞升高、发热、有腹部体征等时，可先经验性用药，必要时联合用药，同时进行细菌培养，依培养结果调整用药。

2. 疼痛评估　评估患者术后疼痛情况，包括疼痛的性质、时间和方式，并给予相应处理。

3. 休息与活动　麻醉清醒后血压平稳取低半卧位；肺功能锻炼（深呼吸运动，定时翻身拍背）；卧床期间行踝泵运动；术后第 2 天开始下床活动，随后逐渐增加活动量。

4. 管道管理　妥善固定，保持通畅；观察记录引流液的颜色、性质、量、气味；定期更换引流袋；术后第 2 天拔除尿管；术后进食 3 天后，若腹腔引流管引流量无明显变化且低于 50ml/d，可考虑拔除。

5. 饮食管理　排气后经口开始进流质饮食，逐步过渡到半流质饮食，直至正常饮食；排气后开始肠内肠外营养相结合，逐渐过渡到以肠内营养（经鼻空肠营养管和经口）为主，肠外营养为辅，最后过渡到全肠内营养。

第三节 全机器人根治性胃全切除术

目前，腹腔镜胃癌根治术已成为发展趋势，尤其针对早期胃癌。但由于常规腹腔镜操作器械不可弯曲、缝合困难等原因，全腹腔镜下完成消化道重建仍存在较大困难。手术机器人操作系统的优点是图像三维立体感强、清晰稳定，图像可放大 10～15 倍，器械关节有 7 个自由度，活动灵巧，有 4 个辅助机器臂可帮助牵拉暴露，因此，尤其适于在狭小空间内进行消化道重建，为全机器人根治性胃全切除术（uncut Roux-en-Y 吻合术）的开展奠定了坚实基础。随着机器人手术系统的广泛运用和技术体系的不断成熟，全机器人根治性胃全切除术（uncut Roux-en-Y 吻合术）有可能成为以后机器人根治性胃全切除术的主流手术方式之一。

一、适应证

适应证同第二章第二节。

二、禁忌证

禁忌证同第二章第二节。

三、术前准备

术前准备同第二章第二节。

四、机器人专用器械

机器人专用器械同第二章第二节。

五、患者体位和麻醉

患者体位和麻醉同第二章第二节。

六、套管数量和位置

套管数量和位置同第二章第二节。

七、机器人车的定泊与手术室的布局

机器人车的定泊与手术室的布局同第二章第二节。

八、切除范围

切除范围同第二章第二节。

九、手术步骤

目前，全机器人根治性胃全切除术（uncut Roux-en-Y 吻合术）腔内吻合方式主要有两种。机械臂操作孔 R1 更换为机器人专用持针器。

1. 腔内手工缝合行食管空肠端侧吻合　经右侧助手孔置入腔镜切割闭合器（45mm），分别离断十二指肠和食管。经助手孔置入自制标本袋，将手术标本放入标本袋内，收紧标本袋口，暂时放置于脐下方。如果肝左外侧叶肥大，可以考虑悬吊肝左外侧叶，往右上方牵拉，暴露术野，利于手术操作。

（1）食管空肠端侧吻合：将距十二指肠悬韧带 30cm 处空肠上提靠近食管残端，分别用 3-0 单针可吸收缝合线（VCP772D）在空肠与食管下端两侧缝一针用于靠拢对齐。用 4-0 PDS 可吸收缝合线连续浆肌层缝合食管空肠吻合口的后壁（图 2-3-1）。超声刀切开食管残端和空肠对系膜缘（切口大小与食管大小相仿）。倒刺线（SXMD2B402）连续缝合食管空肠的后壁和前壁（图 2-3-2、图 2-3-3）。利用剩余倒刺线（SXMD2B402）连续浆肌层缝合加固食管空肠吻合口的前壁。

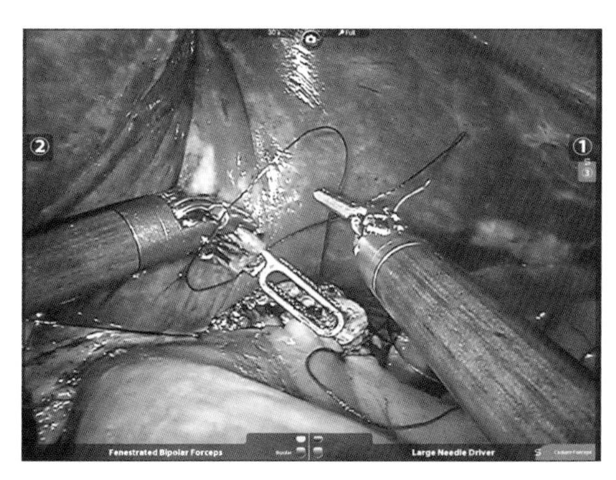
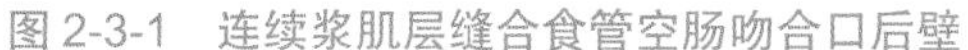

图 2-3-1　连续浆肌层缝合食管空肠吻合口后壁

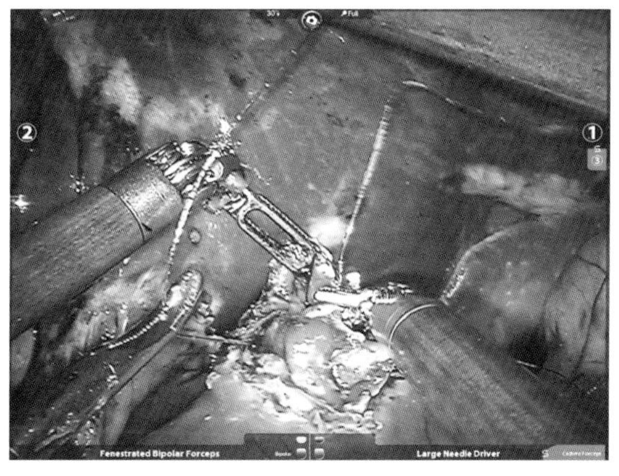

图 2-3-2　连续缝合食管空肠的后壁

（2）空肠空肠侧侧吻合：将距十二指肠悬韧带 10～15cm 空肠与距食管空肠吻合口远端 40cm 空肠用腔镜切割闭合器（45mm）或倒刺线（SXMD1B405）行空肠空肠侧侧吻合（图 2-3-4），倒刺线（SXMD1B405）连续缝合关闭共同开口（图 2-3-5）。

将距食管空肠吻合口 4～6cm 处的近端空肠用双 7 号丝线双重捆扎，封闭肠腔（图 2-3-6）。用 3-0 单针可吸收缝合线（VCP772D）全荷包包埋十二指肠残端。

2. 腔内直线切割闭合器行食管空肠侧侧吻合

（1）食管空肠侧侧吻合：胃标本暂时不离断。在胃食管结合部左侧用缝针通电切开 1～2cm 切口，将距十二指肠悬韧带 30cm 处空肠上提靠近食管下端，在空肠对系膜缘用缝针通电切开 1～2cm 切口，经右侧助手孔置入腔镜切割闭合器（45mm）行食管空肠侧侧吻合（图 2-3-7）。距共同开口 1～2cm 处用腔镜切割闭合器（60mm）离断食管（图 2-3-8）。倒刺线（SXMD1B405）连续内翻缝合关闭共同开口（图 2-3-9）。用腔镜切割闭合器（45mm）离断十二指肠。经助手孔置入自制标本袋，将手术标本放入标本袋内，收紧标本袋口，暂时放置于脐下方。

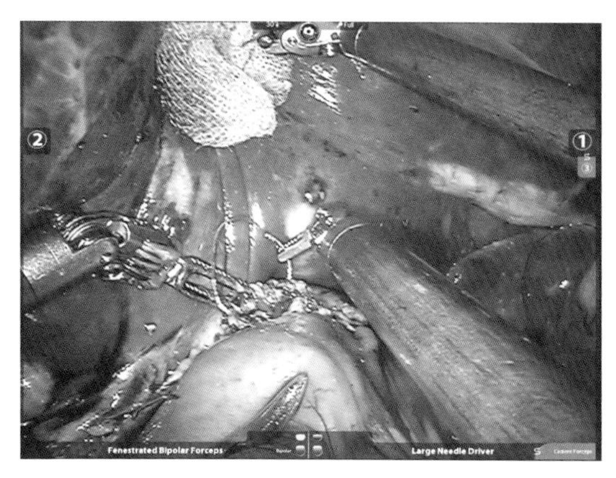

图 2-3-3 连续缝合食管空肠的前壁

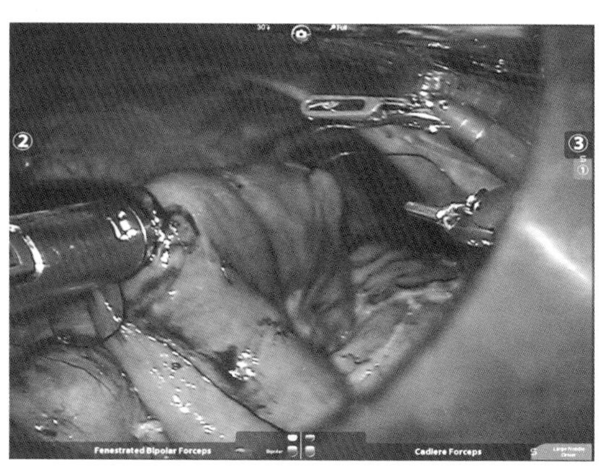

图 2-3-4 空肠侧侧吻合

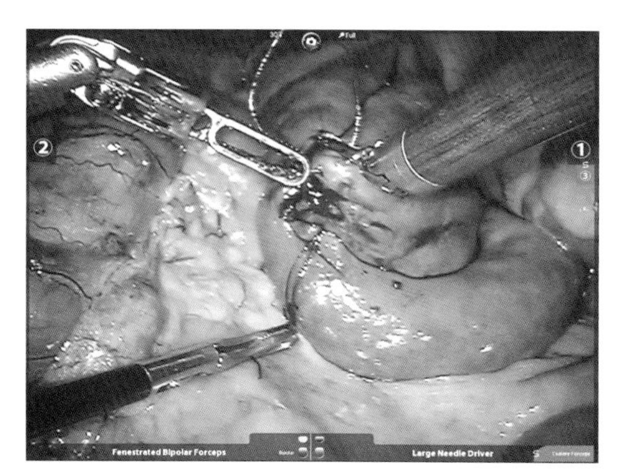

图 2-3-5 关闭共同开口

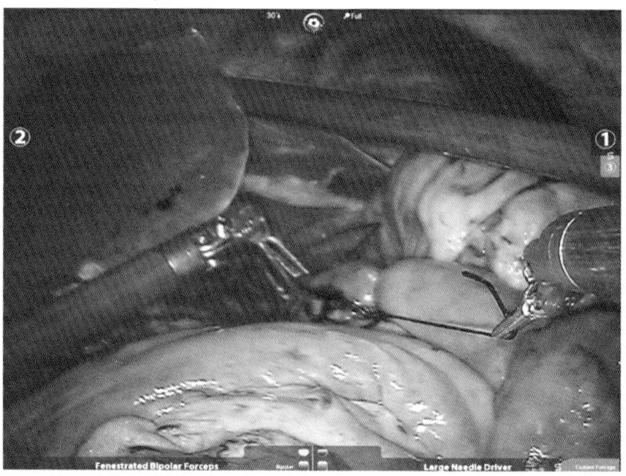

图 2-3-6 双 7 号线捆扎空肠

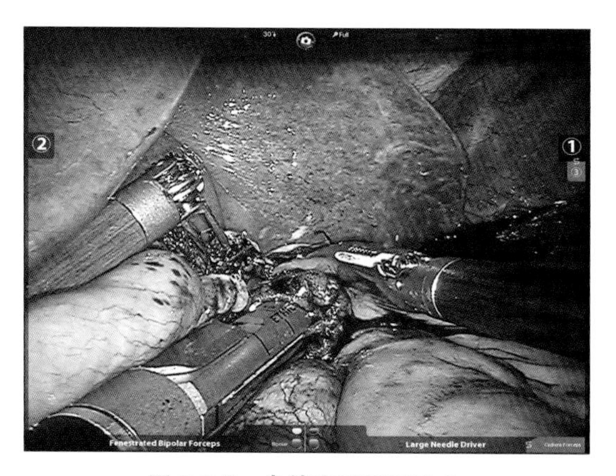

图 2-3-7 食管空肠侧侧吻合

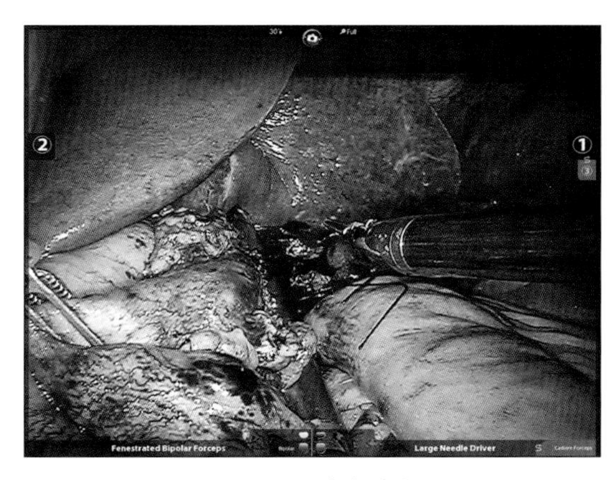

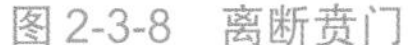
图 2-3-8 离断贲门

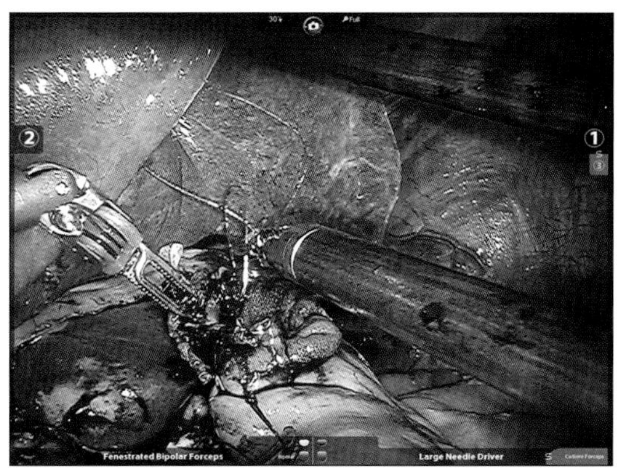

图 2-3-9 关闭共同开口

(2) 空肠空肠侧侧吻合：将距十二指肠悬韧带 10～15cm 空肠与距食管空肠吻合口远端 40cm 空肠用腔镜切割闭合器（45mm）行空肠空肠侧侧吻合，倒刺线（SXMD1B405）连续缝合关闭共同开口。

将距食管空肠吻合口 4～6cm 处的近端空肠用双 7 号丝线双重捆扎，封闭肠腔。用 3-0 可吸收线（VCP772D）全荷包包埋十二指肠残端。

腔内直线切割闭合器行食管空肠侧侧吻合，操作简单快捷，术后出现吻合口狭窄的可能性低，但不适用于食管切除线较高的患者。建议用于肿瘤位于胃体上部或贲门且肿瘤较小的患者较为安全合适。

3. 冲洗、检查术野、关腹 温蒸馏水冲洗腹腔，检查吻合可靠，肠袢无扭转，腹内无出血。从 3 号臂 trocar 孔放入引流管，引流管头端靠近食管空肠吻合口。从 2 号臂 trocar 孔放入引流管，引流管头端靠近十二指肠残端。用弹簧钳夹紧自制标本袋开口处。在观察孔处取大小合适（依据胃和肿瘤大小）切口（表皮沿皮纹取横切口，深部取纵切口），直视下取出标本。拔出所有器械，缝合腹壁切口和 trocar 孔，缝针固定腹腔引流管，无菌敷料包扎，术毕。（视频 1、视频 2）

视频 1 全机器人根治性胃全切除术
（uncut Roux-en-Y 吻合术；手工缝合）

视频 2 全机器人根治性胃全切除术
（uncut Roux-en-Y 吻合术；器械吻合）

十、术后处理

术后处理同第二章第二节。

第四节　机器人辅助根治性远端胃大部切除术(Billroth Ⅰ式)

根治性远端胃大部切除术(Billroth Ⅰ式)是将胃的残端直接与十二指肠残端吻合，这种重建方式维持了食物经过十二指肠的正常通路，比较接近正常的生理状态。手术后远期并发症较少，手术操作也比较简单，是一种较为理想的重建方式。与腹腔镜相比，机器人具有三维视觉、放大倍数更高、手腕更加灵活等特点。机器人辅助根治性远端胃大部切除术已经是一种机器人胃癌手术的常规手术方式。

一、适应证

机器人根治性远端胃大部切除术的适应证与腹腔镜和传统开腹远端胃癌根治术的适应证相同，即位于L区、ML区或LM区以及部分M区的胃癌。病程分期以T_{4a}期内病例为宜。

二、禁忌证

禁忌证同第二章第二节。

三、术前准备

术前准备同第二章第二节。

四、机器人专用器械

机器人专用器械同第二章第二节。

五、患者体位和麻醉

患者体位和麻醉同第二章第二节。

六、套管数量和位置

套管数量和位置同第二章第二节。

七、机器人车的定泊与手术室的布局

机器人车的定泊与手术室的布局同第二章第二节。

八、切除范围

机器人根治性远端胃大部切除术必须严格遵循基本无瘤技术，包括充分切除原发病灶、彻底廓清胃周围淋巴结、完全消灭腹腔游离癌细胞和微小转移灶。淋巴结清扫范围根据日本《胃癌治疗指南(第3版)》实施：D_1根治术需清扫第一站淋巴结1、3、4sb、4d、5、6、7组；

D_2 根治术需在 D_1 根治术的基础上清扫第二站淋巴结 D_1+8a、9、11p、12a 组。肿瘤切除范围包括幽门下 3～4cm 处切断十二指肠；胃的上切缘要求距肿瘤边缘 5cm 以上。

九、手术步骤

机器人辅助根治性远端胃大部切除术（Billroth Ⅰ式）是指在机器人腹腔镜下进行腹腔探查和淋巴结清扫，腹部小切口辅助下行残胃十二指肠 Billroth Ⅰ式吻合。

（一）腹腔探查

建立气腹后，使用机器人腹腔镜或传统腹腔镜先行腹腔探查，了解腹腔内有无腹腔积液，有无肝脏、腹膜转移等情况。明确可施行机器人胃癌根治术后，再安装固定机器人机械臂。机械臂车置于患者头侧，正对患者身体中心线。主刀医师通过仿真手腕操控机械臂，右手控制 1、3 号臂，左手控制 2 号臂。助手位于患者右侧。

（二）淋巴结清扫

根据肿瘤整块切除的原则实施分区域清扫（D_2）。清扫顺序：No.4sb→No.4d→No.14v→No.6→No.5→No.12a→No.8a→No.7→No.9→No.11p→No.3→No.1。

1. 清扫 No.4sb 淋巴结　手术从胃体中部开始，首先主刀医师和助手一起将覆盖于下腹部的大网膜上移至横结肠上方和胃前壁区域，主刀医师用机器人 2 号和 3 号臂距离横结肠上缘 3～5cm 处将大网膜向上提起并向两侧展开，助手轻轻向下反向牵引横结肠，形成三角牵拉使大网膜处于紧张状态（图 2-4-1）。主刀医师用 1 号臂超声刀沿横结肠上缘由中央向左侧分离大网膜至结肠脾曲（图 2-4-2）。如果发现部分患者存在网膜组织与脾粘连的情况，可以考虑先将脾胃韧带的粘连松解，避免用力不当造成脾撕裂引起出血。

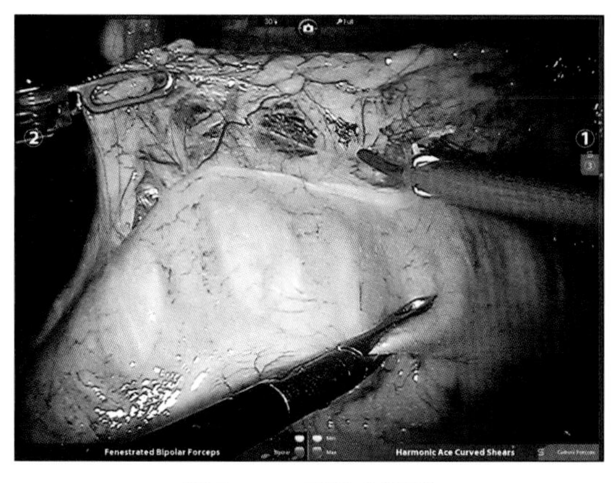

图 2-4-1　展开大网膜

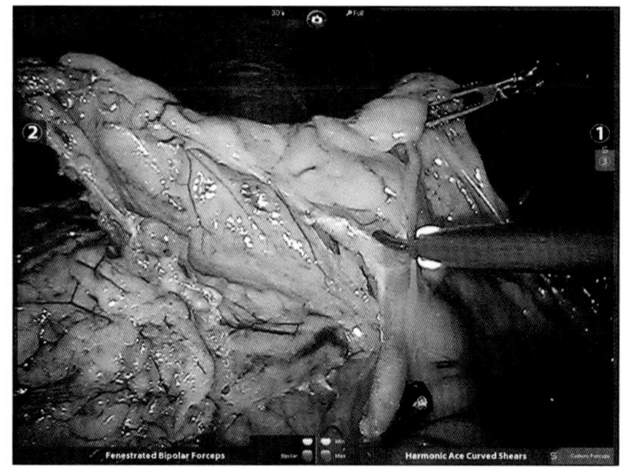

图 2-4-2　分离大网膜至结肠脾曲

主刀医师用 2 号臂钳夹胃体大弯侧将胃向右侧牵拉，用 3 号臂向上提起胃脾韧带，将胃网膜左血管干垂直竖起，助手向下轻轻按压胰尾，用超声刀贴近胰尾裸化胃网膜左动静脉并在根部结扎离断，同时完成 No.4sb 淋巴结的清扫（图 2-4-3）。

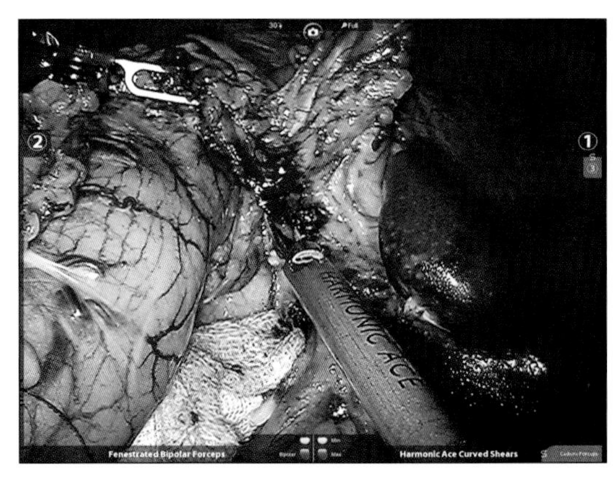

图 2-4-3　结扎离断胃网膜左血管

2. 清扫 No.4d、No.14v 和 No.6 淋巴结　继续从胃体中部沿着横结肠上缘向右侧离断大网膜至结肠肝曲（图 2-4-4）。完整离断大网膜后，将其移至胃底体部前方，以便更好地显露幽门下区的术野。

主刀医师与助手密切配合，显露横结肠系膜前后叶之间由疏松结缔组织形成的胃结肠系膜间隙。用 1 号臂超声刀自右侧横结肠上缘开始分离，沿着胃结肠系膜间隙切除横结肠系膜前叶（图 2-4-5）。

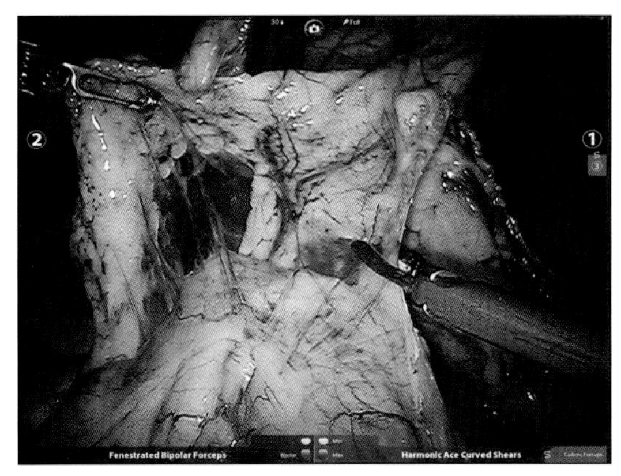

图 2-4-4　离断大网膜至结肠肝曲

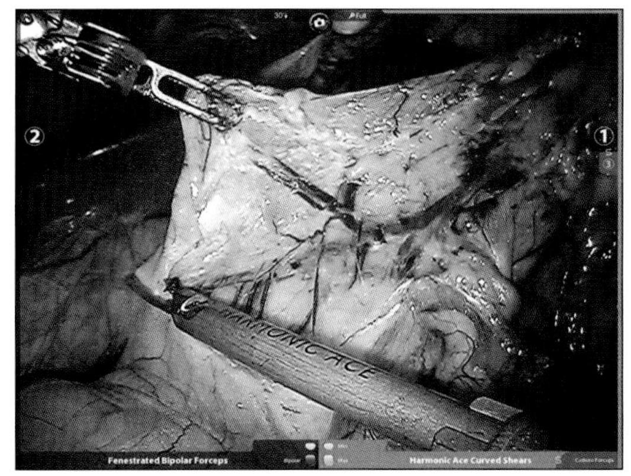

图 2-4-5　切除横结肠系膜前叶

沿中结肠静脉表面向胰腺下缘方向分离，直至显露该静脉在肠系膜上静脉的汇入点。继续沿肠系膜上静脉表面的解剖间隙锐性解剖分离其表面的脂肪淋巴组织，向上分离至胰腺下缘，向左分离至肠系膜上静脉的左侧缘，向右分离至胃结肠干汇入肠系膜上静脉处。随后，继续向右侧沿胃结肠静脉干表面的解剖间隙继续分离，至胃网膜右静脉与右 / 副右结肠静脉汇合处显露胃十二指肠静脉，最后分离至胃网膜右静脉与胰十二指肠上前静脉汇合部。完整清除肠系膜上静脉和胃结肠静脉干周围的脂肪淋巴组织，完成 No.14v 淋巴结的清扫。

主刀医师用 3 号臂抓持胃窦后壁并向上提起，用 2 号臂向上提起或者向外侧牵拉胃网膜右静脉表面的结缔组织及脂肪淋巴结组织，完全裸化显露胃网膜右静脉，于胰十二指肠上前静脉与胃网膜右静脉汇合部上方，上血管夹后离断胃网膜右静脉（图 2-4-6）。用 3 号臂继续抓持胃窦后壁并向上提起，用 2 号臂向上提起或者向外侧牵拉胃网膜右动脉表面的结缔组织及脂肪淋巴结组织，完全裸化显露胃网膜右动脉根部，上血管夹后离断胃网膜右动脉（图 2-4-7）。随后，向头侧分离显露出胃十二指肠动脉，向幽门方向裸化十二指肠壁达幽门部，整块切除幽门下区脂肪淋巴组织，完成 No.6 淋巴结的清扫。

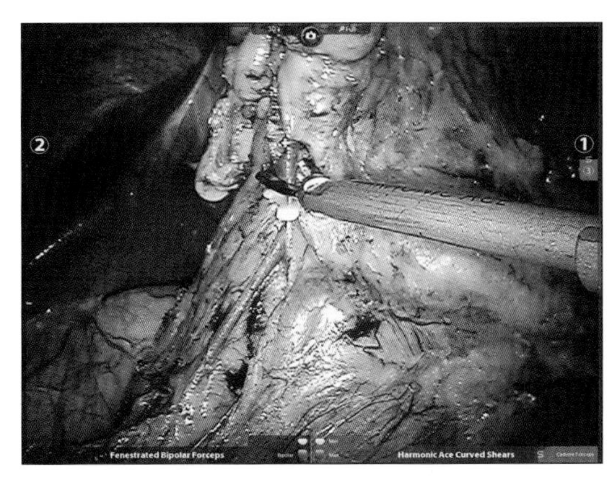

图 2-4-6　结扎离断胃网膜右静脉

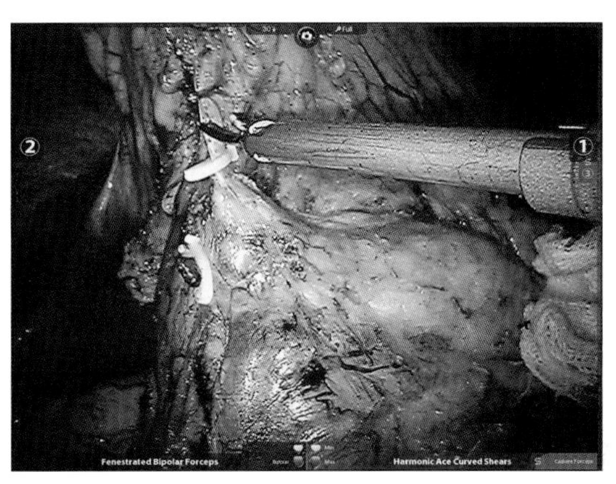

图 2-4-7　结扎离断胃网膜右动脉

3. 清扫 No.5 和 No.12a 淋巴结　主刀医师用 3 号臂向上提起胃窦部后壁向右上方提拉，2 号臂向右侧挑推十二指肠，暴露胃十二指肠动脉、肝总动脉和部分肝固有动脉。用 1 号臂超声刀先沿着胃十二指肠动脉表面向头侧游离，至胃十二指肠动脉和肝固有动脉分叉处后，继续沿着肝固有动脉表面游离至暴露胃右动脉根部，裸化、结扎，清扫 No.5 淋巴结（图 2-4-8）。当胃右动脉离断后，继续沿着肝固有动脉表面游离，即可将肝十二指肠韧带前叶彻底清扫。通常，笔者会在游离胃十二指肠韧带的右侧打开一个窗口，以此窗口为标志可较好地从前面离断已游离的胃十二指肠韧带，彻底清扫 No.5 淋巴结。肝固有动脉是清扫 No.12a 淋巴结主要的解剖学标志，术者在暴露肝总动脉后，向右即可显露肝固有动脉的起始点，从该处开始，裸化肝固有动脉直至肝门部，完整清扫 No.12a 淋巴结（图 2-4-9）。

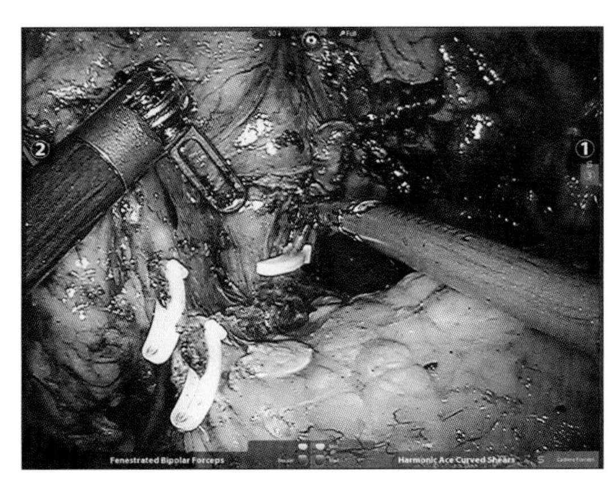

图 2-4-8　结扎离断胃右动脉

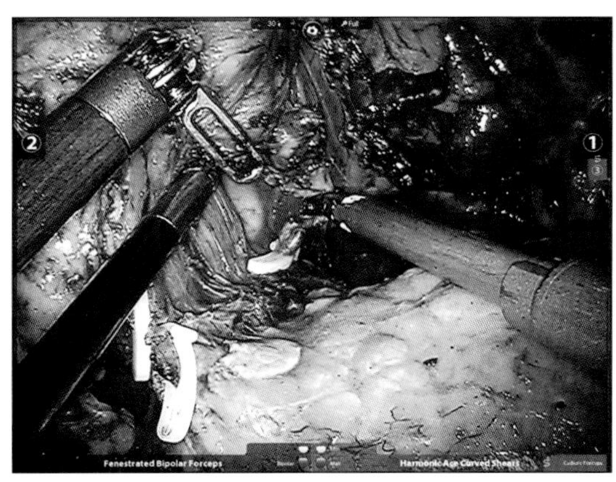

图 2-4-9　清扫 No.12a 淋巴结

4. 清扫 No.8a、No.7、No.9 和 No.11p 淋巴结　清扫完 No.5 和 No.12a 淋巴结后，从胃十二指肠动脉、肝总动脉和肝固有动脉分叉处开始，在胰腺上缘进入胰后间隙，沿着肝总动脉、腹腔动脉和脾动脉，从右往左按顺序依次清扫 No.8a、No.7、No.9 和 No.11p 淋巴结。

主刀医师用 3 号臂向上提起胃窦部后壁向上方提拉，用 2 号臂向右侧挑推十二指肠，助手轻轻向下方按压胰腺上缘，显露肝总动脉在胰腺上缘的大致走行。助手轻轻提起已分离的肝总动脉表面的脂肪淋巴组织，用超声刀紧贴肝总动脉沿其表面的解剖间隙往左侧方向小心、细致地分离，至肝总动脉起始处，完成 No.8a 淋巴结清扫。

主刀医师用 3 号臂钳夹胃胰皱襞约中上 1/3 交界处并保持向上翻转提拉，用超声刀先沿着腹腔动脉右侧缘的解剖间隙，后沿着腹腔动脉左侧缘的解剖间隙，完全显露冠状静脉、胃左动脉根部、腹腔动脉和脾动脉起始处，完整清扫其表面淋巴脂肪组织，分别上血管夹并离断冠状静脉和胃左动脉，完成 No.7 和 No.9 淋巴结的清扫（图 2-4-10）。继续沿着脾动脉表面往左侧解剖分离，直到脾动脉远端，完整清扫其表面淋巴脂肪组织，完成 No.11p 淋巴结的清扫（图 2-4-11）。在清扫过程中，助手可持抓钳或吸引器，采用提、顶、含、推、挑等方式灵活地协助主刀医师进行分离显露等操作。

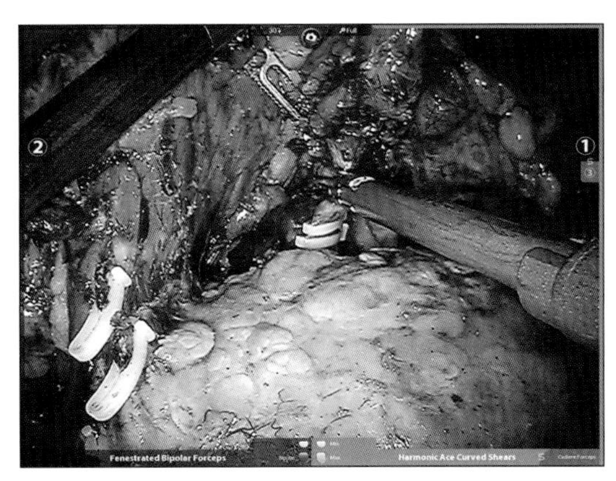

图 2-4-10　夹闭离断胃左动脉

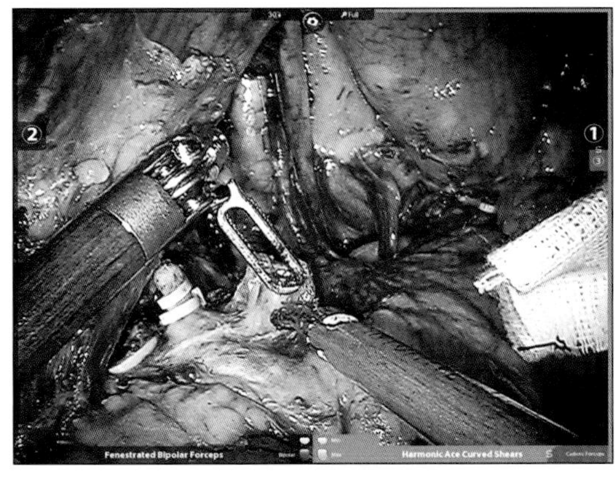

图 2-4-11　沿脾动脉清扫 No.11p 淋巴结

5. 清扫 No.3 和 No.1 淋巴结　主刀医师用机器人 3 号臂挑起肝左叶，将大网膜和胃往尾侧牵拉，清扫完 No.5 和 No.12a 淋巴结后，继续用超声刀靠肝侧离断肝胃韧带至贲门右侧，清扫 No.1 淋巴结（图 2-4-12）。清扫胃小弯侧 No.3 淋巴结可由胃后壁向前或由胃前壁向后分层进行，一般只需用超声刀游离贲门右侧的淋巴脂肪组织至胃小弯中上 1/3 即可。（视频 3）

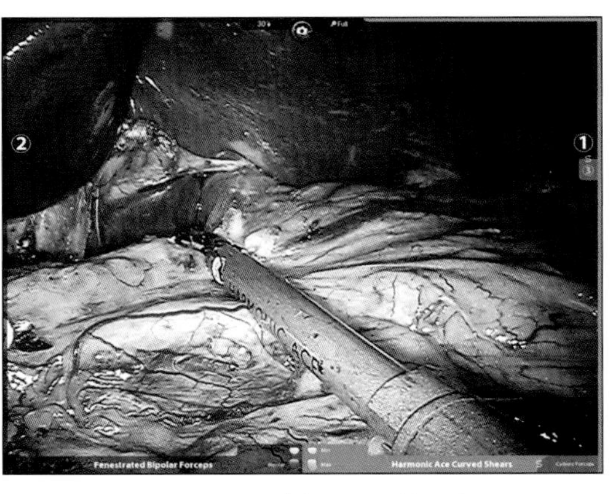

图 2-4-12　清扫 No.1 淋巴结

视频3 机器人辅助根治性远端胃大部切除术的淋巴结清扫

（三）消化道重建

消化道重建方式：腹部小切口辅助下行残胃十二指肠 Billroth Ⅰ式吻合。

于上腹正中取 5～7cm 切口，用切口保护器保护切口。在距胰头上方 3～4cm 十二指肠处上好大小合适的荷包钳，在荷包钳的上方锐性离断十二指肠。碘附棉球消毒十二指肠残端，放置并收紧荷包线固定抵钉座。肠钳夹闭胃远端，防止肿瘤细胞脱落在吻合口处。在胃体下部大弯切开胃壁，将圆形吻合器插入胃腔，吻合器中心杆从胃大弯靠后壁合适部位引出，完成胃十二指肠 Billroth Ⅰ式吻合。用腔镜切割闭合器（60mm/75mm/80mm）在距胃十二指肠吻合口 2～3cm 处离断胃体。用 3-0 可吸收线（VCP772D）间断缝合浆肌层加固胃十二指肠吻合口。直视下将胃管调整越过胃十二指肠吻合口 5cm 以上。

温蒸馏水冲洗腹腔，检查吻合可靠，肠袢无扭转，腹内无出血。从 2 号臂 trocar 孔放入引流管，引流管头端放置在胃十二指肠吻合口下后方。拔出所有器械，缝合腹壁切口和 trocar 孔，缝针固定腹腔引流管，无菌敷料包扎。术毕。

十、术后处理

术后处理同第二章第二节。

第五节 全机器人根治性远端胃大部切除术（Billroth Ⅰ式；手工缝合）

根治性远端胃大部切除术（Billroth Ⅰ式）是将胃的残端直接与十二指肠残端吻合，这种重建方式维持了食物经过十二指肠的正常通路，比较接近正常的生理状态。手术后远期并发症较少，手术操作也比较简单，应作为根治性远端胃大部切除术后理想的重建方式。与腹腔镜相比，机器人在腔内缝合方面有明显优势。因此，全机器人根治性远端胃大部切除术（Billroth Ⅰ式；手工缝合）具有手术时间短、创伤小和费用低等优点，将可能会被接受，成为一种常见的机器人胃癌手术方式。

一、适应证

适应证同第二章第四节。

二、禁忌证

禁忌证同第二章第二节。

三、术前准备

术前准备同第二章第二节。

四、机器人专用器械

机器人专用器械同第二章第二节。

五、患者体位和麻醉

患者体位和麻醉同第二章第二节。

六、套管数量和位置

套管数量和位置同第二章第二节。

七、机器人车的定泊与手术室的布局

机器人车的定泊与手术室的布局同第二章第二节。

八、切除范围

切除范围同第二章第四节。

九、手术步骤

全机器人根治性远端胃大部切除术（Billroth Ⅰ式；手工缝合）是指在机器人腹腔镜下进行腹腔探查和淋巴结清扫，腔内手工缝合行残胃十二指肠 Billroth Ⅰ式吻合。

（一）腹腔探查

腹腔探查同第二章第四节。

（二）淋巴结清扫

淋巴结清扫同第二章第四节。

（三）消化道重建

全机器人根治性远端胃大部切除术（Billroth Ⅰ式；手工缝合）消化道重建时，机械臂操作孔 R1 更换为机器人专用持针器。

经右侧助手孔置入腔镜切割闭合器，分别在合适部位离断十二指肠（图 2-5-1）和胃体（图 2-5-2）。经助手孔置入自制标本袋，将手术标本放入标本袋内，收紧标本袋口，暂时放置于脐下方。

残胃十二指肠吻合：分别用 3-0 可吸收线（VCP772D）在十二指肠残端与残胃残端靠大弯侧的后壁两侧各缝一针用于靠拢对齐。用 3-0 可吸收线（VCP772D）在两针之间连续缝合胃十二指肠浆肌层若干针加固吻合口后壁。依据十二指肠肠腔大小，用超声刀切开大小合适的十二指肠残端和残胃大弯侧残端。倒刺线（SXMD2B402）连续内翻缝合十二指肠残胃吻合口的后壁和前壁（图 2-5-3）。利用剩余倒刺线（SXMD2B402）连续浆肌层加固缝合十二指肠残胃吻合口的前壁。倒刺线（SXMD1B405）连续缝合加固残胃残端。腔镜直视下调整胃管远端靠近吻合口。

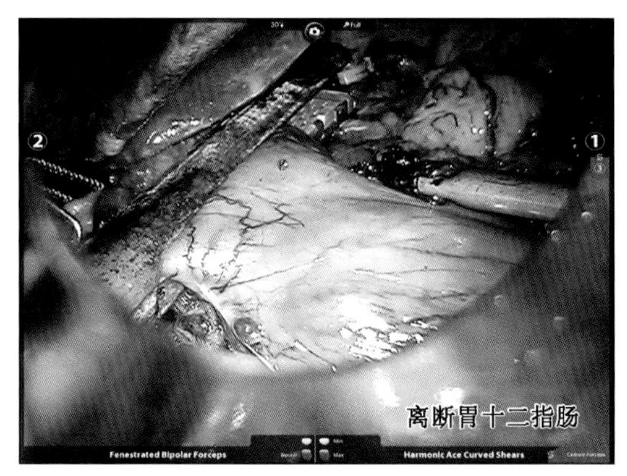

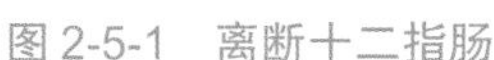
图 2-5-1　离断十二指肠

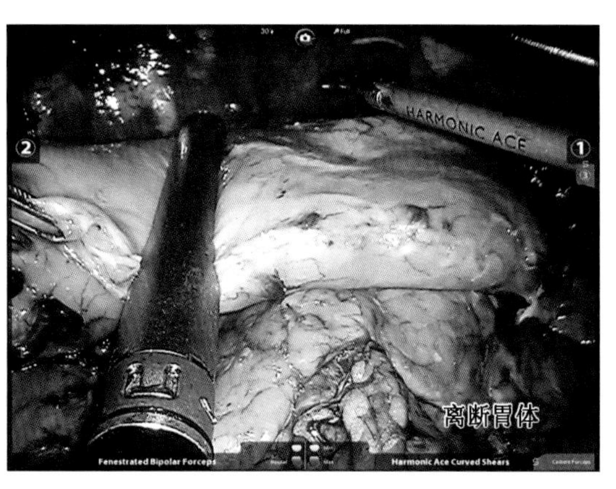

图 2-5-2　离断胃体

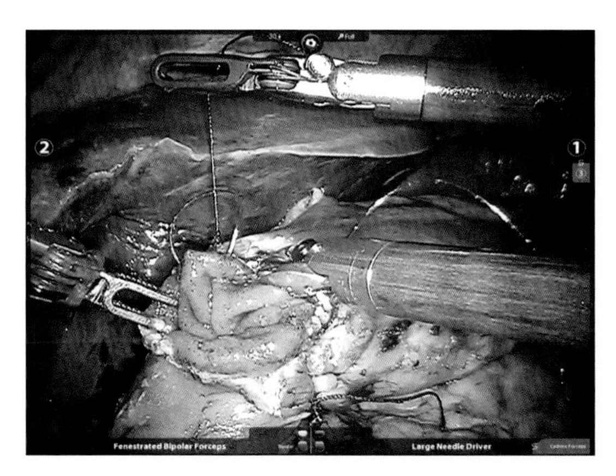

图 2-5-3　缝合残胃十二指肠吻合口

温蒸馏水冲洗腹腔，检查吻合可靠，肠袢无扭转，腹内无出血。从 2 号臂 trocar 孔放入引流管，末端放置在胃十二指肠吻合口下后方。用弹簧钳夹紧自制标本袋开口处。在观察孔处取大小合适（依据胃和肿瘤大小）切口（表皮沿皮纹取横切口，深部取纵切口），直视下取出标本。拔出所有器械，缝合腹壁切口和 trocar 孔，缝针固定腹腔引流管，无菌敷料包扎。术毕。（视频 4）

视频 4　全机器人根治性远端胃大部切除术（Billroth Ⅰ式；手工缝合）

十、术后处理

术后处理同第二章第二节。

第六节 机器人辅助根治性远端胃大部切除术（Billroth Ⅱ式）

Billroth Ⅱ式胃大部切除术是在胃远端部分切除后将十二指肠残端缝合关闭，残胃与空肠吻合。术后食物由胃直接进入上段空肠，因此这种重建方式可以切除较多的胃组织而无吻合口张力过大的问题，成为目前主要的消化道重建方式。但这种方式引起的解剖及生理变化较大，手术并发症发生率较高。与腹腔镜相比，机器人具有三维视觉、放大倍数高、手腕灵活等特点。自从机器人手术系统问世以来，机器人辅助根治性远端胃大部切除术（Billroth Ⅱ式）已经是治疗胃癌的一种常规手术方式。

一、适应证

适应证同第二章第四节。

二、禁忌证

禁忌证同第二章第二节。

三、术前准备

术前准备同第二章第二节。

四、机器人专用器械

机器人专用器械同第二章第二节。

五、患者体位和麻醉

患者体位和麻醉同第二章第二节。

六、套管数量和位置

套管数量和位置同第二章第二节。

七、机器人车的定泊与手术室的布局

机器人车的定泊与手术室的布局同第二章第二节。

八、切除范围

切除范围同第二章第四节。

九、手术步骤

机器人辅助根治性远端胃大部切除术（Billroth Ⅱ式）是指在机器人腹腔镜下进行腹腔探查和淋巴结清扫，腹部小切口辅助下行残胃空肠 Billroth Ⅱ式吻合。

（一）腹腔探查

腹腔探查同第二章第四节。

（二）淋巴结清扫

淋巴结清扫同第二章第四节。

（三）消化道重建

消化道重建方式：腹部小切口辅助下行残胃空肠 Billroth Ⅱ式吻合。

于上腹正中取 5～7cm 切口，用切口保护器保护切口。用腔镜切割闭合器（45mm）在距胰头上方 2～3cm 处离断十二指肠，且十二指肠残端缝合加固。距十二指肠悬韧带 10～15cm 空肠对系膜缘放置抵钉座，在胃大弯切开胃壁，将 25mm 或 26mm 圆形吻合器插入胃腔，吻合器中心杆从胃大弯靠后壁合适部位引出，完成残胃空肠 Billroth Ⅱ式吻合。用腔镜切割闭合器（60mm/75mm/80mm）在距残胃空肠吻合口 2～3cm 处离断胃体。用单根 3-0 可吸收线（VCP316H）连续缝合加固残胃。用 3-0 可吸收线（VCP772D）间断缝合浆肌层加固残胃空肠吻合口。直视下将胃管调整越过残胃空肠吻合口进入输入袢 10cm 以上。

温蒸馏水冲洗腹腔，检查吻合可靠，肠袢无扭转，腹内无出血。从 2 号臂 trocar 孔放入引流管，引流管头端放置在靠近十二指肠残端。拔出所有器械，缝合腹壁切口和 trocar 孔，缝针固定腹腔引流管，无菌敷料包扎，术毕。

十、术后处理

术后处理同第二章第二节。

第七节　全机器人根治性远端胃切除术（Billroth Ⅱ式）

与腹腔镜相比，机器人具有三维视觉、放大倍数更高、手腕更加灵活等特点。在淋巴结清扫和腔内消化道重建方面有优势，特别是在狭小空间操作优势更加明显。全机器人根治性远端胃大部切除术（Billroth Ⅱ式）的消化道重建目前主要有两种：①腔内手工缝合行残胃空肠吻合；②腔内直线切割闭合器行残胃空肠吻合。全机器人根治性远端胃大部切除术（Billroth Ⅱ式）完美体现了机器人的优势，达到了真正的微创治疗，可能成为根治性远端胃大部切除术（Billroth Ⅱ式）的首选手术方式之一。

一、适应证

适应证同第二章第四节。

二、禁忌证

禁忌证同第二章第二节。

三、术前准备

术前准备同第二章第二节。

四、机器人专用器械

机器人专用器械同第二章第二节。

五、患者体位和麻醉

患者体位和麻醉同第二章第二节。

六、套管数量和位置

套管数量和位置同第二章第二节。

七、机器人车的定泊与手术室的布局

机器人车的定泊与手术室的布局同第二章第二节。

八、切除范围

切除范围同第二章第四节。

九、手术步骤

全机器人根治性远端胃大部切除术（Billroth Ⅱ式）是指在机器人腹腔镜下进行腹腔探查和淋巴结清扫，腔内行残胃十二指肠 Billroth Ⅱ式吻合。

（一）腹腔探查

腹腔探查同第二章第四节。

（二）淋巴结清扫

淋巴结清扫同第二章第四节。

（三）消化道重建

目前，全机器人根治性远端胃大部切除术（Billroth Ⅱ式）腔内吻合方式主要有两种。机械臂操作孔 R1 更换为机器人专用持针器。用腔镜切割闭合器（45mm 或 60mm）离断十二指肠和胃体。经助手孔置入自制标本袋，将手术标本放入标本袋内，收紧标本袋口，暂时放置于脐下方。如果肝左外侧叶肥大，可以考虑悬吊肝左外侧叶，往右上方牵拉，暴露术野，利于手术操作。

1. 腔内手工缝合行残胃空肠吻合　将距十二指肠悬韧带 10～15cm 空肠上提靠近残胃

大弯侧，用3-0可吸收线（VCP772D）在拟行吻合处左右各缝一针，两针间距4～5cm，使残胃空肠靠拢对齐（图2-7-1）。用3-0可吸收线（VCP772D）在两针之间间断缝合胃空肠浆肌层若干针加固吻合口后壁。用超声刀在残胃大弯侧和空肠对系膜缘切开3～4cm切口。倒刺线（SXMD2B402）连续内翻缝合残胃空肠吻合口的后壁和前壁（图2-7-2、图2-7-3）；利用剩余倒刺线（SXMD2B402）连续浆肌层缝合加固残胃空肠吻合口的前壁。倒刺线（SXMD1B405）连续缝合加固残胃残端。腔镜直视下调整胃管远端靠近吻合口。用3-0可吸收线（VCP772D）全荷包包埋十二指肠残端。

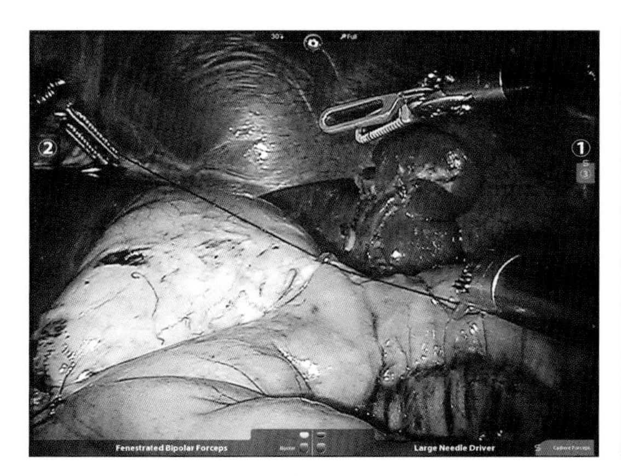

图2-7-1　残胃空肠靠拢对齐

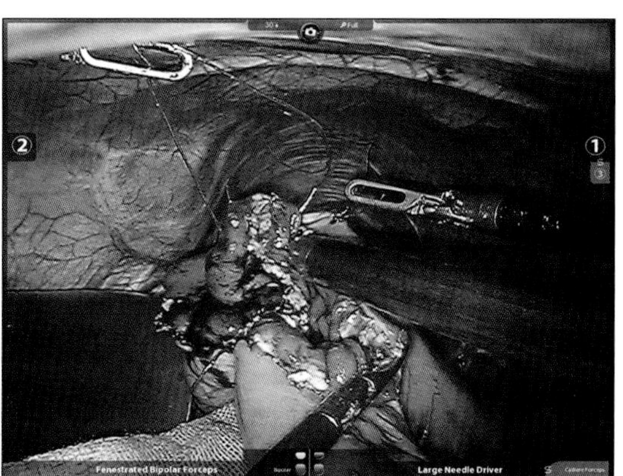

图2-7-2　连续缝合残胃空肠吻合口后壁

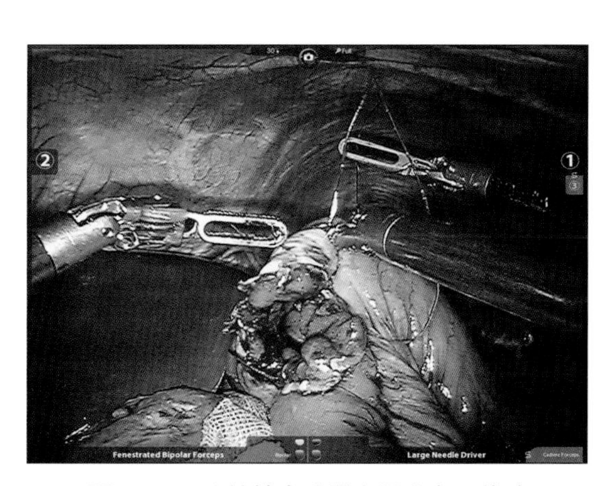

图2-7-3　连续缝合残胃空肠吻合口前壁

2. 腔内直线切割闭合器行残胃空肠吻合　将距十二指肠悬韧带10～15cm空肠上提靠近残胃大弯侧，用3-0可吸收线（VCP772D）在拟行吻合处左右各缝一针，用于靠拢对齐。分别在残胃大弯靠近残胃断端和空肠对系膜缘用缝针导电切开1～2cm切口，经右侧助手孔置入腔镜切割闭合器（45mm）行残胃空肠吻合（图2-7-4）。倒刺线（SXMD1B405）连续缝合关闭共同开口（图2-7-5）。倒刺线（SXMD1B405）连续缝合加固残胃残端。腔镜直视下调整胃管远端靠近吻合口。用3-0可吸收线（VCP772D）全荷包包埋十二指肠残端（图2-7-6）。

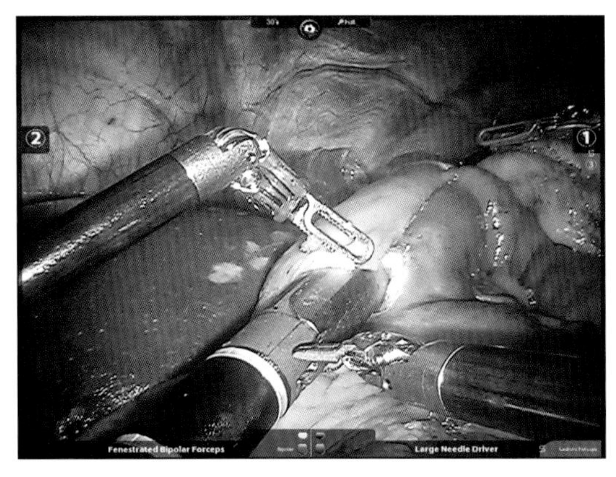

图 2-7-4　残胃空肠侧侧吻合

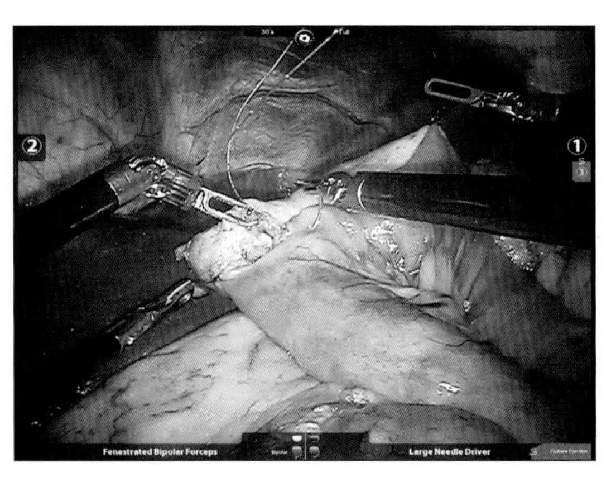

图 2-7-5　关闭共同开口

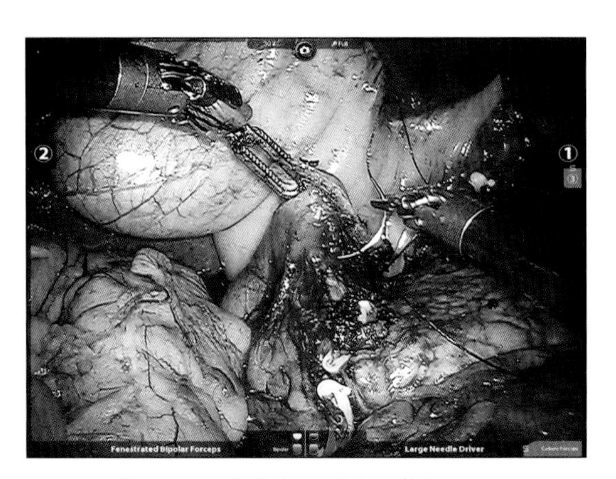

图 2-7-6　全荷包包埋十二指肠残端

3. 冲洗、检查术野、关腹　温蒸馏水冲洗腹腔，检查吻合可靠，肠袢无扭转，腹内无出血。从 3 号臂 trocar 孔放入引流管，引流管头端靠近十二指肠残端。从 2 号臂 trocar 孔放入引流管，末端放置在残胃后壁靠近残胃空肠吻合口。用弹簧钳夹紧自制标本袋开口处。在观察孔处取大小合适（依据胃和肿瘤大小）切口（表皮沿皮纹取横切口，深部取纵切口），直视下取出标本。拔出所有器械，缝合腹壁切口和 trocar 孔，缝针固定腹腔引流管，无菌敷料包扎。术毕。（视频 5、视频 6）

视频 5　全机器人根治性远端胃大部切除术（Billroth Ⅱ式；手工缝合）

视频 6　全机器人根治性远端胃大部切除术（Billroth Ⅱ式；器械吻合）

十、术后处理

术后处理同第二章第二节。

第八节　机器人辅助根治性近端胃切除术

机器人辅助根治性近端胃切除术是治疗胃上部癌的一种常用手术方式。该术式有明显的优缺点。优点是保留了胃的功能，同时保留的十二指肠路径，符合生理。缺点是容易发生反流性食管炎，而且存在肿瘤切除不彻底的风险。对于胃上部癌是否采用根治性近端胃切除术，应依据疾病的特点、患者的意愿及术者操作习惯等综合考虑决定。

一、适应证

1. 早期胃上部癌。
2. 胃上部进展期局限型癌（肿瘤直径≤3cm；No.5、6淋巴结阴性）。

二、禁忌证

1. 淋巴结转移灶融合并包绕重要血管者；肿瘤与周围组织器官广泛浸润者；胃上部癌伴大面积浆膜层受侵者；肿瘤直径＞10cm者。
2. 有严重心、肺、肝、肾疾病，不能耐受手术或麻醉者。
3. 腹腔内广泛严重粘连者。
4. 胃癌穿孔、大出血等急症手术。
5. 严重凝血功能障碍者。
6. 妊娠期患者。

三、术前准备

术前准备同第二章第二节。

四、机器人专用器械

机器人专用器械同第二章第二节。

五、患者体位和麻醉

患者体位和麻醉同第二章第二节。

六、套管数量和位置

套管数量和位置同第二章第二节。

七、机器人车的定泊与手术室的布局

机器人车的定泊与手术室的布局同第二章第二节。

八、切除范围

应切除胃近端大部、食管下段部分。食管切缘与肿瘤之间距离应＞3cm，胃切缘与肿瘤之间距离应＞5cm。近端胃癌 D_2 根治术应常规清扫 No.1、2、3、4sa、4sb、7、8a、9、10、11p 和 11d 淋巴结，侵犯食管时增加清扫 No.110 淋巴结。

九、手术步骤

机器人辅助根治性近端胃切除术是指在机器人腹腔镜下进行腹腔探查和淋巴结清扫，腹部小切口辅助下行食管残胃吻合。

（一）腹腔探查

建立气腹后，使用机器人腹腔镜或传统腹腔镜先行腹腔探查。重点关注膈肌、肝表面、腹壁、髂窝和盆腔。明确肿瘤定位，了解腹腔内有无腹腔积液，有无肝脏、腹膜转移等情况，明确可施行机器人胃癌根治术后，再安装固定机器人机械臂。机械臂车置于患者头侧，正对患者身体中心线。主刀通过仿真手腕操控机械臂，右手控制 1、3 号臂，左手控制 2 号臂。助手位于患者右侧。

（二）淋巴结清扫

根据肿瘤整块切除的原则实施分区域清扫（D_2）。清扫顺序：No.4sb→No.4sa→No.2→No.4d→No.8a→No.7→No.9→No.11p→No.11d→No.10→No.3→No.1。

1. 清扫 No.4sb、No.4sa 和 No.2 淋巴结　手术从横结肠上缘，由中央向左侧分离大网膜至结肠脾曲。首先主刀医师和助手一起将覆盖于下腹部的大网膜上移至横结肠上方和胃前壁区域。然后主刀医师用机器人 2 号和 3 号臂在距离横结肠上缘 3～5cm 处将大网膜向上提起并向两侧展开，助手轻轻向下反向牵引横结肠，形成三角牵拉使大网膜处于紧张状态（图 2-8-1）。分离过程中始终使大网膜保持一定张力，便于超声刀快速有效离断。

主刀医师用 2 号臂钳夹胃体大弯侧将胃向右侧牵拉，用 3 号臂向上提起胃脾韧带，将胃网膜左血管干垂直竖起，助手向下轻轻按压胰尾，用超声刀贴近胰尾裸化胃网膜左动静脉并在根部结扎离断（图 2-8-2），同时完成 No.4sb 淋巴结的清扫。

往头侧分离，可以看到数量不一的胃短动脉和胃短静脉，用超声刀细致地分离胃短动脉和胃短静脉周围的脂肪淋巴组织，裸化胃短动脉和胃短静脉后，于其根部上血管夹并予离断，完成 No.4sa 淋巴结的清扫（图 2-8-3）。

同时用 2 号和 3 号臂向右下方牵拉胃底体部胃壁，暴露贲门左侧区域（图 2-8-4）。用超声刀从脾上极开始沿膈肌向食管裂孔方向分离胃膈韧带。分离至左侧肋膈角附近时，用 2 号和 3 号臂向右上方牵拉胃底贲门部胃壁以方便暴露左侧肋膈角，使超声刀紧贴左侧肋膈角，分离食管贲门左侧的脂肪淋巴组织，并进一步裸化食管下段左侧。此时，应注意常有左膈下动脉发出的胃底支，应将其裸化并于根部离断，完成 No.2 淋巴结的清扫。

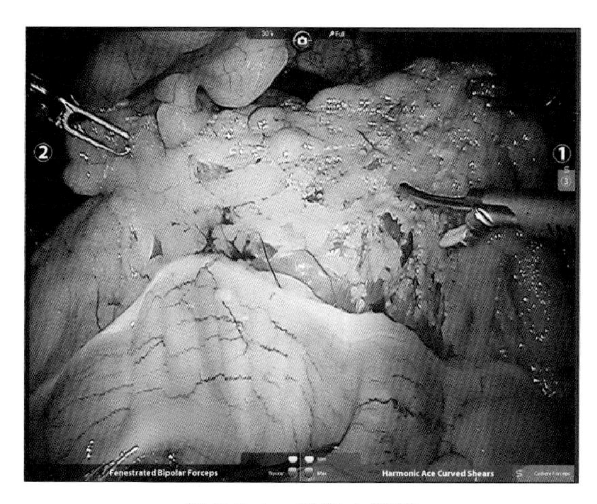

图 2-8-1　展开大网膜

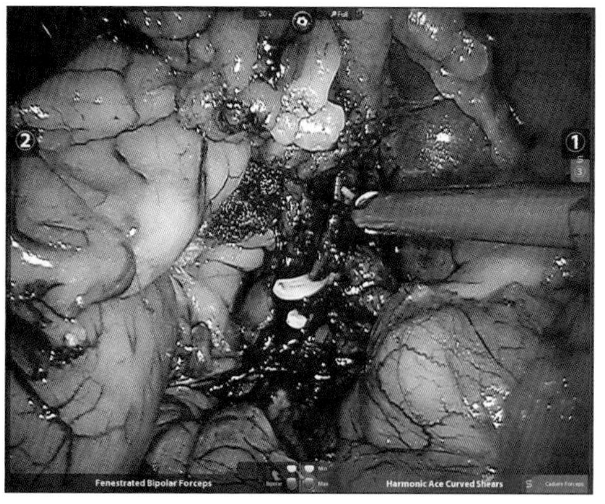

图 2-8-2　结扎离断胃网膜左动静脉

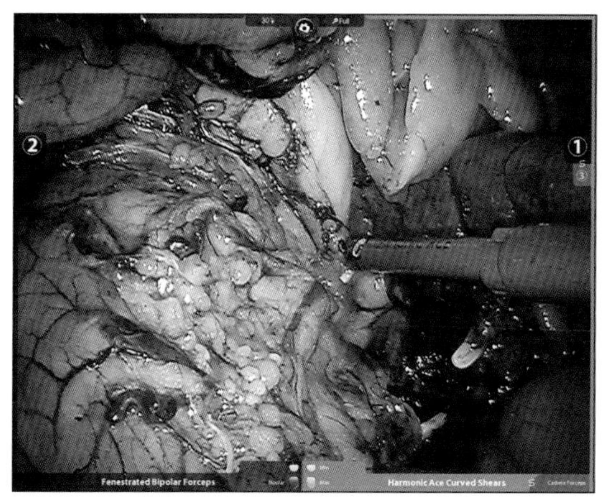

图 2-8-3　清扫 No.4sa 淋巴结

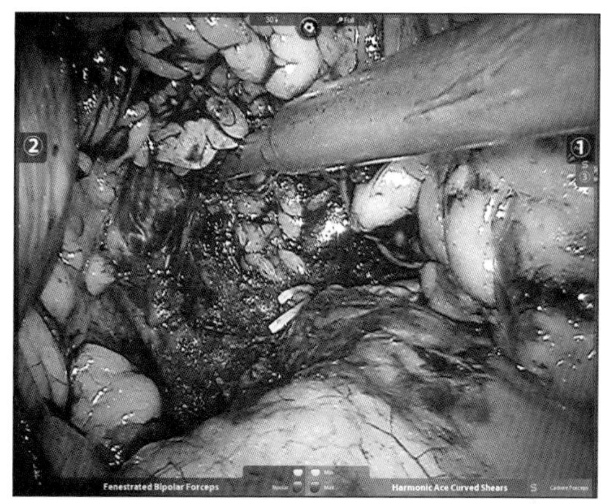

图 2-8-4　暴露贲门左侧区域

2. 清扫 No.4d 淋巴结　与清扫 No.4sb 淋巴结一样，用超声刀沿横结肠上缘，由中央向左侧分离大网膜至结肠肝曲，后转向十二指肠球部下方游离。不离断胃网膜右动脉和静脉。再次探查肿瘤部位和周围情况，最后确定能否行近端胃癌根治术。

用超声刀从胃窦大弯侧由右向左走行血管弓内离断胃大网膜，裸化胃大弯至拟定切除部位，完成 No.4d 淋巴结的清扫。胃大弯侧大网膜内血管丰富且较粗大，离断时需止血可靠。

3. 清扫 No.8a→No.7→No.9→No.11p→No.11d→No.10 淋巴结　主刀医师用机器人 3 号臂抓持胃胰皱襞约中上 1/3 交界处，将胃翻向上方。从胰头颈交界处下缘开始沿着胰腺的走行方向完整剥离胰腺被膜至胰体和胰尾上缘。

紧贴胰腺上缘，在最容易显露肝总动脉处开始，打开肝总动脉外鞘，暴露肝总动脉，从右往左至腹腔动脉处，清扫肝总动脉前面和上面的脂肪淋巴组织，完成 No.8a 淋巴结的清扫。

超声刀先沿着腹腔动脉右侧缘的解剖间隙，后沿着腹腔动脉左侧缘的解剖间隙，使胃左静脉、胃左动脉根部、腹腔动脉和脾动脉起始处完全显露，完整清扫其表面淋巴脂肪组织，分别上血管夹并离断胃左静脉（图 2-8-5）和胃左动脉（图 2-8-6），完成 No.7 和 No.9 淋巴结的清扫。

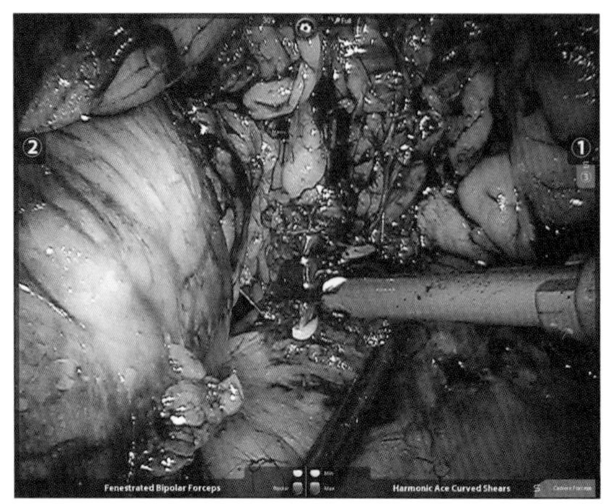

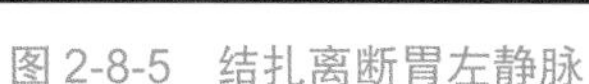
图 2-8-5　结扎离断胃左静脉

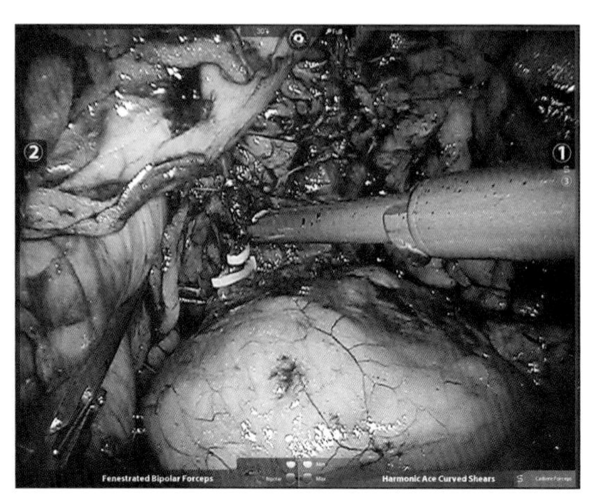

图 2-8-6　结扎离断胃左动脉

此时，调整机器人 3 号臂，抓持胃体上部大弯侧往右上方提拉，暴露脾门区。机器人 1 号臂和 2 号臂继续密切配合，沿脾动脉表面的解剖间隙裸化脾动脉主干至脾叶动脉的分支处，清扫脾动脉近端和远侧端周围的脂肪淋巴组织，完成 No.11p 和 No.11d 淋巴结的清扫。

在脾门周围，主刀医师用机器人 2 号臂轻轻地提起胃脾韧带内脾血管分支表面的脂肪淋巴组织，用 1 号臂超声刀非功能面紧贴着脾叶动脉及脾叶静脉表面的解剖间隙，小心、细致地钝、锐性交替推、剥及切割分离，将脾门周围区域各血管分支完全裸化，完成 No.10 淋巴结的清扫。在此过程中，助手要灵活地使用提、挑、含、压等动作配合主刀完成淋巴结的清扫。

胃上部癌有 15%～20% 脾门淋巴结转移率，因此要仔细探查脾门。若无 No.10 淋巴结肿大，不需要进行预防性清扫；若发现 No.10 淋巴结肿大，则尽量行保脾 No.10 淋巴结清扫；如果确实无法保留脾则行联合脾切除的根治性近端胃切除术。

最后，主刀医师用 3 号臂钳夹胃体后壁往上提起，暴露左右肋膈角和胃底贲门后壁，用超声刀沿左右肋膈角表面的无血管间隙离断胃膈韧带，直至显露食管裂孔。

4. 清扫 No.3 和 No.1 淋巴结　主刀医师用机器人 3 号臂往上挑起肝左叶，将大网膜和胃往尾侧牵拉，用超声刀靠肝侧打开离断肝胃韧带至贲门右侧，清扫 No.1 淋巴结。离断右侧迷走神经干，裸化食管右侧，显露食管下段和贲门处（图 2-8-7）。不需刻意清扫 No.3 淋巴结，在切除全胃时连同小网膜一并移除。

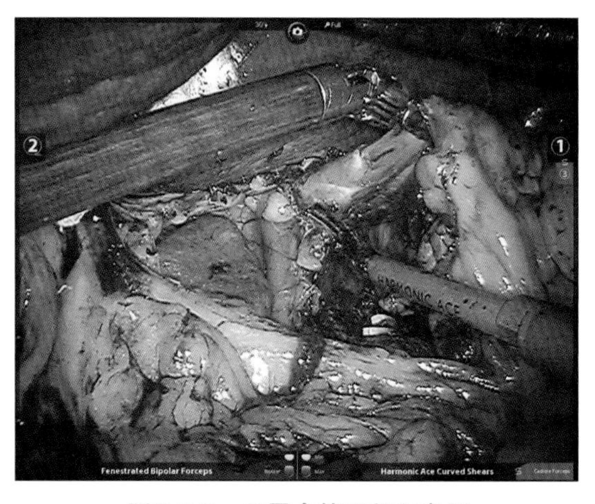

图 2-8-7　显露食管下段和贲门

（三）消化道重建

消化道重建方式：小切口辅助食管残胃吻合。

于上腹正中剑突下做 5～7cm 小切口，用切口保护器保护切口。在距离肿瘤上缘 2～3cm 食管处上好大小合适的荷包钳，在荷包钳的下方锐性离断食管。碘附棉球消毒食管残端，放置并收紧荷包线固定抵钉座。用电刀在胃体上部前壁做一长约 3cm 切口，碘附棉球消毒胃腔，置入 25mm 圆形吻合器在胃大弯稍靠后壁合适部位引出，行食管残胃吻合。用切割闭合器（EC60）在距肿瘤下缘 5cm 处离断胃体。用 3-0 可吸收线（VCP772D）间断缝合浆肌层加固食管残胃吻合口。倒刺线（SXMD1B405）连续缝合加固残胃残端。直视下调整胃管位置，末端越过吻合口至十二指肠球部。

温蒸馏水冲洗腹腔，检查吻合可靠，肠袢无扭转，腹内无出血。从 3 号臂 trocar 孔放入引流管，末端靠近食管残胃吻合口。拔出所有器械，缝合腹壁切口和 trocar 孔，缝针固定腹腔引流管，无菌敷料包扎。术毕。

十、术后处理

术后处理同第二章第二节。

第九节　机器人辅助根治性残胃切除术

一、残胃癌的定义

残胃癌是一类具有特殊病因、临床特征和预后特点的疾病，长期以来专指胃术后残胃发生的新发癌。包括良性疾病行胃切除术后 5 年以上残胃出现的新发癌、胃癌行胃切除术后 10 年以上残胃出现的新发癌。“残胃上的癌”的概念可以用于资料数据收集登记，以便于进行回顾性和前瞻性研究，暂不应用于临床。以上定义依据《中国残胃癌定义的外科专家共识意见（2018 年版）》。

二、残胃癌的临床特征和治疗

残胃癌淋巴结转移与原发胃癌不同，由于初次手术影响残胃与邻近脏器粘连愈合，局部解剖改变，形成新生淋巴管，产生异常淋巴引流，首次手术切断胃左动脉后，原应沿胃左动脉的淋巴回流转向贲门右，再转向腹腔动脉周围；由于同时阻断了淋巴液向腹腔动脉旁淋巴结的引流，吻合后残胃癌空肠系膜淋巴结及纵隔内的淋巴引流转移率增加，因此残胃癌淋巴结清扫范围与原发胃癌不同。除了清扫 D_2 根治术要求的淋巴结各站，首次手术行 Billroth Ⅰ式吻合术，残胃癌手术还应清扫 No.17 淋巴结；首次手术行 Billroth Ⅱ式吻合术者至少切除距离吻合口处左右 5～10cm 空肠及十二指肠悬韧带，同时清扫空肠系膜淋巴结；累及食管的残胃癌，还需清扫 No.19、20、110、111 淋巴结。

残胃癌的外科治疗与原发胃癌一样，包括残胃全切除术 + 区域淋巴结清扫，R_0 切除是影响预后的重要因素。由于首次手术造成正常生理功能及解剖结构的改变，胃大部切除术后发生残胃癌患者的术区与周围脏器明显粘连，因此胃癌术后残胃癌手术经常需要联合脏器切除。

分离粘连是残胃癌手术的重点和难点。胃手术后，腹腔的粘连主要发生于原腹壁切口与大网膜、肠管之间，而且多为膜状粘连，范围较广。常见粘连广泛致密的部位有：①残胃小弯侧与肝左叶；②行横结肠前吻合的病例为小肠和腹壁切口；③行横结肠后吻合的病例为结肠与腹壁切口；④行 Billroth Ⅰ式吻合术的病例为残胃十二指肠吻合口与胰头、胰颈部；⑤行 Billroth Ⅱ式吻合术的病例，残胃及吻合口一般都上移至左膈下，左上腹被完全粘连封闭。

三、机器人辅助根治性残胃切除术

（一）机器人专用器械

机器人专用器械同第二章第二节。

（二）患者体位和麻醉

患者体位和麻醉同第二章第二节。

（三）套管数量和位置

套管数量和位置同第二章第二节。

（四）机器人车的定泊与手术室的布局

机器人车的定泊与手术室的布局同第二章第二节。

（五）手术步骤

机器人辅助根治性残胃切除术是指在机器人腹腔镜下进行腹腔探查粘连松解和淋巴结清扫，腹部小切口辅助下行食管空肠 Roux-en-Y 吻合。

1. 腹腔探查　推荐用气腹针或直视下切开小切口建立气腹。在脐下缘 2cm 处切开皮肤，刺入气腹针，充入二氧化碳气体，建立气腹后，置入观察孔的 trocar。用机器人腹腔镜或传统腹腔镜先行腹腔探查。初步确定可施行机器人辅助根治性残胃切除术后，先置入助手孔和 1 号孔的 trocar。安装固定机器人机械臂。机械臂车置于患者头侧，正对患者身体中心线。助手位于患者右侧。

经 1 号孔置入超声刀或电钩，在助手的配合下，游离腹腔粘连，分离置入 2 号和 3 号 trocar 所需的腹腔内粘连区域，然后在相应位置置入 2 号和 3 号 trocar，最后安装固定好全部机器人机械臂。

在主刀医师和助手的密切配合下，将手术区域影响手术操作的粘连（重点关注腹壁切口与结肠小肠的粘连、肝与残胃的粘连、结肠与小肠及小肠间的粘连）全部松解游离完毕。

2. 淋巴结清扫　根据肿瘤整块切除的原则实施分区域清扫（D_2）。

（1）清扫 No.4sa 和 No.2 淋巴结：用 3 号臂抓持残胃大弯侧往右侧牵拉，可以看到数量不一的胃短动脉和胃短静脉，用超声刀细致地分离胃短动脉和胃短静脉周围的脂肪淋巴组织，裸化胃短动脉和胃短静脉后，于其根部上血管夹并予离断，完成 No.4sa 淋巴结的清扫。

同时用2号和3号臂向右下方牵拉残胃大弯侧，暴露贲门左侧区域。

用超声刀从脾上极开始沿膈肌向食管裂孔方向分离胃膈韧带。分离至左侧肋膈角附近时，2号和3号臂应向右上方牵拉胃底贲门部胃壁以方便暴露左侧肋膈角，超声刀紧贴左侧肋膈角，分离食管贲门左侧的脂肪淋巴组织，并进一步裸化食管下段左侧。此时，应注意常有左膈下动脉发出的胃底支，应将其裸化并于根部离断，完成No.2淋巴结的清扫。

（2）清扫No.8a→No.9→No.11p→No.11d→No.10淋巴结：主刀医师用3号臂抓持残胃口向头侧提起，用2号臂反向抓持空肠向尾侧牵拉。在助手的配合下，将胃空肠吻合口周围的粘连分离，将空肠输入袢和输出袢游离出10cm左右。

用3号臂抓起残胃，将胃肠吻合口从胰腺、横结肠表面分离开。

继续用3号臂抓起残胃，1号臂、3号臂和助手密切配合，按照从右到左、从尾侧到头侧的顺序，依次清扫No.8a→No.7→No.9→No.11p→No.11d→No.10淋巴结。在此过程中，助手要灵活地使用提、挑、含、压等动作配合主刀完成淋巴结的清扫。

最后，主刀医师用3号臂钳夹残胃后壁往上提起，暴露左右肋膈角和胃底贲门后壁，用超声刀沿左右肋膈角表面的无血管间隙离断胃膈韧带，直至显露食管裂孔。

（3）清扫No.3和No.1淋巴结：主刀医师用机器人3号臂往上挑起肝左叶，将残胃往尾侧牵拉。先用超声刀仔细分离肝与残胃小弯侧之间的粘连，然后再用超声刀靠肝侧打开离断肝胃韧带至贲门右侧，清扫No.1淋巴结。离断右侧迷走神经干，裸化食管右侧，显露食管下段和贲门处。不需刻意清扫No.3淋巴结，在切除全胃时一并移除。

3．消化道重建　腹部小切口辅助下行食管空肠Roux-en-Y吻合。

于上腹正中剑突下沿原手术瘢痕取5～7cm小切口，用切口保护器保护切口。在距离肿瘤上缘2～3cm食管处上好大小合适的荷包钳，在荷包钳的下方锐性离断食管。碘附棉球消毒食管残端，放置并收紧荷包线固定抵钉座。

将残胃及空肠袢提出体外，预判输入袢和输出袢切断位置，先行做V形离断吻合口附近空肠系膜，同时清扫相应区域淋巴结。在距胃肠吻合口5cm的输入袢处和距胃肠吻合口10cm输出袢处分别离断空肠。将手术标本移出体外。

自远端空肠断端插入25mm圆形吻合器完成食管空肠端侧吻合。空肠残端维持在5cm左右。用3-0可吸收线（VCP772D）在距食管空肠吻合口40～60cm处完成近、远端空肠端侧吻合。用3-0可吸收线（VCP772D）浆肌层加固食管空肠吻合口、空肠残端和空肠空肠吻合口。间断缝合关闭小肠系膜裂孔。直视下放置鼻空肠营养管，末端距离空肠侧侧吻合口15cm以上。

温蒸馏水冲洗腹腔，检查吻合可靠，肠袢无扭转，腹内无出血。从3号臂trocar孔放入引流管，末端靠近食管空肠吻合口。拔出所有器械，缝合腹壁切口和trocar孔，缝针固定腹腔引流管，无菌敷料包扎。术毕。

（六）术后处理

术后处理同第二章第二节。

第十节 机器人辅助胃肠道间质瘤切除术

一、机器人手术治疗胃肠道间质瘤的可行性与争议

肿瘤破裂是胃肠道间质瘤（gastrointestinal stromal tumor，GIST）独立的不良预后因素，一旦肿瘤向腹腔发生破溃，其术后种植复发的风险极高。因此，胃肠道间质瘤质脆容易破溃的特点限制了机器人技术的应用。在选择机器人手术治疗胃肠道间质瘤时应该严格掌握其适应证且操作应谨慎、规范，肿瘤较大、操作难度较大或需要行联合器官切除者不推荐使用机器人腹腔镜手术。

二、机器人手术治疗胃肠道间质瘤的基本原则

机器人手术治疗胃肠道间质瘤同样遵循开腹手术的基本原则。手术中要遵循"非接触、少挤压"的原则，注意避免肿瘤破溃播散，导致腹腔种植或血行转移，必须使用"标本袋"，应避免为追求微创和切口小而分块切取肿瘤，以影响术后的病理学评估。

三、机器人手术治疗胃肠道间质瘤的适应证

近年来，机器人手术治疗胃肠道间质瘤越来越广泛。胃肠道间质瘤的机器人手术治疗适应证一般推荐：①肿瘤直径 2～5cm。②肿瘤位于腔镜下易操作的部位（如胃大弯、胃前壁）。③辅助检查提示肿瘤边界清晰，质地均匀，呈外生性生长，无胃外侵犯和腹腔转移征象的原发局限性胃肠道间质瘤。其他部位或肿瘤直径＞5cm 的容易操作部位的胃肠道间质瘤，在具有丰富机器人手术经验的中心可尝试行机器人手术治疗，如肿瘤需要较大腹部切口才能完整取出，不建议应用机器人手术。

四、机器人手术治疗胃肠道间质瘤手术方式选择

机器人手术治疗胃肠道间质瘤手术方式有多种，应根据术中肿瘤位置、大小及其生长方式决定。单纯机器人手术方式主要有胃楔形切除、胃大部切除（包括近端胃切除、远端胃切除）和全胃切除；特殊部位的胃肠道间质瘤还可采取机器人腹腔镜与内镜双镜联合切除或其他方式等。对于术前不能明确肯定肿瘤位置从而影响手术方式选择时，有时需要行术中胃镜帮助定位肿瘤位置及大小。

五、机器人辅助胃肠道间质瘤切除术

60% 的胃肠道间质瘤发生于胃部，以胃中上部最多见，应该根据肿瘤的具体解剖部位、肿瘤大小、肿瘤与胃壁解剖类型（腔内型、腔外型、壁间型）及手术后可能对胃功能造成的影响，综合分析后决定具体术式，对于直径＞2cm 位于胃大弯侧或胃前壁的胃肠道间质瘤，应考虑行局部或楔形切除。

1. 食管胃结合部的GIST 对于食管胃结合部的GIST应该充分考虑肿瘤的大小、位置和肿瘤的生长方式等，尽量行楔形切除或切开胃壁经胃腔切除以保留贲门功能，避免行近端胃切除；对于肿瘤较大无法行肿瘤局部或楔形切除且预计残胃容量≥50%的患者，可以考虑行近端胃切除。

2. 幽门附近GIST 手术治疗原则与食管胃交界处（esopha-gogastric junction）胃肠道间质瘤（EGJ-GIST）具有相似之处，要考虑保留幽门功能。如肿瘤位于幽门环，为避免发生术后幽门狭窄，必要时可行远端胃大部切除术。

3. 胃体后壁GIST 因操作空间有限，尤其是肿瘤靠近胃小弯时，常规行楔形切除较难完成，若肿瘤是腔内型，可先切开肿瘤边缘的胃壁，将肿瘤从胃壁切口处翻出后切除，此方式简单易操作，可最大限度地保留胃。但此手术方法有可能引起腹腔污染，应常规置胃管吸尽胃内容物。若肿瘤是腔外型，推荐行楔形切除。

4. 胃体小弯GIST 对于胃小弯侧及近胃窦或贲门侧的小GIST，可使用超声刀剖开胃壁，直视下操作，既可保证切缘完整，又可避免切除过多胃壁。只要不损伤幽门环及贲门括约肌就不会影响两者的功能。在胃小弯操作时，应避免损伤迷走神经，减少术后发生胃瘫的可能；否则，建议行幽门成形。该部位较大的GIST可能需要行胃部分切除甚至胃全切除术。

胃全切除术也是治疗胃肠道间质瘤的手术方式之一，目前已较少应用。因胃肠道间质瘤多为外生型，即使肿瘤巨大，其基底部并不大，多数情况下可以采取胃楔形或部分切除。实际操作中应该充分评估肿瘤起始部位，尽可能避免行胃全切除术，以免影响患者术后的生活质量。肿瘤巨大有可能行全胃或联合器官切除时，应考虑行术前甲磺酸伊马替尼治疗6个月，肿瘤缩小后再行手术切除。

第十一节 机器人胃癌根治术中助手的配合要点和技巧

一、角色分工

达芬奇机器人在胃癌根治术中的运用及疗效已经得到了医学界广泛的认可，但目前有一种普遍的观点认为，与腹腔镜胃癌手术相比，机器人胃癌根治术中助手的角色分工明显弱化，助手的工作没有那么重要。个人认为这是一种错误的观点。与腹腔镜胃癌手术相比，机器人胃癌手术中主刀医师和助手的工作进行了重新分配，因此助手在机器人与腹腔镜胃癌手术中所做的工作是有差异的，比如弱化了术野的显露、扶镜手的工作等；强化了trocar孔位置的选择，trocar的置入，床旁操作臂系统安装连接，机器人一般故障的排除，术中器械更换，组织血管的钳夹，切割闭合器、剪刀、吸引器的使用等。

二、助手的站位和trocar孔的位置选择

因为机器人胃癌手术的助手需完成部分腹腔镜胃癌手术时主刀医师要完成的工作，所以机器人胃癌手术时助手的站位及器械使用的trocar孔位置非常重要。在机器人胃癌手术

中，助手通常位于患者的右侧（图 2-11-1、图 2-11-2）。

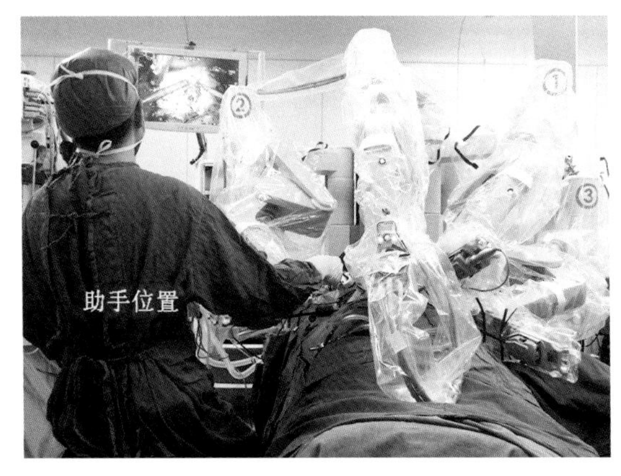

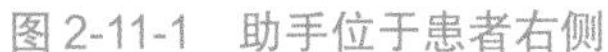
图 2-11-1　助手位于患者右侧

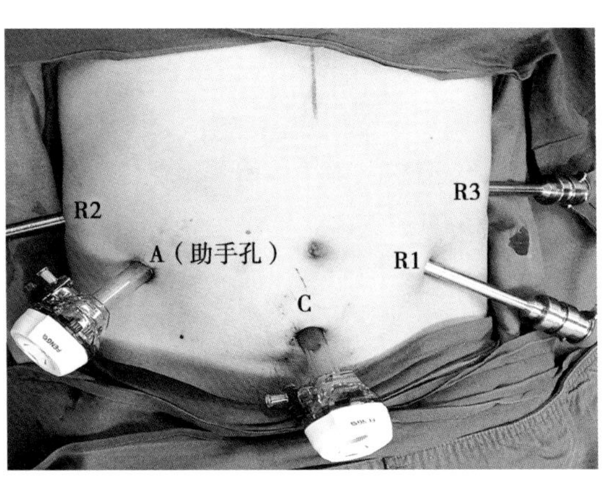

图 2-11-2　trocar 孔分布图（A 为助手孔）

机器人胃癌手术中，trocar 孔通常选用 5 孔法。助手对 trocar 孔的位置选择至关重要，如果置入的位置不当，术中器械臂相互干扰碰撞，手术无法顺利进行。trocar 孔位置选择需要遵守两个基本原则：①保证器械臂之间操作互不干扰。为实现该目标，术中应该注意以下几个操作要点。首先，器械臂间的夹角比切口之间的距离更重要。切口间的距离对于保证器械臂在体外的活动范围非常重要，过分加大切口间距离可能影响器械在体内的活动空间，但如果选切口时充分利用腹壁的弧度，增加指向目标时各个臂之间的夹角，就可以更好地扩大器械臂的活动范围。其次，适当增加切口与目标位置（如胃）的距离，可以缩小器械臂在体外的运动幅度（角度）。因为器械臂的长度是固定的，它以 trocar 为支点进行杠杆活动，增加器械在腹腔内的长度，其尖端在运动相同距离时产生的角度越小，所引起的器械臂体外部分运动幅度也越小，碰撞和干扰的机会就越小。②全面覆盖。保证镜头的视野和两把器械操作面都能覆盖整个术野，没有死角。

三、助手的配合技巧

在机器人胃癌手术中，术野的暴露主要由主刀医师完成。助手主要是通过使用胃钳或吸引器等器械，运用“顶”“挑”“压”“拉”等手法，与主刀医师的超声刀或电剪配合，以形成局部适宜的张力，显露清晰的解剖间隙，利于手术安全流畅进行。这些操作均须轻柔，避免暴力牵拉导致局部出血而使解剖间隙模糊，或损伤淋巴结导致潜在的肿瘤播散。

为达到与主刀医师配合默契，在机器人胃癌手术中的不同部位，推荐采用不同的配合技巧，希望对初学者有所帮助。①在裁剪大网膜时，用芭比钳往下牵拉横结肠使大网膜呈“扇形”展开（图 2-11-3）；②在裸化胃右动脉时，用芭比钳向右侧挑开十二指肠降部（图 2-11-4）；③主刀医师使用超声刀进行切割分离时，要注意保护后方的正常组织（图 2-11-5）；④在剥离胰腺包膜时，助手用芭比钳钳住腔镜纱布按压胰腺，增加了按压面积，既可以保证牵拉的张力，又可以保护胰腺组织（图 2-11-6），从而加快手术进程。按照上述操作技巧，可以协助主刀医师完成手术，提高手术效率，降低手术风险。

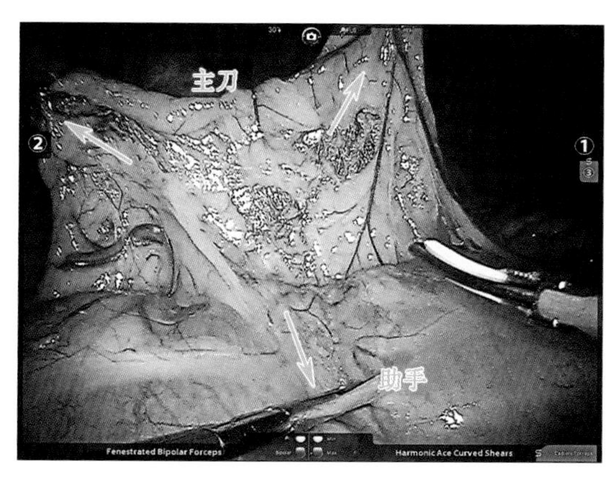

图 2-11-3 用芭比钳往下牵拉横结肠使大网膜呈“扇形”张开

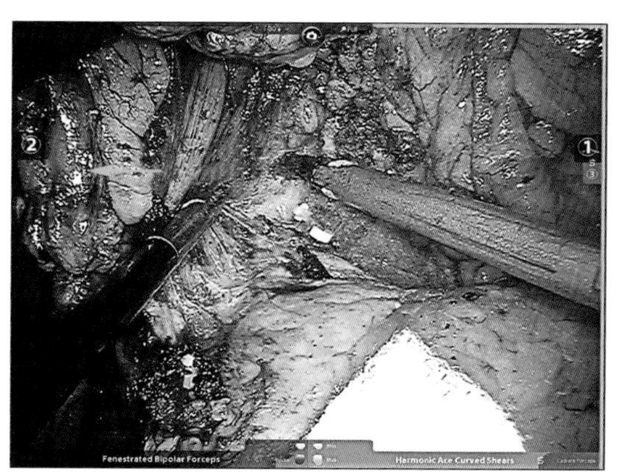

图 2-11-4 用芭比钳向右侧挑开十二指肠降部

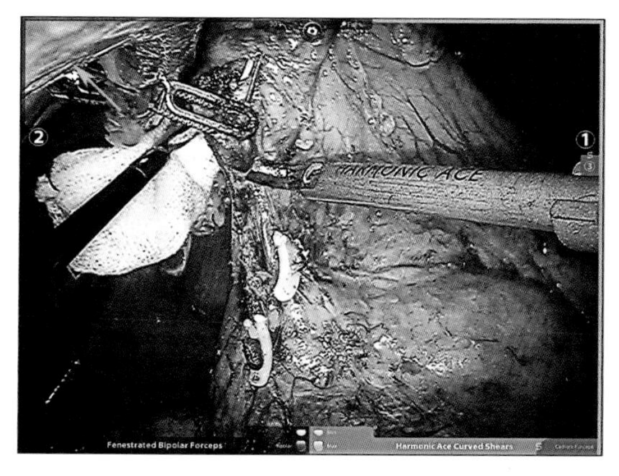

图 2-11-5 用腔镜纱布挡开重要组织器官

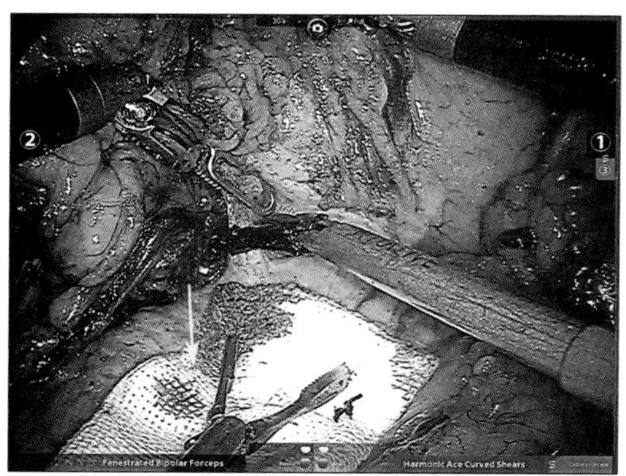

图 2-11-6 用芭比钳钳住腔镜纱布按压胰腺

四、吸引器的灵活使用

在机器人胃癌根治术中，吸引器发挥了多种功能，助手熟练地使用吸引器可以避免在手术过程中频繁更换手术器械而影响手术进程、增加手术时间、延误紧急情况的及时有效处理等，无疑为手术的顺利完成提供了良好保障。以下是总结的几个技巧：①采用小流量、间断的吸引模式，既能将渗血、渗液、气雾、脱落的钛夹等吸引干净，又能稳定维持腹腔气腹压力。②充分发挥吸引器的提拉暴露术野的功能。特别是针对超重和肥胖及区域淋巴结明显转移的患者，避免在出血或渗出多的情况下频繁更换手术器械，影响术野和操作，以保证手术的流畅和安全。③戳、剥等功能。紧贴血管壁进行钝性的戳、剥，尤其是血管后壁，协助清扫血管周围淋巴结，不易损伤血管壁和淋巴结导致出血。

五、腔镜纱块的良好使用

在笔者团队的机器人胃癌手术中，经常使用到用腔镜纱布做成的小腔镜纱块。助手如果运用得当，小腔镜纱块在机器人胃癌手术中具有良好的作用，值得推广。①小腔镜纱块面积较小，不容易遮挡术野，避免影响手术的顺利进行。②如果出现持续性渗血，可以用小腔镜纱块压迫止血。③如果出现活动性出血，助手可用小腔镜纱块压迫出血点，配合主刀医师进行止血。④相比助手的其他器械，小腔镜纱块的面积较大，而且较柔软，在协助暴露术野时，优势明显。特别是在剥离横结肠系膜前后叶和胰腺包膜时，用小腔镜纱块向下按压横结肠系膜后叶和胰腺表面，这样既保证了一定的牵拉张力，又保护了胰腺组织，既简便又安全。

六、全荷包包埋十二指肠残端

在全机器人远端胃癌根治术中，行 Billroth Ⅱ式吻合时，笔者团队常规采用全荷包包埋处理十二指肠残端，原因是十二指肠残端瘘多发生于 Billroth Ⅱ式胃大部切除术。通常使用 3-0 可吸收线进行全荷包缝合，操作简单，易于掌握，术后十二指肠残端瘘发生率低，在主刀医师进行初步十二指肠残端缝合时，助手应当协助固定十二指肠，当主刀医师完整缝合一圈后，助手应将残端往下包埋入十二指肠肠壁内，以便于主刀医师拉拢缝线，将十二指肠残端完全包埋（图 2-11-7）。

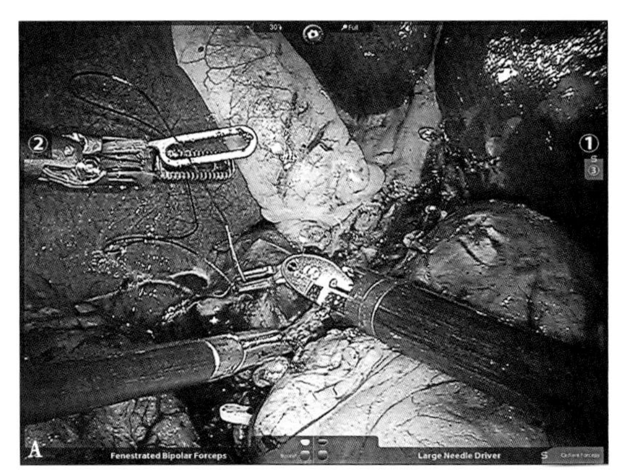

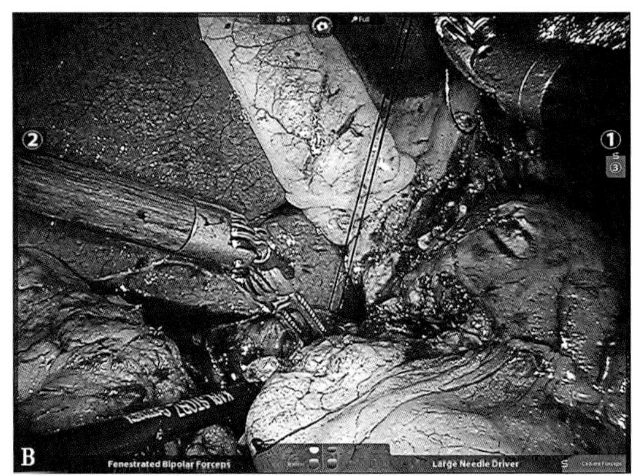

图 2-11-7 操作细节

A. 助手协助固定十二指肠；B. 助手往下包埋十二指肠残端。

七、腔镜切割闭合器的正确使用

腔镜下消化道重建具有更微创效果，尤其对肥胖患者。在全机器人远端胃癌手术中，消化道的重建是主刀医师配合助手，主要由助手使用腔镜切割闭合器完成，因此消化道重建过程中，主刀医师与助手的配合非常重要，需要平时多练习，形成默契。比如，在进行全机器人根治性远端胃大部切除术时，笔者团队时常会用到 Billroth Ⅱ式吻合，腔镜下操作，较其他吻合方式更安全快捷，这需要助手与主刀医师密切配合，首先将腔镜切割闭合器从助手 trocar 孔置入，同时让切割闭合器稍微张开且保持稳定，然后主刀医师将较厚组织（胃）主动套入钉仓部，较薄组织（空肠）套入钉砧部，调整视野，检查安全后再进行切割闭合，完成消化道重建（图 2-11-8）。

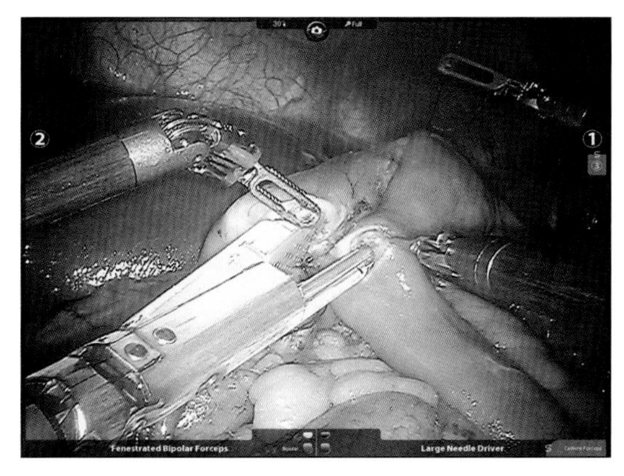

图 2-11-8　全机器人下残胃空肠侧侧吻合术（Billroth Ⅱ式）

八、不断总结，不断提高

机器人胃癌根治术手术难度较大，完全掌握此项技术存在明显的学习曲线规律。而助手的成长同样也需要在大量的实践中总结经验、不断提高才能实现。在这个过程中，助手需要不断与主刀医师进行磨合，在手术不顺利的时候，主刀医师更需要做的是鼓励助手，而助手则需要稳住心态、冷静思考，这样才能不断进步提高。

总而言之，机器人胃癌手术是一个团队工作，一台高质量的机器人胃癌手术，不仅需要术者有高超的手术技巧，助手的完美配合也是不可或缺的。作为助手，不仅需要熟练掌握胃癌手术相关的临床解剖知识和胃癌根治术的手术流程，更应明确助手职责，在做到良好显露的同时，熟练掌握机器人下各种手术器械的功能，这样才能高质量完成手术。成为高水平的机器人胃癌手术助手，非一朝一夕可以完成，只有在反复训练实践中不断总结经验才能掌握和提高。笔者有 800 例机器人胃癌手术助手的经历，希望上述心得体会对于初涉机器人胃癌手术的医师有所帮助。

第十二节　机器人胃手术后相关并发症及处理

机器人胃手术后相关并发症发生率与传统腹腔镜手术相仿，除可能发生一些与腹腔镜胃癌术后相关的并发症外，还有一些特殊并发症，如机械臂的医源性损伤。常见的机器人胃癌手术并发症有腹腔内出血、吻合口瘘和狭窄、胰瘘、小肠梗阻等。

一、腹腔内出血

机器人胃癌手术出血的发生概率较低，为 1%～4%，一般发生在术后 24 小时内，可表现为腹腔内出血、消化道出血两种形式。腹腔内出血大多是由于手术止血不完善或某一血管结扎的血管夹脱落所致。笔者开展的机器人胃癌根治术中，发生术后腹腔内出血的原因有胰腺头部血管出血、胃短动脉和胃短静脉分支出血和残胃大弯侧胃壁血管出血。在临床上，一部分患者吻合口出血可表现为腹腔内出血。常是由于在进行器械吻合时，裸化肠管周围系膜或肠脂垂时不仔细，在行器械吻合时将肠系膜、肠脂垂一并吻合，术中吻合后检查未发现出血，术后血管收缩或疼痛导致血压升高，而出现腹腔内出血。另一部分患者是由于腹腔内血管破裂出血，包括脾动脉、肝总动脉、胃十二指肠动脉及其分支，也可发生在横结肠系膜及吻合肠管的系膜血管。其原因主要有手术中清扫淋巴结、骨骼化血管时对动脉壁的损伤导致动脉壁变薄，术后形成假性动脉瘤，继而破裂出血。

最常见的临床表现是腹腔引流管引流出的红色血性液体突然增多，也可因引流管被凝血块堵塞并未见引流的血性液体增多。患者表现为心悸、烦躁、腹部疼痛加剧。患者心率较之前基础心率增快，血压下降，脉压下降。严重者可产生休克表现。

对于胃癌术后出血的治疗，根据出血部位的不同采用不同的治疗策略。对于腹腔内出血的治疗，情况则比较复杂，如果只是腹腔内创面小的渗血，患者血流动力学稳定，一般经输血、静脉使用止血药物等内科保守治疗可以成功止血。假性动脉瘤出血经内科保守治疗，患者平稳后可行介入治疗。如果出血量较大，其病情进展十分迅速，短期内可出现失血性休克，则应积极手术治疗。绝大多数患者术后腹腔内出血都能够在再次手术中得到简单而有效的止血。因此，果断决策和及时探查对于治疗术后腹腔内出血至关重要。精细操作、仔细止血可以有效预防和减少术后出血的发生。尤其是手术应用超声刀解剖或离断时一定要避免大块钳夹切断组织，以免影响止血效果。

二、吻合口并发症

随着吻合器技术的飞速发展及广泛应用，吻合口并发症的发生率已经明显降低，但仍是胃癌手术后最常见的并发症。胃癌手术后吻合口并发症包括出血、胃吻合口瘘和吻合口狭窄。

1. 吻合口相关出血　最常见的是吻合口或残胃断端出血，可表现为早期出血与迟发性出血。早期出血为发生在术后 24 小时内的出血，主要由于经吻合器或切割闭合器切缝后，吻合口或残胃断端血管未被有效闭合或者术后血管断端再通导致出血。临床可见两种表现形式：血液流入消化道，未向腹腔内流出导致术中未发现出血部位从而引起术后消化道内出血，表现为呕血、黑粪或胃管内引流出较多血性液体；如出血部位在吻合口断面，血液未流入消化道，而流向腹腔内则出现腹腔出血的表现。迟发性出血为发生在术后 1 周后的出血，主要原因是输入袢较长，因为空肠离十二指肠悬韧带越远，其耐酸能力则越低，越容易发生吻合口溃疡。

对于术后吻合口出血，一般经输血，使用抑酸药物、生长抑素、静脉止血药物，口服去甲肾上腺素或经胃管灌入凝血酶原复合物等保守治疗方法可以达到有效止血的目的。如果保守治疗失败，患者呕血或便血症状仍存在，且患者血红蛋白仍持续下降，甚至血流动力学不稳定，可以考虑行胃镜检查，在胃镜直视下行止血治疗，包括内镜下使用球囊压迫出血灶、使用止血夹夹闭出血点、电凝、内镜下喷洒止血药物等。

正确、熟练应用吻合器可以有效降低吻合口并发症发生率。对于吻合口吻合不满意或渗血者，可以辅助手工加固缝合。术中使用超声刀清扫血管周围淋巴结时一定要注意超声刀工作面不可贴近血管壁，以防出现血管壁热损伤导致术后出血。

2. 吻合口瘘 大多数吻合口瘘是微小的渗漏，可以通过保守治疗得到痊愈。严重吻合口瘘合并腹腔脓肿，应该在CT或超声引导下穿刺引流，同时可以选择在胃镜下放置空肠营养管并予以肠内营养支持。确保吻合口充足的血供和没有张力是预防吻合口瘘的关键。

3. 吻合口狭窄 吻合口狭窄患者往往合并全身营养障碍和残胃扩张、水肿，因此主张先予以胃肠减压和等渗盐水冲洗，再在内镜下通过狭窄的吻合口放置空肠营养管予以肠内营养支持，最后予以内镜下气囊扩张。极少数吻合口狭窄患者需要再次手术实施消化道重建。

三、十二指肠残端瘘

十二指肠残端瘘是胃癌手术行Billroth Ⅱ式吻合后的并发症。十二指肠残端漏出大量消化液，容易腐蚀周围组织和血管引起腹腔内出血或腹腔内脓肿等严重并发症。十二指肠残端瘘的最常见原因是空肠输入袢或输出袢的梗阻，也可能是在游离十二指肠球部时超声刀误伤肠壁，或者在应用切割吻合器关闭十二指肠残端时张力过高。Billroth Ⅱ式吻合时空肠输入袢过长可引起内疝梗阻，造成十二指肠残端压力过高而破裂，此时需再次手术解除内疝。

四、胰瘘

腹腔镜胃癌手术并发胰瘘非常少见。胰瘘的发生与手术中损伤胰腺组织有关。尤其是在分离胃胰间隙时超声刀使用不当会误伤胰腺实质，或者在清扫No.6淋巴结时解剖不清而将胰头组织作为淋巴组织切除。清扫远端脾动脉旁淋巴组织（No.11d）也被认为是术后发生胰瘘的危险因素。胰瘘虽然少见，但是并发腹腔感染和脓肿可以造成严重全身性感染和腹腔内大出血，直接威胁患者的生命，应该引起外科医师足够的重视。对于保守治疗和穿刺引流不能奏效的腹腔内脓肿，应该及时实施充分的外科手术引流和灌洗。

五、小肠梗阻

腹腔镜手术肠梗阻的发生率远较开腹手术低，但仍有发生。腹腔炎症反应和肠管浆膜破坏致肠管粘连为主要原因，主要预防措施包括术前胃肠道准备要充分；术中肠管切开时减少腹腔污染和减轻术后炎症反应，手术创面需止血彻底，理顺肠管及避免引流管压迫肠管，缝合关闭肠系膜裂孔避免形成肠内疝，术中反复冲洗腹腔；术后鼓励患者早期下床活动，促进胃肠功能恢复，早日少量多餐进食。术后发生肠梗阻大多数都可经胃肠减压、禁食、灌肠等保守治疗后明显好转，但是对有频率、程度加重的腹痛、肠绞窄，以及反复发作的粘连性肠梗阻病史患者，应积极手术探查，以免耽误病情和增加患者痛苦。

六、淋巴漏

因主要采用超声刀分离、解剖、离断，机器人胃癌术后淋巴漏的发生率较低。其发生的主要原因是行胃癌淋巴清扫时忽视淋巴管断端的处理。一旦发生，只要保持腹腔引流管通畅、维持水电解质和营养平衡，大多数淋巴漏能通过保守治疗而治愈。

七、残胃排空功能障碍

残胃排空功能障碍是胃大部切除术后的残胃动力瘫痪。目前对于残胃排空功能障碍发生的机制尚不清楚。术后一旦出现，应先通过胃镜或胃肠造影排除消化道机械性梗阻。采用禁食、持续胃肠减压、肠外营养支持等治疗，症状可逐步缓解。残胃排空功能障碍持续时间一般较长，护理尤为重要。做好患者心理辅导工作，使其树立信心，经保守治疗患者基本可恢复功能。

八、医源性损伤

医源性损伤是早期开展机器人手术出现的严重并发症，常与操作不熟练有关。与机器人手术器械和操作相关的并发症主要包括气腹针穿刺误伤、trocar 损伤腹腔脏器、皮下气肿或高碳酸血症等所有腹腔镜手术面临的共性问题。如机器人机械臂与患者手术体位位置不合理，机械臂可对患者造成挤压伤。还有术中操作产生的医源性损伤，如清扫肝十二指肠韧带时损伤胆总管、分离胃结肠韧带时损伤横结肠或横结肠系膜、分离脾胃韧带时损伤脾或解剖肝胃韧带时挫伤肝等。这些损伤的发生往往与手术经验直接相关。

（刘东宁）

参 考 文 献

[1] HASHIZUME M，SHIMADA M，TOMIKAWA M，et al. Early experiences of endoscopic procedures in general surgery assisted by a computer-enhanced surgical system[J]. Surg Endosc，2002，16（8）：1187-1191.

[2] Japanese Gastric Cancer Association. Japanese gastric cancer treatment guidelines 2014（ver.4）[J]. Gastric Cancer，2017，20（1）：1-19.

[3] SPRUNG J，WHALLEY D，FALCONE T，et al. The impact of morbid obesity，pneumoperitoneum，and posture on respiratory system mechanics and oxygenation during laparoscopy[J]. Anesth Analg，2002，94（5）：1345-1350.

[4] ANDERSSON L E，BAATH M，THORNE A，et al. Effect of carbon dioxide pneumoperitoneum on development of atelectasis during anesthesia，examined by spiral computed tomography[J]. Anesthesiology，2005，102（2）：293-299.

[5] 余佩武，陈凛，郝迎学，等. 机器人胃癌手术专家共识（2015 版）[J]. 中华消化外科杂志，2016，15（1）：7-11.

[6] 余佩武，罗华星. 机器人胃癌外科手术的现状与趋势 [J]. 中国普外基础与临床杂志，2017，24（4）：397-399.

[7] 周岩冰. 机器人胃癌外科现状 [J]. 中国普外基础与临床杂志，2017，24（4）：400-404.

[8] BRAUMANN C，JACOBI C，MENENAKOS C，et al. Robotic-assisted laparoscopic and thoracoscopic

surgery with the da Vinci system：a 4-year experience in a single institution[J]. Surg Laparosc Endosc Percutan Tech，2008，18（3）：260-266.

[9] SONG J，KANG W，OH S J，et al. Role of robotic gastrectomy using da Vinci system compared with laparoscopic gastrectomy：initial experience of 20 consecutive cases[J]. Surg Endosc，2009，23（6）：1204-1211.

[10] PATTOYI A，CECCARELLI G，BELLOCHI R，et al. Robot-assisted laparoscopic total and partial gastric resection with D_2 lymph node dissection for adenocarcinoma[J].Surg Endosc，2008，22（12）：2753-2760.

[11] 熊强强，刘东宁，唐城，等. 全机器人与机器人辅助行远端胃癌根治术近期疗效对照研究 [J]. 中华普外科手术学杂志（电子版），2018，12（2）：110-114.

[12] 刘东宁，熊凌强，唐城，等. 完全机器人根治性全胃切除术的临床研究 [J]. 腹腔镜外科杂志，2018，23（3）：161-164.

[13] 刘东宁，何鹏辉，熊强强，等. 机器人远端胃癌根治术的学习曲线 [J]. 中华腔镜外科杂志（电子版），2016，9（6）：335-338.

[14] SONG J，OH S J，KANG W H，et al. Robot-assisted gastrectomy with lymph node dissection for gastric cancer：lessons learned from an initial 100 consecutive procedures[J].Ann Surg，2009，249（6）：927-932.

[15] HARRISON L E，YIENGPRUKSAWAN A，PATEL J，et al. Robotic gastrectomy and esophagogastrectomy：a single center experience of 105 cases[J]. J Surg Oncol，2015，112（8）：888-893.

[16] KIM H，HAN S，YANG H，et al. Multicenter Prospective Comparative Study of Robotic Versus Laparoscopic Gastrectomy for Gastric Adenocarcinoma[J].Ann Surg，2016，263（1）：103-109.

[17] JUNDENG Z，Yan S，Bo T，et al. Robotic gastrectomy versus laparoscopic gastrectomy for gastric cancer：comparison of surgical performance and short-term outcomes[J].Surg Endosc，2014，28（6）：1779-1787.

[18] ZHOU J，SHI Y，QIAN F，et al. Cumulative summation analysis of learning curve for robot-assisted gastrectomy in gastric cancer[J]. J Surg Oncol，2015，111（6）：760-767.

[19] HAGEN M E，INAN I，PUGIN F，et al. The da Vinci surgical system in digestive surgery[J]. Rev Med Suisse，2007，3（117）：1622-1626.

[20] KIM M C，HEO G U，JUNG G J. Robotic gastrectomy for gastric cancer：surgical techniques and clinical merits[J]. Surg Endosc，2010，24（3）：610-615.

[21] 王杉，叶颖江，姜可伟，等. 中国残胃癌定义的外科专家共识意见（2018 版）[J]. 中华胃肠外科杂志，2018，21（5）：483-485.

[22] 曹晖，高志冬，何裕隆，等. 胃肠间质瘤规范化外科治疗中国专家共识（2018 版）[J]. 中国实用外科杂志，2018，38（9）：965-973.

[23] YOON H M，KIM Y W，LEE J H，et al. Robot-assisted total gastrectomy is comparable with laparoscopically assisted total gastrectomy for early gastric cancer[J]. Surg Endosc，2012，26（5）：1377-1381.

[24] HUANG K H，LAN Y T，FANG W L，et al. Initial experience of robotic gastrectomy and comparison with open and laparoscopic gastrectomy for gastric cancer[J]. J Gastrointest Surg，2012，16（7）：1303-1310.

[25] 郑朝辉，黄昌明. 腹腔镜胃癌根治术中助手配合的要点和技巧 [J]. 中华胃肠外科杂志，2014，17（8）：764-767.

[26] 林建贤，郑朝辉，黄昌明. 腹腔镜胃癌根治术淋巴结清扫中功能型助手配合技巧 [J]. 中国实用外科杂志，2018，38（10）：1205-1207.

[27] Wang J B，Huang C M，Zheng C H，et al. Laparoscopic spleen-preserving No.10 lymph node dissection for advanced proximal gastric cancer in left approach：a new operation procedure[J]. World J Surg Oncol，2012，10：241.

[28] 林伟箭，洪雪辉，许淑镇，等. 吸引器在腹腔镜胃癌根治术中的应用体会 [J]. 临床外科杂志，2016，24（11）：824-826.

[29] LEE J，KIM D，KIM W. Comparison of laparoscopy-assisted and totally laparoscopic Billroth-Ⅱ distal gastrectomy for gastric cancer[J]. J Korean Surg Soc，2012，82（3）：135-142.

[30] LEE J Y，RYU K W，CHO S J，et al. Endoscopic clipping of duodenal stump leakage after Billroth Ⅱ gastrectomy in gastric cancer patient[J]. J Surg Oncol，2009，100（1）：80-81.

[31] KIM M G，KAWADA H，KIM B S，et al. A totally laparoscopic distal gastrectomy with gastroduodenostomy（TLDG）for improvement of the early surgical outcomes in high BMI patients[J]. Surg Endosc，2011，25（4）：1076-1082.

[32] KIM M C，JUNG G J，KIM H H. Learning curve of laparoscopy-assisted distal gastrectomy with systemic lymphadenectomy for early gastric cancer[J]. World J Gastroenterol，2005，11（47）：7508-7511.

[33] 胡彦锋，余江，王亚楠，等. 腹腔镜胃癌 D_2 手术学习曲线 [J]. 南方医科大学学报，2010，30（5）：1095-1098.

第三章

机器人胰十二指肠切除术

第一节　概　述

一、胰十二指肠区的临床解剖概要

（一）十二指肠的分部

十二指肠上通幽门，下续空肠，全长 25～30cm，呈 C 形环抱胰头。十二指肠位于第 1～3 腰椎平面内，大部分在腹膜后隙，紧贴腹后壁的前面。根据其走向，分为上部、降部、水平部和升部。

1. 上部　长约 5cm，连接幽门，向右后上方走行，至胆囊颈平面转折成十二指肠上曲，移行为降部。上部为腹膜内位，活动度较好，近侧段肠壁较薄，血供较差，黏膜光滑无明显环形皱襞，X 线钡剂透视时，呈边界光滑的三角形或卵圆形阴影，称十二指肠球，为十二指肠溃疡好发部位。

十二指肠上部的上方靠近肝门和肝的方叶，下方贴附胰头，前方被胆囊和肝右叶遮挡，后方邻肝固有动脉、胃十二指肠动脉、胆总管、肝门静脉等。十二指肠和周围器官发生炎症时，可相互粘连，给诊断和手术处理均造成困难。

2. 降部　长 7～8cm，始于十二指肠上曲，下降至第 3 腰椎平面，向左转折，形成十二指肠下曲，移行为水平部。降部位于第 1～3 腰椎右侧，为腹膜外位，仅前外侧壁有腹膜覆盖。降部的前面有横结肠及其系膜横过，后邻右肾肾门，外侧靠近升结肠和结肠右曲，内侧紧贴胰头。

十二指肠降部与胰头之间的后方，有胆总管下行穿入肠壁。胆总管末端和肝胰壶腹穿行于降部中间后内侧壁时，使肠腔的黏膜形成一纵行隆起，称十二指肠纵襞。纵襞的下端突起，成为十二指肠大乳头，乳头上有胰壶腹开口，胆汁和胰液经此排放入肠腔。十二指肠大乳头距幽门约 10cm，距切牙 75cm，大乳头的上方约 2.5m 处可有十二指肠小乳头，上有副胰管开口。

3. 水平部　又叫下部，长约 10cm。平第 3 腰椎平面，起自十二指肠下曲，在胰的下方穿行于横结肠系膜根部，至腹主动脉前方续为升部。此部为腹膜外位，位置很深。由于肠系膜上动、静脉从胰的后方穿出越过水平部的前方，在小肠下垂时，可将十二指肠压向腹后壁，导致肠管发生梗阻。水平部后方毗邻右输尿管、腹主动脉和下腔静脉等。

4. 升部　最短，仅 2～3cm，在主动脉前方上升至第 2 腰椎左侧，弯向前转折为十二指肠空肠曲，移行为回肠。此曲被一束结缔组织和平滑肌构成的十二指肠悬肌固定于右肋膈角。十二指肠悬肌和其表面的腹膜皱襞共同形成十二指肠悬韧带（Treitz 韧带），为手术中确定空肠起端的重要标志。

（二）十二指肠的血供

十二指肠的动脉主要来自胰十二指肠上前、后动脉和胰十二指肠下动脉。前两者均发自胃十二指肠动脉，沿十二指肠与胰头之间下行；后者来自肠系膜上动脉，分为前、后两支，沿十二指肠与胰头之间上行，分别与胰十二指肠上前、后动脉吻合形成前、后动脉弓，分支供应十二指肠与胰头。此外，十二指肠上部还接受胃十二指肠动脉发出的十二指肠上动脉和十二指肠后动脉、胃右动脉的分支、胃网膜右动脉的返支等小支供应。

十二指肠的静脉与上述动脉伴行，最后回流至肝门静脉。

（三）胰的分部和毗邻

按胰的形态，从右向左分头、颈、体、尾 4 部。胰头膨大，下部有一向左的突起，称为钩突。胰颈很短，为头、体移行的狭窄部分。胰体在右侧连接胰颈，走向左侧靠近脾门时逐渐变细，移行为胰尾。

胰的毗邻十分复杂，临床上十分重要。胰头被十二指肠呈 C 形围绕，后面有胆总管紧贴，再后方邻下腔静脉，两者均可被胰头肿块压迫，造成阻塞性黄疸或下腔静脉淤血。钩突与胰颈之间有肠系膜上动、静脉穿过。胰颈后方邻近脾静脉、肠系膜上静脉及由两者汇合形成的肝门静脉，肿块压迫肝门静脉时，可导致门静脉高压。胰体的上缘和后面有脾动、静脉贴附，前方邻近胃壁，后方横越腹主动脉、左肾和左肾上腺，上方与腹腔干和腹腔丛相邻，下方为十二指肠水平部和升部。胰腺癌侵犯腹腔丛时，可引起持续性剧烈疼痛。胰尾邻近脾门，与脾蒂关系密切。

胰管是排放胰液进入十二指肠的管道，起始于胰尾，贯穿于胰的全长，沿途收纳胰液，最后在十二指肠降部管壁附近或管壁内，与胆总管汇合形成肝胰壶腹，开口于十二指肠大乳头。副胰管细而短，收纳胰头前上部的胰液，开口于十二指肠小乳头，通常有分支与胰管相连。

（四）胰的血供

胰头主要由胰十二指肠上、下动脉供血，前者发自胃十二指肠动脉，后者起于肠系膜上动脉。胰体和胰尾分别由胰背动脉（发自腹腔干、脾动脉或肝总动脉）、胰大动脉（为脾动脉胰支中最大者）和胰尾动脉（发自脾动脉或胃网膜左动脉）供血。供血动脉的伴静脉最后回流至肝门静脉。

（五）胰的淋巴引流

胰腺外的淋巴管一般与动脉并行，汇入胰腺周围淋巴结：①胰头的淋巴管组成 9～12 条集合淋巴管，其中起自胰头上部的集合淋巴管回流入胰十二指肠上淋巴结，然后汇入幽门淋巴结及肝淋巴结；起自胰头下部的集合淋巴管回流入胰十二指肠下淋巴结，然后向下汇入肠系膜上淋巴结。②胰体右上部的集合淋巴管汇入肝淋巴结，然后汇入腹腔淋巴结；左上部的集合淋巴管汇入胰脾淋巴结；左下部的集合淋巴管汇入中结肠淋巴结，然后汇入肠系膜上淋巴结。③胰尾发出 4～7 条集合淋巴管，汇入脾淋巴结、胰上淋巴结和中结肠淋巴结，然后汇入肠系膜上淋巴结。

二、机器人胰十二指肠切除术的研究进展

2003 年，Giulianotti 首次报道了机器人胰十二指肠切除术，尽管有争论和质疑，但仍取得了巨大的突破。在中国内地，2009 年周宁新等率先开展机器人胰十二指肠切除术，随后上海交通大学医学院附属瑞金医院、中国人民解放军总医院等陆续开展这一新技术。总体

上，国内机器人胰十二指肠切除术开展较晚，完成的手术例数不多，处于探索推广阶段。

众所周知，腹腔镜胰十二指肠切除术仍是争议最大的腹腔镜手术，表现在以下几个方面：①是否安全可行？②是否真正具有微创的优势？③是否真正能达到肿瘤根治？以上争议的存在与腹腔镜技术本身的局限性密切相关，比如：①助手配合的不稳定性；②只能提供二维术野；③完成精细分离、缝合、吻合等操作难度大；④学习曲线长等。机器人手术系统的应用，克服了诸多传统腹腔镜技术的缺点。机器人手术系统具有的优势首次使得复杂的切除及重建吻合技术难度与普通开腹手术接近。目前在全世界已经有越来越多的治疗中心开始开展这项手术。

从 2016 年 9 月至今，笔者团队已成功开展了 30 多例机器人胰十二指肠切除术。手术方式包括机器人辅助根治性胰十二指肠切除术和全机器人根治性胰十二指肠切除术。通过查阅回顾国内外文献报道，并结合本团队自身临床经验，可以得出，机器人胰十二指肠切除术是安全可行的。为了让患者更好地获益，机器人胰十二指肠切除术的手术技巧、操作流程及治疗指南，需要进一步探讨规范。

第二节　机器人辅助根治性胰十二指肠切除术

一、适应证

1. 符合进行开放胰十二指肠切除术的适应证包括：①壶腹部癌；②胆总管下段癌；③十二指肠肿瘤；④胰头癌；⑤胰头部其他肿瘤，如胰岛细胞瘤等；⑥肿块型胰头慢性胰腺炎不能除外癌变；⑦邻近脏器的恶性肿瘤侵犯胰头及其周围淋巴结；⑧患者一般情况可承受重大手术者；⑨肿瘤未侵犯重要血管，且无远处转移。
2. 心血管系统和呼吸系统无重大疾患，能够耐受长时间气腹及特殊体位需求。
3. 无上腹部复杂手术操作史。
4. 患者无先天性器官异位和扩大，如胃下垂。

二、禁忌证

1. 任何开腹胰十二指肠切除术的禁忌证。
2. 因其他脏器功能不全而难以耐受气腹的患者。
3. 腹腔内存在致密粘连或复杂性粘连，但普通腹部手术史并非绝对禁忌证。
4. 病变过大，无法安全进行内镜下操作。
5. 过于肥胖的患者。

三、术前准备

1. 对患者进行心理辅导，告知患者围手术期可能出现的各类不适及应对方法，缓解患者的紧张情绪。

2. 术前进行吹气球、爬楼梯、深呼吸、有效咳嗽、床上大小便等训练，以及术中所需体位训练。

3. 胃肠道准备。术前 1 天口服泻药或清洁灌肠，术前半小时留置胃管。

4. 纠正低蛋白血症和贫血，控制血糖水平，术前预防性使用抗生素。

5. 对于合并阻塞性黄疸患者，术前可考虑行经内镜逆行胆胰管成像（endoscopic retrograde cholangiopancreatography，ERCP）或经皮肝穿刺胆道引流术（percutaneous transhepatic cholangial drainage，PCTD）进行减黄治疗，改善肝功能；行腹部 CT 血管成像明确患者局部病变情况，重点在于明确病变有无侵犯腹部重要血管而无法切除。

四、机器人专用器械

机器人专用器械有：机器人专用金属套管、机器人专用超声刀、机器人专用双极钳、机器人专用持针器、机器人专用无创抓钳，还包括气腹针、穿刺器、转换套管、施夹器与止血夹、电剪、电钩、腔内线性切割闭合器、管状吻合器、倒刺线、滑线、PDS 可吸收缝合线、薇乔线等。

五、患者体位和麻醉

患者取仰卧、两腿分开、头高足低位，气管内插管，全身复合麻醉。

六、套管数量和位置

手术常用 5 枚 trocar。镜头孔 C：脐孔下缘 1cm；机械臂操作孔 R1（超声刀）：左锁骨中线平脐处；机械臂操作孔 R2（圆头双极）：右侧腋前线肋缘下 2cm；机械臂操作孔 R3（无创抓钳）：左侧腋前线肋缘下 2cm；辅助孔 A：右锁骨中线平脐处（图 3-2-1）。如果是体形比较矮小的患者，套管分布和位置可以调整（图 3-2-2）。

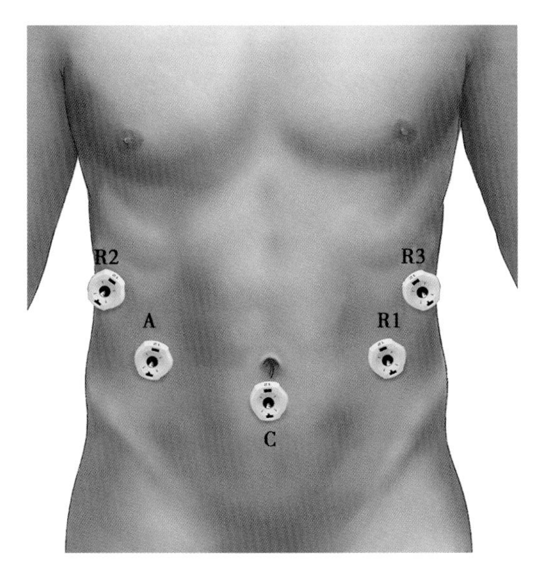

图 3-2-1 U 形套管分布和位置

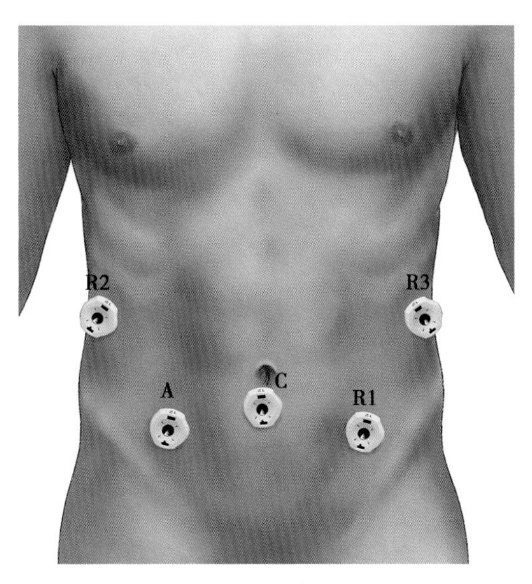

图 3-2-2 W 形套管分布和位置

七、机器人车的定泊与手术室的布局

机器人车的定泊与手术室的布局见图 3-2-3。

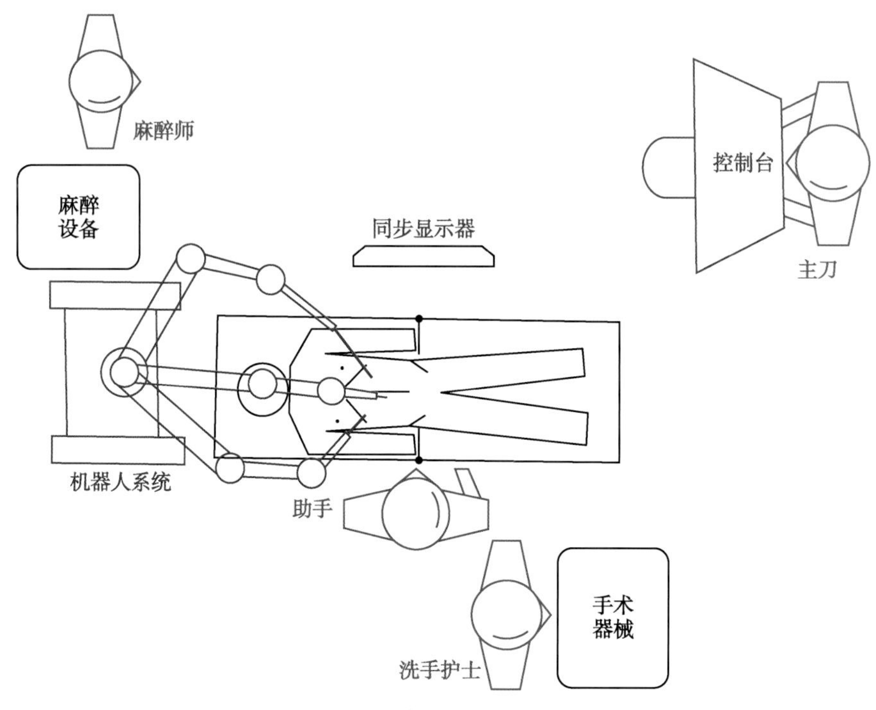

图 3-2-3 机器人车的定泊与手术室的布局

八、切除范围

应切除远端胃、十二指肠及部分空肠，胰头颈部，胆囊、胆总管下段及胆总管周围淋巴结，肝总动脉及腹腔干旁淋巴结，肠系膜及肠系膜根部淋巴结，下腔静脉及部分腹主动脉前的腹膜及淋巴结。如肿瘤部分侵犯门静脉和 / 或肠系膜上静脉，可考虑部分切除血管重建。

九、手术步骤

机器人辅助根治性胰十二指肠切除术是指在机器人腹腔镜下进行腹腔探查和淋巴结清扫，腹部切口辅助下行消化道重建（以十二指肠乳头癌为例）。

1. 腹腔探查　建立气腹后，使用机器人腹腔镜或传统腹腔镜先行腹腔探查，明确可施行机器人辅助胰十二指肠切除术后，再安装固定机器人机械臂。机械臂车置于患者头侧，正对患者身体中心线。主刀医师通过仿真手腕操控机械臂，右手控制 1、3 号臂，左手控制 2 号臂。助手位于患者右侧。

2. 离断胃结肠韧带　从横结肠中段开始，用超声刀沿横结肠上缘离断胃结肠韧带，同时仔细分离横结肠系膜前后叶（图 3-2-4）。暴露胰头、胃网膜右血管和胃结肠干。范围包括横结肠中段至结肠肝曲。

3. 游离拓展十二指肠及胰头部　用超声刀顺势扩展结肠肝曲，打开科克尔切口（Kocher incision）（图 3-2-5）。沿着十二指肠降部外侧往下分离十二指肠及胰头后壁组织，显露腹主动脉、下腔静脉等重要血管。在分离下腔静脉右侧时，注意保护右侧输尿管。

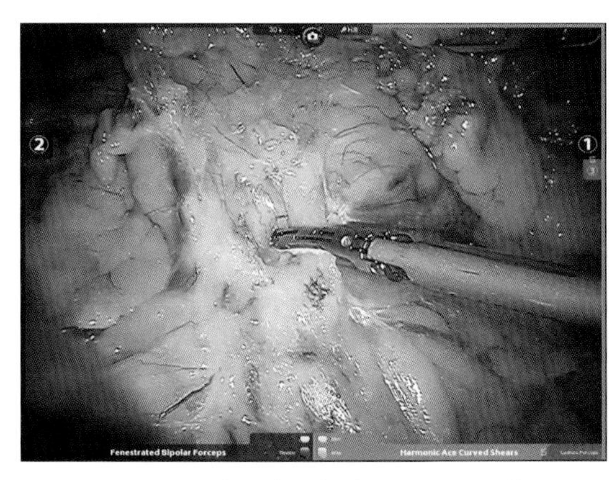

图 3-2-4　大网膜中部离断胃结肠韧带

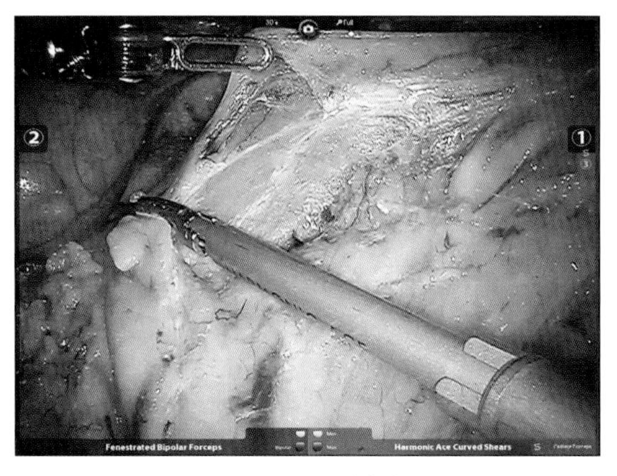

图 3-2-5　打开科克尔切口

4. 胰腺颈部和门静脉起始段的解剖　在根部结扎、离断胃网膜右静脉（图 3-2-6）。在胰腺颈部下方仔细解剖游离，清扫脂肪淋巴组织。逐渐解剖显露肠系膜上静脉及其分支。往上追踪解剖出门静脉及其分支，最终贯通胰颈后方（图 3-2-7）。此处血管分支众多，需确保解剖离断确切，止血彻底。随后沿着贯通的胰颈后方，往右侧在十二指肠水平段和胰头的后方充分游离扩展。

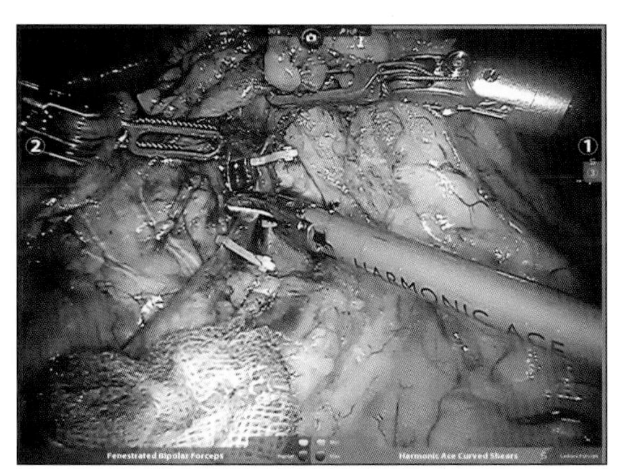

图 3-2-6　结扎离断胃网膜右静脉

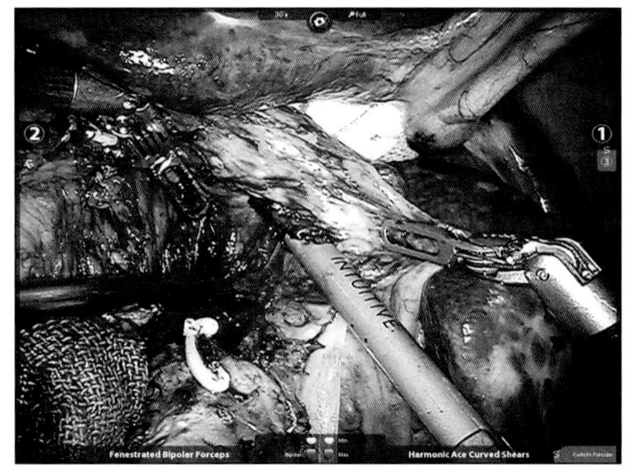

图 3-2-7　贯通胰颈后方

5. 离断胃　在胰头与十二指肠降段交界处，寻找显露胃十二指肠动脉，继续往头段逐渐显露肝固有动脉和胃右动脉，往左侧逐渐显露肝总动脉和胃左动脉，一并清扫相应淋巴结和脂肪组织。分别结扎、离断胃右动静脉、胃左动静脉和胃十二指肠动脉（图 3-2-8）。分别在预定离断胃的区域裁剪胃大网膜和胃小网膜。用腔镜切割闭合器离断胃体（图 3-2-9）。

6. 离断空肠　将横结肠往头侧牵拉，用超声刀游离十二指肠悬韧带和空肠系膜（图 3-2-10），用切割闭合器在预离断处离断空肠（图 3-2-11）。然后将空肠残端往右侧牵拉，沿着十二指肠肠管逐渐游离解剖至与十二指肠水平段贯通。在此过程中，应注意众多血管的结扎止血，确保止血可靠。

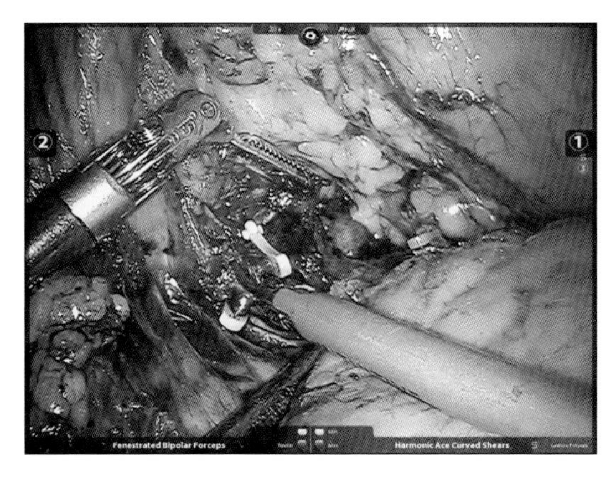

图 3-2-8 离断胃十二指肠动脉

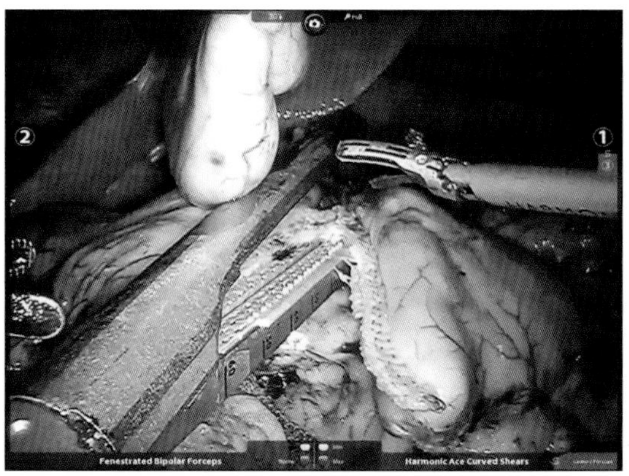

图 3-2-9 离断胃体

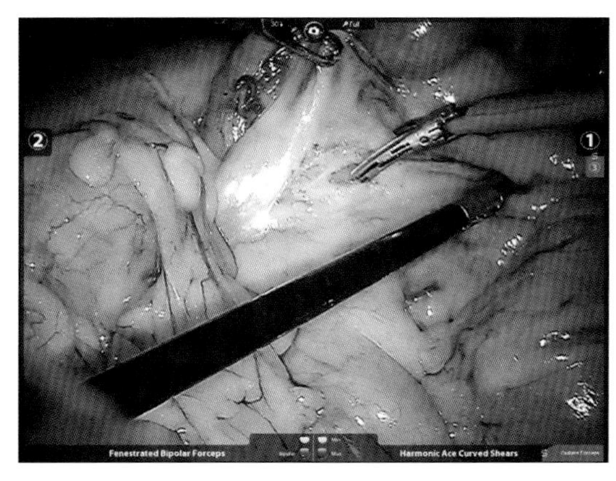

图 3-2-10 游离空肠系膜

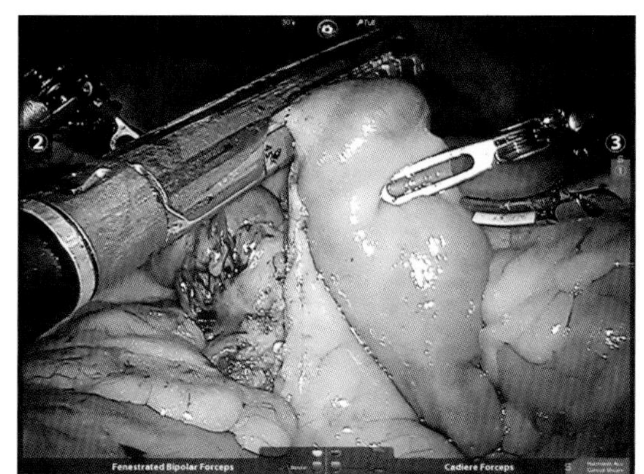

图 3-2-11 离断空肠

7. 离断胰颈 采用超声刀离断胰颈(图 3-2-12)。在离断过程中，尤其需要注意胰腺后方门静脉汇合处的小静脉，避免造成大量出血。

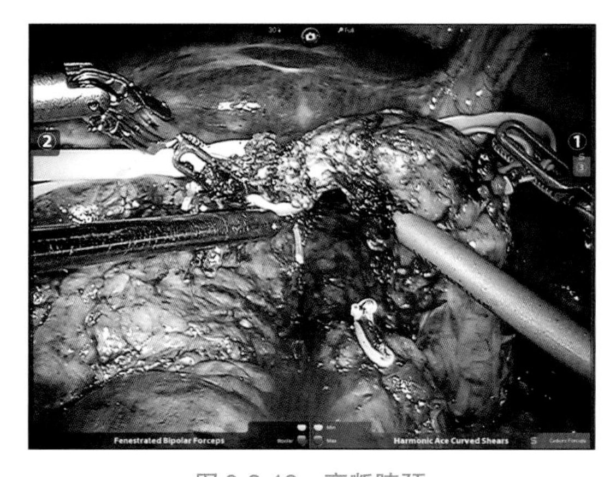

图 3-2-12 离断胰颈

8. 离断胆总管　采用超声刀顺行切除胆囊，在胆囊管汇入平面离断胆管。首先显露胆总管，清扫其周围淋巴结，然后在其中下段离断胆总管，并用血管夹夹闭（图 3-2-13）。沿门静脉和肝动脉，仔细游离、解剖和显露，注意过程要精准，避免发生副损伤。彻底清扫No.12 淋巴结。

9. 离断胰腺钩突　胰腺钩突的完整切除是胰十二指肠切除术的关键。胰腺钩突的离断，包括 3 个部分：淋巴结、胰腺钩突和肠系膜。解剖游离淋巴结，左侧经小网膜囊入路清扫；胰腺钩突部则沿着肠系膜上动脉进行清扫（图 3-2-14）。在整个过程中，较粗大的血管要缝扎止血或用血管夹结扎离断，同时全程使用超声刀游离解剖。

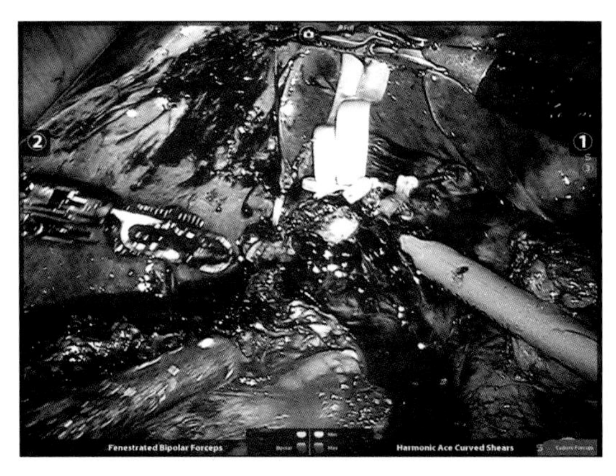

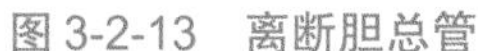
图 3-2-13　离断胆总管

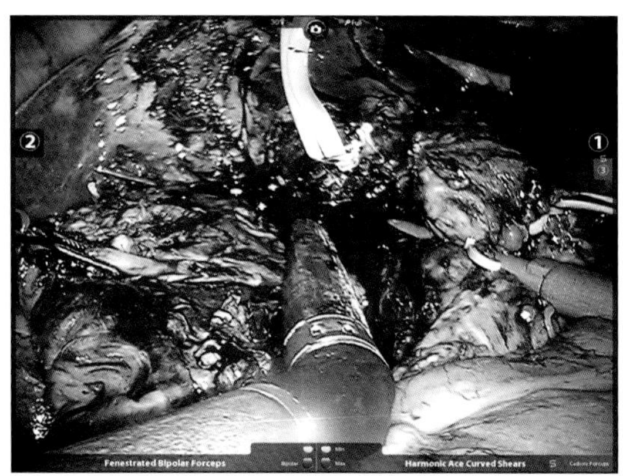

图 3-2-14　离断胰腺钩突

10. 胰肠吻合　在上腹部取正中切口，逐层进腹，取出切除标本。腹部小切口辅助下行消化道重建。

胰肠吻合方式应该依据胰腺质地、胰管直径和胃肠道具体情况进行选择。胰管空肠黏膜对黏膜吻合：一般用于胰腺质地硬且胰管扩张明显（直径≥3mm）的患者。通常用 5-0 PDS 可吸收缝合线做连续缝合；“一针法”胰肠吻合：适于胰腺质地较脆及胰管细小（直径 < 3mm）的患者；胰腺空肠套入式吻合：适于胰管细小无法辨认的患者。吻合时应仔细寻找胰管，若能置入硅胶管，最好置入以支撑胰管。一般行双层吻合完成胰空肠吻合。

11. 胆肠吻合　胆总管的离断处应距离左右肝管分叉处 1cm 以上。胆总管周围不需要彻底游离，避免胆肠吻合口缺血出现吻合口瘘。空肠开口依据胆总管的大小进行调整，保证两者大小接近。胆肠吻合的方式主要依据胆总管的大小选择，一般胆总管直径 > 5mm，采用间断吻合（5-0 薇乔线）；胆总管直径 < 5mm，采用连续吻合（5-0 PDS 可吸收缝合线）。

12. 胃肠吻合　用管状吻合器（25mm）行残胃空肠吻合。空肠残端和胃残端用 3-0 薇乔线连续浆肌层加固缝合。

温蒸馏水冲洗腹腔，检查吻合可靠，肠袢无扭转，腹内无出血。经鼻放置空肠营养管，营养管远端与胃空肠吻合口的距离 > 20cm。分别在胰肠吻合口和胆肠吻合口下方放置双套管，从右侧腹壁引出体外。拔出所有器械，缝合腹壁切口和 trocar 孔，缝针固定腹腔引流管，无菌敷料包扎。术毕。

十、术后处理

1. 术后用药　术后常规使用抗生素，及时输注白蛋白，可考虑用生长抑素类药物控制消化液的分泌。

2. 疼痛评估　评估患者术后疼痛情况，包括疼痛的性质、时间和方式，并给予相应处理。

3. 休息与活动　麻醉清醒后血压平稳取低半卧位；肺功能锻炼（深呼吸运动，定时翻身拍背）；卧床期间行踝泵运动；术后第 2 天开始下床活动，随后逐渐增加活动量。

4. 管道管理　保持腹腔引流管引流通畅，注意引流液量及颜色的变化，以便早期发现胆瘘、胰瘘和肠瘘。若出现高热或腹腔引流管引流液混浊、异味，及时进行腹腔引流管冲洗，更改抗生素的使用。

5. 饮食管理　排气后开始肠内肠外营养相结合，逐渐过渡到以肠内营养（经鼻空肠营养管和经口）为主，肠外营养为辅。

第三节　全机器人根治性胰十二指肠切除术

一、适应证

适应证同第三章第二节。

二、禁忌证

禁忌证同第三章第二节。

三、术前准备

术前准备同第三章第二节。

四、机器人专用器械

机器人专用器械同第三章第二节。

五、患者体位和麻醉

患者体位和麻醉同第三章第二节。

六、套管数量和位置

套管数量和位置同第三章第二节。

七、机器人车的定泊与手术室的布局

机器人车的定泊与手术室的布局同第三章第二节。

八、切除范围

切除范围同第三章第二节。

九、手术步骤

全机器人根治性胰十二指肠切除术是指在机器人腹腔镜下进行腹腔探查、淋巴结清扫和消化道重建(以十二指肠乳头癌为例)。

1. 腹腔探查 建立气腹后，使用机器人腹腔镜或传统腹腔镜先行腹腔探查，明确可施行全机器人根治性胰十二指肠切除术后，再安装固定机器人机械臂。机械臂车置于患者头侧，正对患者身体中心线。主刀医师通过仿真手腕操控机械臂，右手控制1、3号臂，左手控制2号臂。助手位于患者右侧。

2. 离断胃结肠韧带 从横结肠中段开始，用超声刀沿横结肠上缘离断胃结肠韧带，同时仔细分离横结肠系膜前后叶。暴露胰头、胃网膜右动脉和静脉和胃结肠干。范围包括横结肠中段至结肠肝曲。

3. 游离拓展十二指肠及胰头部 用超声刀顺势扩展结肠肝曲，打开科克尔切口。沿着十二指肠降部外侧往下分离十二指肠及胰头后壁组织，显露腹主动脉、下腔静脉等重要血管。在分离下腔静脉右侧时，注意保护右侧输尿管。

4. 胰腺颈部和门静脉起始段的解剖 在根部结扎、离断胃网膜右动脉和静脉。在胰腺颈部下方仔细解剖游离，清扫脂肪淋巴组织。逐渐解剖显露肠系膜上静脉及其分支。往上追踪解剖显露门静脉及其分支，最终贯通胰颈后方。此处血管分支众多，需确保解剖离断确切，止血彻底。随后沿着贯通的胰颈后方，往右侧在十二指肠水平段和胰头的后方充分游离扩展。

5. 离断胃 在胰头与十二指肠降段交界处，寻找显露胃十二指肠动脉，继续往头段逐渐显露肝固有动脉和胃右动脉，往左侧逐渐显露肝总动脉和胃左动脉，一并清扫相应淋巴结和脂肪组织。分别结扎、离断胃右动脉、胃左动脉和胃十二指肠动脉。分别在预定离断胃的区域裁剪胃大网膜和胃小网膜。用腔镜切割闭合器离断胃体。

6. 离断空肠 将横结肠往头侧牵拉，用超声刀游离十二指肠悬韧带和空肠系膜，用切割闭合器在预离断处离断空肠。然后将空肠残端往右侧牵拉，沿着十二指肠肠管逐渐游离解剖至与十二指肠水平段贯通。在此过程中，应注意众多血管的结扎止血，确保止血可靠。

7. 离断胆总管 采用超声刀顺行切除胆囊，在胆囊管汇入平面离断胆管。首先显露胆总管，清扫其周围淋巴结，然后在其中下段离断胆总管，并用血管夹夹闭。沿门静脉和肝动脉，仔细游离、解剖和显露，注意过程要精准，避免发生副损伤。彻底清扫No.12淋巴结。

8. 离断胰颈 采用超声刀离断胰颈。在离断过程中，尤其需要注意胰腺后方门静脉汇合处的小静脉，避免造成大量出血。

9. 离断胰腺钩突 胰腺钩突的完整切除是胰十二指肠切除术的关键。胰腺钩突的离断，包括3个部分：淋巴结、胰腺钩突和肠系膜。解剖游离淋巴结，左侧经小网膜囊入路清扫；胰腺钩突部则沿着肠系膜上动脉进行清扫。在整个过程中，较粗大的血管要缝扎止血或用血管夹结扎离断，同时全程使用超声刀游离解剖。

10. 胰肠吻合 胰肠吻合方式应该依据胰腺质地、胰管直径和胃肠道具体情况进行选择。胰管空肠黏膜对黏膜吻合：一般用于胰腺质地硬且胰管扩张明显（直径≥3mm）的患者。通常用 5-0 PDS 可吸收缝合线做连续缝合（图 3-3-1）；“一针法”胰肠吻合：适于胰腺质地较脆及胰管细小（直径 <3mm）的患者；胰腺空肠套入式吻合：适于胰管细小无法辨认的患者。吻合时应仔细寻找胰管，若能置入硅胶管，最好置入以支撑胰管。一般行双层吻合完成胰空肠吻合。

11. 胆肠吻合 胆总管的离断处应距离左右肝管分叉处 1cm 以上。胆总管周围不需要彻底游离，避免胆肠吻合口缺血出现吻合口瘘。空肠开口依据胆总管的大小进行调整，保证两者大小接近。胆肠吻合的方式主要依据胆总管的大小选择，一般胆总管直径 >5mm，采用间断吻合（5-0 薇乔线）；胆总管直径 <5mm，采用连续吻合（5-0 PDS 可吸收缝合线）（图 3-3-2）。

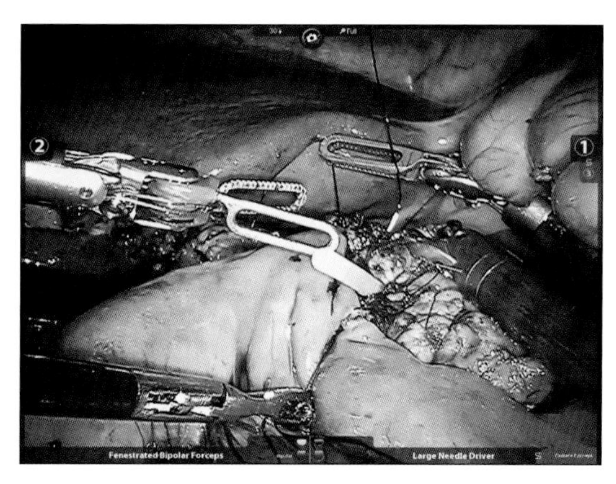

图 3-3-1 胰肠吻合

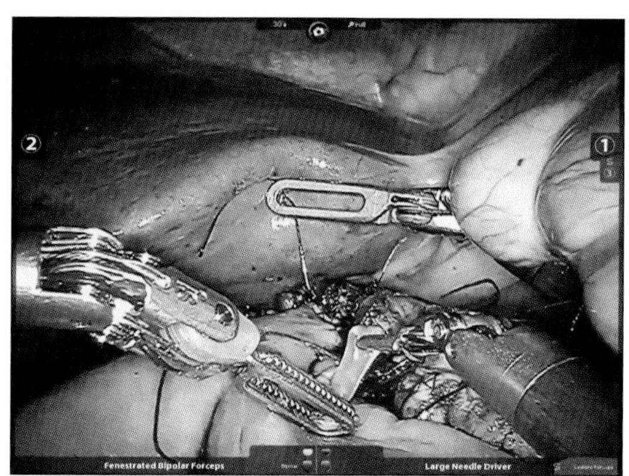

图 3-3-2 胆肠吻合

12. 胃肠吻合 体内行残胃空肠侧侧吻合。分别在胃大弯和近端空肠取小切口，置入 Endo-GIA（45mm），行侧侧吻合（图 3-3-3）。用倒刺线关闭共同开口（图 3-3-4、图 3-3-5）。空肠残端和胃残端用 3-0 薇乔线连续浆肌层加固缝合。

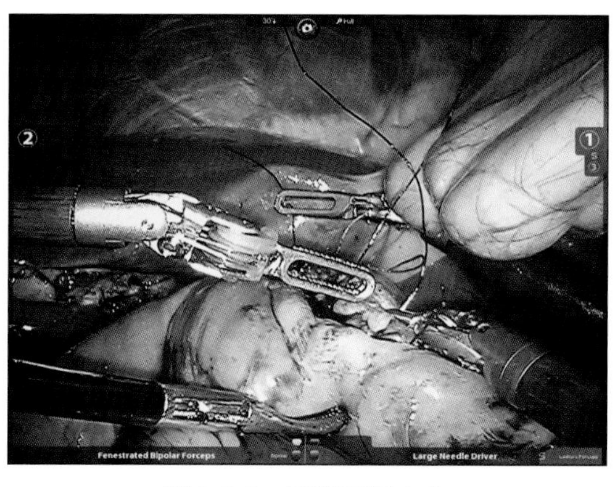

图 3-3-3 胃肠侧侧吻合

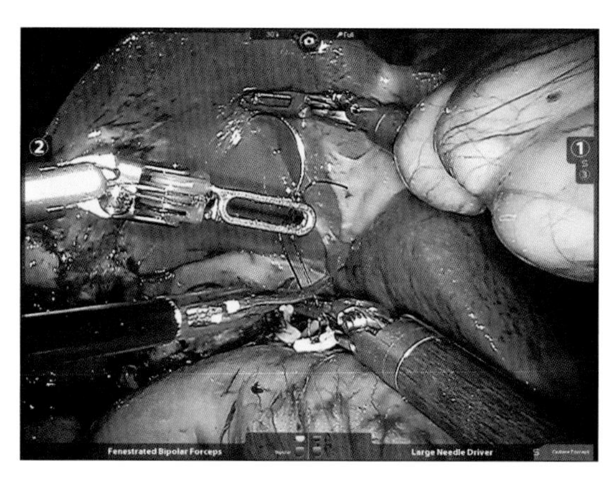

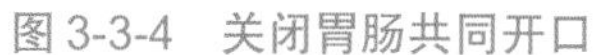
图 3-3-4　关闭胃肠共同开口

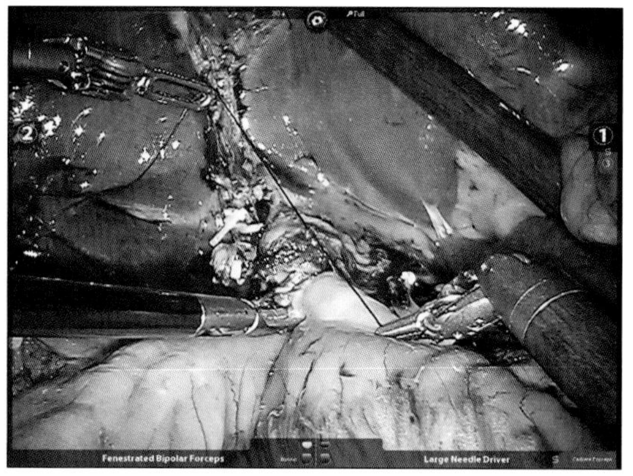

图 3-3-5　关闭胃肠共同开口

温蒸馏水冲洗腹腔，检查吻合可靠，肠袢无扭转，腹内无出血。经鼻放置空肠营养管，营养管远端与胃空肠吻合口距离 > 20cm。分别在胰肠吻合口和胆肠吻合口下方放置双套管，从右侧腹壁引出体外。经脐下观察孔取 5cm 大小腹部正中切口，将切除标本取出。拔出所有器械，缝合腹壁切口和 trocar 孔，缝针固定腹腔引流管，无菌敷料包扎。术毕。

十、术后处理

术后处理同第三章第二节。

第四节　机器人胰十二指肠手术后相关并发症及处理

机器人胰十二指肠手术后并发症较多，除胃切除术后相关并发症外，还有其特殊的并发症。本节主要介绍其特殊并发症。

一、胰瘘

胰瘘是胰十二指肠切除术后最严重并发症之一，发生率为 5%～25%，造成胰瘘的主要原因是胰肠吻合的技术问题。胰腺切除后，残胰与空肠吻合成功与否是关键问题。预防措施：①拥有一支技术精湛的手术组，技术娴熟，操作熟练。②操作精细，吻合层次要精确、张力小。③残端胰腺游离要充分，尤其是后壁，以使残胰断面充分套入空肠内。④胰空肠断端妥善止血，吻合前将大小适当的硅胶管放入胰管内，既可避免吻合时穿破胰管发生胰瘘，又可避免将胰管缝扎，引起术后胰腺炎或残胰萎缩、纤维化而影响内外分泌功能。胰管引流管可放入空肠内或由肠造瘘口引出。⑤常规于胆肠吻合口放置 T 形管或内支架管，可减轻胰肠吻合口由于胰胆液充盈所致张力升高，促进吻合口愈合。⑥胰肠、胆肠吻合口距离适当，保证既不使两吻合口产生张力，又不致使肠管扭曲影响胆汁及胰液排泄。⑦充分有效的腹腔引流，以早期发现胰瘘、胆瘘及肠瘘。

笔者认为，不管何种胰肠吻合术式均有可能发生胰瘘，关键在于术者的技术水平和熟练程度。发生胰瘘后要不失时机地充分进行外引流，并加强全身支持及抗感染治疗，应用全肠外营养（total parenteral nutrition，TPN）可大大降低胰瘘病死率，提高治愈率。

二、胆瘘

手术中常常注意胰肠吻合而忽视胆肠吻合。胆总管直径较粗时，胆肠吻合多无困难。如果吻合时张力大，吻合技术不完善，发生胆瘘的可能性就大。如果吻合时张力大，吻合技术不完善，发生瘘的可能性就大。胆瘘可能的原因有：①胆总管游离过长，致使胆总管末端血供障碍。②胆总管钳夹过紧，时间过长，胆总管末梢管壁缺血，吻合前未将钳夹部分胆管切除。③胆肠吻合口径不一致，吻合不严密。④吻合张力大，未将空肠袢固定于胆囊床进行减张。⑤未放置T形管。因此，应注意以下几点：①游离胆总管时，不要分离胆管前面的肝十二指肠韧带，后壁要留有结缔组织，游离长度不超过1.5cm，吻合前应切除被钳夹损伤过的胆总管部分。②胆肠吻合口与胰肠吻合口距离要适当，过短会产生张力，过长容易使肠袢扭曲，均可造成胆瘘或胰瘘。③放置T形管或内支架管。笔者认为，胰十二指肠切除术可选择性地放置T形管，既可预防胆瘘，又可预防胰瘘，且可预防后期下端胆管狭窄的发生。一旦发生胆瘘，只要引流管通畅、随时加强更换敷料、严密观察腹部体征，大部分患者可治愈，但进食宜晚为好。

（刘东宁）

参考文献

[1] GIULIANOTTI P C，CORATTI A，ANGELINI M，et al. Robotics in general surgery：personal experience in a large community hospital[J]. Arch Surg，2003，138（7）：777-784.

[2] 周宁新，刘全达. 达芬奇系统在腹部外科的应用 [J]. 腹部外科，2009，28（7）：261-262.

[3] 沈柏用，彭承宏. 机器人胰腺外科手术学 [M]. 北京：人民卫生出版社，2014：15-20.

[4] JIANG Q，LI T，LIU D，et al. Total robotic surgery for pancreaticoduodenectomy combined with rectal cancer anterior resection[J]. Medicine，2018，97（19）：e0540.

[5] 魏志成，王春喜，刘荣. 达芬奇外科手术机器人系统概述及其在胰十二指肠切术中的应用 [J]. 武警医学，2017，22（5）：752-754.

[6] NYUYEN K T，ZUREIKAT A H，CHALIKONDA S，et al. Technical aspects of robotic-assisted pancreaticoduodenectomy（PAPD）[J]. J Gastrointest Surg，2011，15（5）：870-875.

[7] ZHOU N X，CHEN J Z，LIU Q，et al. Outcomes of pancreatoduodenectomy with robotic surgery versus open surgery[J]. Int J Med Robot，2011，7（2）：131-137.

[8] BUCHS N C，ADDEO P，BIANCO F M，et al. Outcomes of robot-assisted pancreaticoduodenectomy in patients older than 70 years：a comparative study[J]. World J Surg，2010，34（9）：2109-2214.

[9] KORNAROPOULOS M，MORIS D，BEAL E W，et al. Total robotic pancreaticoduodenectomy：a systematic review of the literature[J]. Surg Endosc，2017，31（11）：4382-4392.

[10] CROOME K P，FARNELL M B，QUE F G，et al. Total laparoscopic pancreaticoduodenectomy for pancreatic ductal adenocarcinoma[J]. Ann Surg，2014，260（4）：633-640.

第四章

机器人结肠手术

第一节　概　述

一、结肠临床解剖概要

（一）结肠的分部

结肠介于盲肠和直肠之间，可分为升结肠、横结肠、降结肠和乙状结肠4个部分。

1. 升结肠　长为12～20cm，直径为6cm。位于右侧腹腔，是盲肠的延续，上至肝右叶下方，向左弯成结肠右曲（肝曲）而移行于横结肠。升结肠较降结肠稍接近躯干正中线。其在背部的投影约相当于腰椎的横突附近。

升结肠一般仅前面及两侧有腹膜覆盖，其后面借疏松结缔组织与腹后壁相贴，位置较固定。如有外伤造成升结肠的后壁破溃时，可引起严重的腹膜后感染，但在腹前壁不易发生腹膜炎体征。据报道，有少数人的升结肠全部包有腹膜而游离于腹膜腔中，此种现象在男性中约占16.7%，女性约占11.7%。另有学者统计，约1/4的人有升结肠系膜，成为活动的升结肠，可引起盲肠停滞，或向下牵引肠系膜上血管蒂使十二指肠受压，造成十二指肠下部梗阻。

结肠右曲（肝曲）在右侧第9和第10肋软骨的深面，其右面与右肾前面下外侧部相邻；上面与前外侧和肝右叶的下面接触；内侧前方紧靠胆囊底，胆囊结石有时可穿破胆囊到结肠内；内侧后方与十二指肠降部相邻，在行右半结肠切除时，应注意防止十二指肠的损伤，尤其在粘连或肿瘤侵犯时更应注意。

2. 横结肠　长为40～50cm，直径为5.2cm。自结肠右曲开始，横位于腹腔中部，于脾门下方弯成锐角，形成结膜左曲（脾曲），向下移位于降结肠。横结肠完全包以腹膜并形成较宽的横结肠系膜。此系膜向肝曲及脾曲逐渐变短，而中间较长，致使横结肠呈弓状下垂。其下垂程度可因生理情况的变化而有所差别，如当肠腔空虚或平卧时，肠管向下的凸度较小，位置略高；肠腔充盈或站立时，则肠管向下的凸度较大，其最低位可达脐下，甚至可下降至盆腔。女性横结肠位置较低，容易受盆腔炎症侵犯与盆腔器官粘连。横结肠上方有胃结肠韧带连于胃大弯，下方续连大网膜，手术时足以辨认。横结肠系膜根部与十二指肠下部、十二指肠空肠曲和胰腺关系密切，在胃、十二指肠与胰腺等手术时，应注意防止损伤横结肠系膜内的中结肠动脉，以免造成横结肠的缺血坏死。分离横结肠右半部时，应防止损伤十二指肠和胰腺。

横结肠体表投影一般相当于右侧第10肋软骨前端和左侧第9肋软骨前端相连的弓状线上。

结肠脾曲是大肠中除直肠外最为固定的部分，其位置较肝曲高且偏后，在第10、11肋平面。侧方有膈结肠韧带将其悬吊于膈肌上；后方有横结肠系膜将其连于胰尾；前方有肋缘，部分被胃大弯所遮盖，故脾曲的肿瘤有时易被忽视，手术进入也比较困难。由于脾曲位置较高且深，上方与脾、胰紧邻，因此，在左半结肠切除时，须注意对脾、胰的保护；反之，在巨脾切除时，也应防止结肠脾曲的损伤。此外，脾曲弯曲时的角度一般要比肝曲小，故在结肠镜检查时，脾曲比肝曲更难通过。

3. 降结肠　长为25～30cm，直径为4.4cm。自结肠脾曲开始，向下并稍向内至左髂嵴平面移行于乙状结肠。降结肠较升结肠距正中线稍远，管径较升结肠小，位置也较深。腹膜覆盖其前面及两侧，偶尔有降结肠系膜。降结肠的后面有股神经、精索或卵巢血管，以及左肾等，内侧有左输尿管，前方有小肠。在降结肠切除术时，应注意防止左肾及输尿管的损伤。降结肠的下部肠腔相对狭小（2.2～2.5cm），如有病变易出现梗阻。该处肌层较厚，可因炎症及其他刺激而引起痉挛。

4. 乙状结肠　乙状结肠是位于降结肠与直肠之间的一段大肠。据资料显示，中国人乙状结肠上端位置多数在髂嵴平面上、下各0.5cm的范围内（89.2%±3.07%）；下端位置最高在骶岬平面，最低在第3骶椎体上缘，其中以位于第1骶椎体下半和第2骶椎体上半范围者为数最多（80.4%±3.93%）。乙状结肠的长度变化很大，有的长13～15cm，有的超过60cm以上，平均长约38cm；肠腔直径为4.2cm。乙状结肠通常有两个弯曲：由起端下至盆腔上口附件，于腰大肌的内侧缘转向内上方，形成第一个弯曲，此弯曲的位置极不固定，一般在盆腔内；肠管向内上方超过髂总动脉分叉处，又转而向下，形成第二个弯曲，该弯曲的位置也不固定，多数可位于正中线的左侧（76.5%±4.2%）。从第二弯曲下降至第3骶椎高度时便延续为直肠。

乙状结肠全部包以腹膜，并形成乙状结肠的系膜。系膜长度平均为8.9cm，在肠管中部较长，向上、下两端延伸时则逐渐变短而消失。因此，乙状结肠与降结肠和直肠相连处固定而不能移动，中部活动范围较大，可降入盆腔，或高置肝下，也可移至右髂部。小儿的乙状结肠系膜较长，最易发生乙状结肠扭转。乙状结肠系膜呈扇形，系膜根附着于盆壁，呈"人"字形；由腰大肌内侧缘横过左侧输尿管与左髂外动脉，向上向内至正中线，然后在骶骨前方垂直向下，止于第3骶椎前面。乙状结肠前方与膀胱或子宫之间有小肠，后方有左输尿管经过，手术时应避免损伤。乙状结肠是多种疾患好发部位，也是人工肛门设置的部位，临床极为重视。

（二）结肠周围的腹膜、筋膜间隙

1. 右结肠后间隙　右结肠后间隙又叫右侧Toldt间隙，是右结肠系膜和右侧肾前筋膜之间充满疏松结缔组织的融合筋膜间隙。右结肠后间隙是腹腔镜右半结肠切除术中的关键平面。维持在右结肠后间隙内解剖、始终保持肾前筋膜的完整性是减少出血、避免损伤腹膜后器官的关键有效措施。

2. 右结肠外侧沟　右结肠外侧沟是位于升结肠与腹膜外侧壁间的纵沟，向上可与膈下间隙和肝下间隙交通。右结肠外侧沟腹膜返折（右侧Toldt线）是外侧游离右半结肠的解剖学标志，为盲肠外侧襞至肝结肠韧带的一条"黄白交界线"。因Toldt线内侧系膜脂肪较深而外侧腹膜外脂肪颜色较浅而形成黄、白两色界线分明的外观而得名。这一交界线，从解剖学角度看是结肠系膜与腹壁的分界线，从外科学角度看是盲肠、升结肠外侧的腹膜切开线，是进入右结肠后间隙的外侧入路。

3. 左结肠后间隙　左结肠后间隙是位于降乙结肠、结肠脾曲及其系膜与腹后壁之间的筋膜间隙。左结肠后间隙即左侧 Toldt 间隙，是腹腔镜左半结肠切除术中的关键平面。维持在左结肠后间隙内解剖、始终保持肾前筋膜的完整性是减少出血、避免输尿管损伤和保护神经的关键措施。

4. 左结肠外侧沟　左结肠外侧沟位于降结肠与腹外侧壁之间，上方有膈结肠韧带，向下经左髂窝入盆。左结肠旁沟腹膜返折（左侧 Toldt 线）是外侧游离降结肠的解剖学标志。为自乙状结肠与左侧腹壁之间的粘连带至膈结肠韧带的一条“黄白交界线”。粘连带是左结肠旁沟腹膜返折的下端和结肠外侧解剖的腹膜切开点，由此切开左侧 Toldt 线，直至切断膈结肠韧带，结肠脾曲即从侧腹壁上松解下来。

（三）结肠的血管和淋巴

1. 结肠血管　结肠血管主要来自肠系膜上、下动脉。简言之，右半结肠动脉来自肠系膜上动脉，左半结肠动脉来自肠系膜下动脉。

（1）肠系膜上动脉（superior mesenteric artery，SMA）：起自腹主动脉前壁，约在第 1 腰椎平面，位于腹腔动脉起点下 1～1.5cm 处。该动脉在胰腺后面经十二指肠下部前面穿出，随即进入小肠系膜。SMA 与肠系膜上静脉（superior mesenteric vein，SMV）并行，SMA 位于 SMV 左侧者占 72.5%～80%，其余可位于 SMV 前后或后方，未见 SMA 位于 SMV 右侧者，故 SMA 的右侧分支可从前方或后方跨越 SMV。SMA 的结肠支包括回结肠动脉、右结肠动脉和中结肠动脉。三者同时出现的概率为 0.7%～45%。肠系膜上静脉由最后两支回肠静脉会聚而成，自右髂窝升起，在肠系膜根内向头侧偏左方向走行，于胰颈下缘进入胰后间隙并与脾静脉汇合。SMV 位置表浅，腹腔镜下呈特殊的蓝色条状外观。SMV 是小肠和升结肠系膜的界线，也是右侧结肠后间隙的中线侧界。SMV 是腹腔镜右半结肠切除术中的一条主线，是外科平面中央侧入路和右半结肠血管解剖的重要解剖学标志。

1）中结肠动脉：在胰腺下缘起自肠系膜上动脉右缘，在胃后进入横结肠系膜内，分为 2 支在肝曲附近多与右结肠动脉的升支吻合，分布于横结肠右半部（或 1/3）；左支多与左结肠动脉的升支吻合，分布于横结肠。由于中结肠动脉主干多数由中线右侧进入横结肠动脉系膜，故术中切开横结肠系膜时，宜在中线的左侧进行。

中结肠动脉多数为 1 支（占 72.3%），也可以出现 2～3 支（占 24.9%），有时也可缺如（占 2.8%）。副中结肠动脉一般比较细小，多起于肠系膜上动脉的左侧壁，偏左进入横结肠系膜，行于系膜的左侧半。有的副中结肠动脉尚可起始于肠系膜下动脉的左结肠动脉。因此，手术时应注意副中结肠动脉的存在和位置，以免误伤。

2）右结肠动脉：在中结肠动脉起点的下方 1～3cm 处，起于肠系膜上动脉（占 40%），有时二者可起于共干（占 30%），有时右结肠动脉与回结肠动脉共干起始（占 12%），该动脉缺如者占 18%。右结肠动脉经腹后壁腹膜的深面横行向右，至升结肠附近分为升支和降支，分别与中结肠动脉右支和回结肠动脉的结肠支吻合，并沿途分支至升结肠。右结肠动脉多为 1 支，占 62.4%；2 支者较少，占 13.7%；缺如者占 23.9%。

3）回结肠动脉：在右结肠动脉起点的下方，或二者共干起自肠系膜上动脉，经腹膜后向右下方斜行，至盲肠附近先分为上、下 2 支，由此 2 干再发出：①结肠支，多为上干的延续，转向上，与右结肠动脉的降支吻合，主要营养升结肠；②盲肠支，起自回结肠动脉分支部或上干，分为前、后2支，分布于盲肠。

（2）肠系膜下动脉：约在腹主动脉分叉处以上至少4cm，距骶岬上方10cm处，发自腹主动脉前壁，有时有变异。动脉起始处常被十二指肠上部掩盖，所以直肠切除时，如在腹主动脉处高位结扎该动脉，须将十二指肠稍向上向右移动。动脉的走行呈弓状斜向左下方，跨越左髂总动脉，移行为直肠上动脉。其分支如下。

1）左结肠动脉：起点距肠系膜下动脉根部2.5～3.5cm。该动脉经腹膜的后方向左向上走向脾曲，主干分升、降2支。升支进入横结肠系膜与中结肠动脉左支吻合，是肠系膜上动脉和肠系膜下动脉之间的重要通道，降支下行进入乙状结肠系膜与乙状结肠动脉吻合，沿途分支，分布于降结肠和脾曲。左结肠动脉多数为1支（占94.95%），有时有2支。有时在肠系膜上、下动脉或它们的第一分支之间存在一条吻合支，称Riolan弓，多位于横结肠系膜根部，靠近十二指肠空肠曲，其出现率为6%。

2）乙状结肠动脉：数目不等，2～6支，一般分为第1、2、3乙状结肠动脉；其起点也不一致，有的可自肠系膜下动脉先分出1个主支，再分成2～4个小支，或者几个小支均直接发自肠系膜下动脉。乙状结肠动脉经腹膜深面斜向左下方，进入乙状结肠系膜内，分出升支和降支，互相吻合成动脉弓，分支分布于乙状结肠。最下面1支乙状结肠动脉与直肠上动脉之间缺乏边缘动脉。两动脉之间称Sudeck点，若在此点以下结扎直肠上动脉，将引起直肠上部坏死。

边缘动脉是指各结肠动脉的结肠支在结肠系膜缘吻合而成的动脉弓，肠系膜上、下动脉的血流借边缘动脉相互交通。从边缘动脉至肠管的终末支称直动脉。直动脉有长支和短支两种。长支在系膜缘（或系膜带）处，或在长支的起点附近又分为前、后2支，沿结肠的前、后面，经浆膜与肌层之间至系膜缘的对侧缘，分布于对系膜面的1/3肠管，最后，前、后2支在独立带与网膜带之间构成极不充分的血管吻合，这是结肠血液供应的一个重要的特点。短支起于边缘动脉或长支，一般2～3支，在系膜缘立即穿入肠壁，供应系膜面的2/3肠管。短支和长支共同营养结肠壁的系膜部分，故此部分肠壁血液供应相当丰富。而肠壁的其余部分仅由长支营养，血管是贫乏的，故在结肠壁做纵形切口时，宜在独立带与网膜带之间进行。有学者报道，损伤1长支可使肠管坏死约2.5cm，因此结肠切除时为了保留足够的直动脉，边缘动脉应在肠管断端远离1cm处结扎。

结肠的静脉分布大致与动脉相同。右半结肠的静脉汇入肠系膜上静脉，然后注入门静脉。左半结肠的静脉汇入肠系膜下静脉，然后经脾静脉或肠系膜上静脉注入门静脉。

2. 结肠淋巴结　结肠的淋巴结包括4群：①结肠上淋巴结，位于肠壁的浆膜下及肠脂垂中，是一些很小的淋巴结，浆膜下及黏膜下淋巴管网在肌层内吻合后汇入此群淋巴结；②结肠旁淋巴结，沿结肠系膜缘及边缘动脉排列；③中间淋巴结，沿各结肠动脉排列，如沿回结肠动脉、右结肠动脉、中结肠动脉、左结肠动脉及乙状结肠动脉排列的淋巴结，分别称为回结肠淋巴结、右结肠淋巴结、中结肠淋巴结、左结肠淋巴结及乙状结肠淋巴结；④主淋巴结或称中央淋巴结，位于肠系膜上、下动脉根部及腹主动脉周围，如肠系膜上、下淋巴结和主动脉旁淋巴结（腰淋巴结）等。结肠淋巴引流方向有一定的顺序，常由壁内丛至壁外丛到结肠上淋巴结，再到结肠旁淋巴结，然后经各结肠动脉附近的中间淋巴结至中央淋巴结。结肠的淋巴回流与其血管相同，右半结肠的大部分淋巴汇入肠系膜上动脉根部淋巴结，左半结肠的淋巴汇入肠系膜下动脉根部淋巴结。因此，在行结肠癌根治手术时，应将该部位结肠动脉所供应的整段肠管及其系膜全部切除。

二、机器人结肠手术的研究进展

2001 年，Weber 等首次开展了结肠良性疾病的机器人手术。随后，机器人手术逐渐应用到结肠恶性肿瘤，包括右半结肠癌、横结肠癌、左半结肠癌和乙状结肠癌。目前，机器人结肠手术术式有机器人辅助手术、全机器人手术、减孔机器人手术和单孔机器人手术。

目前用于手术的机器人系统为达芬奇机器人系统。达芬奇机器人系统以腹腔镜技术为基础，又克服了其诸多局限性，优点主要有：①术者坐位操作，降低了劳动强度，适合复杂和长时间的手术。②具有视觉景深的高清晰三维成像系统，没有杠杆作用，操作更符合直觉。③过滤了人手的生理性振动，增强操作稳定性；按比例缩小操作的动作幅度提高了手术精确性；术者头部离开目镜时，手术器械即被原位固定，提高了安全性。④7 个自由度的手术器械极大地提高了操作的灵活性。⑤术野被放大 10～15 倍，使用更精细、灵活和稳定的器械，使常规腹腔镜手术难度较大的缝合和吻合操作变得简单方便。⑥操作直观，便于学习掌握，学习曲线比腹腔镜外科更短。⑦使远程手术成为可能。相比腹腔镜手术，机器人手术的出现是外科手术史上的一次新的技术革命。

由于结肠手术范围一般较广泛，操作臂需在较大的腹腔范围内移动，这给机器人手术制造了麻烦，调整床旁机械臂塔的位置，加上机器人手术费用较昂贵等原因，早期机器人结肠手术开展得比较缓慢。但随着机器人手术的不断开展，其优势越发明显，目前机器人手术已经广泛运用于结肠良恶性肿瘤的治疗。

2015 年 1 月至 2019 年 7 月，笔者团队已成功开展了 400 多例达芬奇机器人结肠手术，范围覆盖了整个结肠的病种，手术数量和种类均居国内前列。综合国内外同行及本中心开展机器人结肠手术的经验得出：与腹腔镜结肠手术相比，机器人结肠手术有术中出血量减少、淋巴结清扫数目增多、术后恢复时间较短、术后疼痛减轻等优点；另外，机器人结肠手术还有助于腹腔镜初学者缩短学习曲线。可以看出，机器人结肠手术的中短期结果令人鼓舞，但是仍需要进一步的长期随访数据，才能作出更明确的结论。但毫无疑问，机器人系统的技术特点有利于结肠的手术操作，可以说，结肠手术已进入机器人时代。

第二节 机器人辅助（扩大）右半结肠癌根治术

机器人辅助（扩大）右半结肠癌根治术是机器人右半结肠癌手术中最早开展的，同时也是现在最常见的一种手术方式。早期，机器人在右半结肠癌手术中的应用发展较为缓慢，主要原因是现有的达芬奇机器人系统所提供的机械臂活动范围较小，但右半结肠癌根治术的解剖和淋巴结清扫范围较大，给机器人的应用带来了较多困难。随着机器人技术的深入开展，现在已经摸索出了适合机器人的右半结肠癌根治术式。

对于机器人手术，由于套管的布局和体外机械臂的活动范围决定了体内机器人器械的活动范围，机器人辅助腹腔镜手术要求套管间距至少达到 8cm，以避免体外机械臂自己的碰撞。机器人右半结肠切除术的手术范围涉及整个右侧腹腔，能够获得足够的套管布局，体内操作空间远大于盆腔；并且通过选择合适体位，利用重力作用，使腹腔内肠管移动度增加，从而获得更大的操作空间。

2002 年 Hashizum 首次报道了机器人辅助结肠癌根治术以来，机器人在结肠癌的应用越来越广泛。至今，在世界范围内机器人辅助右半结肠切除术已经广泛开展。大量的研究结果提示，机器人辅助右半结肠切除术的安全性已得到肯定；在长期结局方面，机器人辅助右半结肠切除术的相关研究较少，疗效有待更多大型前瞻性临床研究验证。

一、适应证

适应于治疗阑尾、盲肠、升结肠的恶性肿瘤。对于结肠肝曲癌及横结肠近段癌则需要行根治性扩大右半结肠切除术。

二、禁忌证

1. 肿瘤直径＞8cm 和 / 或周围组织广泛浸润。
2. 右半结肠癌的急诊手术（如急性肠梗阻、穿孔等）。
3. 腹腔严重粘连。
4. 重度肥胖。
5. 全身情况不良，虽经术前治疗仍不能纠正者。
6. 有严重心、肝、肾疾患不能耐受手术者。

三、术前准备

1. 心理准备　医务人员从关怀、鼓励出发，就病情、实施手术的必要性、机器人手术的优势、可能取得的效果等，以恰当的言语和安慰的语气对患者做适度解释。针对患者的顾虑，给予心理疏导，调整患者心态，争取能达到最佳的手术准备状态。

2. 适应性锻炼　鼓励患者术前进行吹气球、爬楼梯、深呼吸、有效咳嗽、床上大小便等训练，以及术中所需体位训练。

3. 术前实验室检查　包括血常规、尿常规、便常规、肝肾功能、电解质、肿瘤标志物等。影像学检查包括全腹增强 CT 或 MRI，确定肿瘤位置和术前分期；有条件的单位建议行血管三维重建，了解血管分布情况；胸部 X 线片或 CT 排除转移病灶；对血清钙或碱性磷酸酶升高，以及合并骨痛症状的患者进行骨扫描检查。

4. 胃肠道准备　术前 1 天流质饮食，术前 1 天口服泻药。

5. 纠正低蛋白血症和贫血　血红蛋白＜90g/L 者，应纠正至≥90g/L；白蛋白＜30g/L

者，应纠正至≥30g/L；对于已存在中、重度营养不良的患者，术前应积极纠正，必要时，术前1周开始加用肠外营养。

6. 内科治疗　对合并心、脑、肺、肾等疾病的患者，尤其是老年患者，术前应仔细检查，评估手术风险及其对手术的耐受力，排除手术禁忌证。同时加强内科治疗，使患者顺利渡过手术期。

7. 术前如有泌尿系症状，应行膀胱镜或泌尿道造影检查，以了解肿瘤是否侵犯泌尿道。必要时留置输尿管插管，便于术中辨认输尿管。

8. 手术麻醉后，留置气囊导尿管。术前30分钟经静脉给予1个剂量抗生素，预防感染。

四、机器人专用器械

机器人专用器械有机器人专用金属套管、机器人专用超声刀、机器人专用双极钳、机器人专用持针器、机器人专用无创抓钳，还包括气腹针、穿刺器、转换套管、施夹器与止血夹、电剪、电钩和薇乔线等。

五、患者体位和麻醉

患者取仰卧位，头低足高15°～30°，左倾10°～15°，气管内插管，全身复合麻醉。

六、套管数量和位置

手术常用5枚trocar。镜头孔C：置于脐左下3～4cm处；机械臂操作孔R1（超声刀或电剪、电钩）：左锁骨中线肋缘下7～8cm处；机械臂操作孔R2（双极电凝）：中线耻骨联合上方6～8cm处；机械臂操作孔R3（无创抓钳）：脐与右髂前上棘连线外1/3处；辅助孔A：机械臂操作孔R1下方6～8cm，左锁骨中线外侧，与镜头孔的距离＞8cm（图4-2-1）。

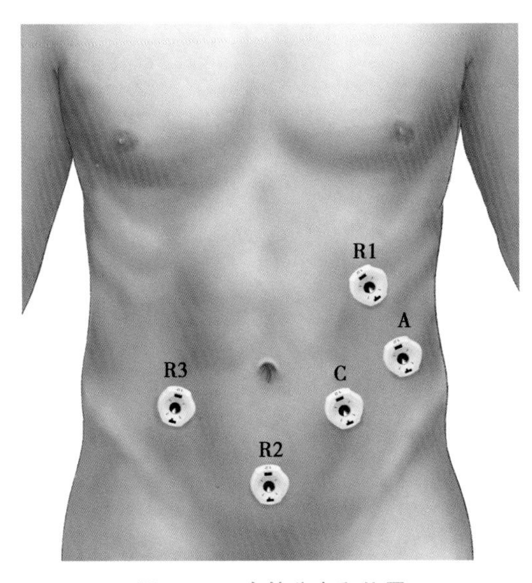

图4-2-1　套管分布和位置

七、机器人车的定泊与手术室的布局

机器人车的定泊与手术室的布局见图 4-2-2。

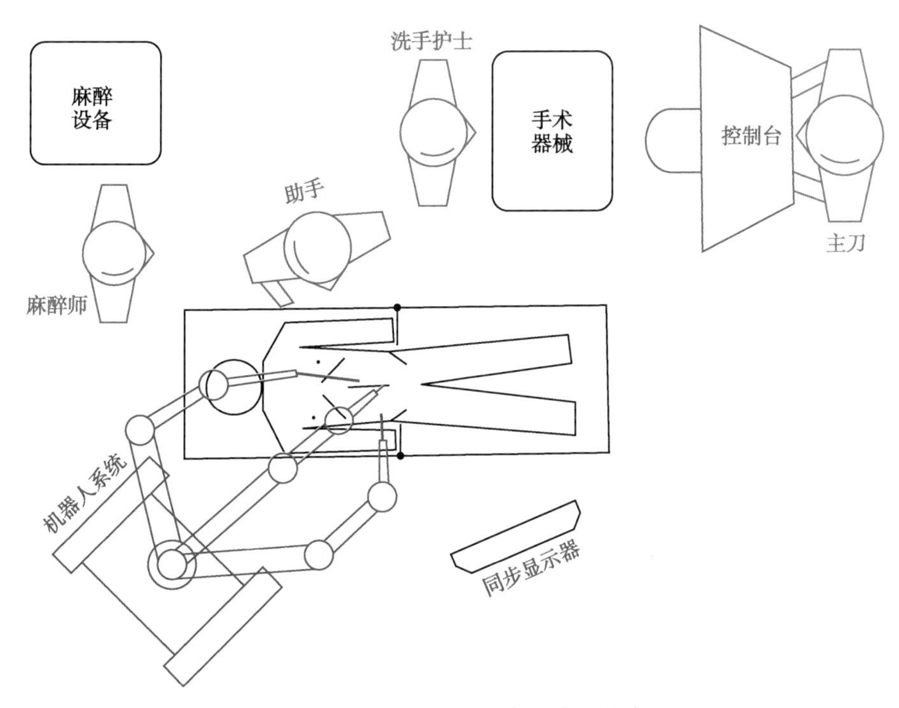

图 4-2-2　机器人车的定泊与手术室的布局

八、切除范围

右半结肠切除术切除回肠末端 10～15cm、盲肠、升结肠、横结肠右半部分和部分大网膜；切除回结肠血管、右结肠血管和中结肠血管右支及其伴随淋巴结。扩大右半结肠切除术则需在中结肠血管根部切断，并切断胃网膜右动静脉。

九、手术步骤

以中间入路机器人辅助根治性（扩大）右半结肠切除术为例。操作采用由内到外、从下往上、先处理右半结肠血管的方法。右结肠后间隙、横结肠后间隙和网膜囊共同构成右半结肠切除术的外科平面。

（一）腹腔探查

建立气腹后，先用腹腔镜进行腹腔探查（图 4-2-3），确定肿瘤部位，以及有无淋巴结、肝及腹腔转移等情况。如肿瘤无腹腔、肝等远处转移，接着安装好机械臂，开始手术。

（二）右半结肠内侧游离

1. 进入右半结肠切除术的外科平面　利用重力作用，将小肠移至左腹部，大网膜翻向上腹部肝胃之间，充分暴露术野（图 4-2-4）。主刀医师用无创抓钳抓住中结肠血管蒂中部

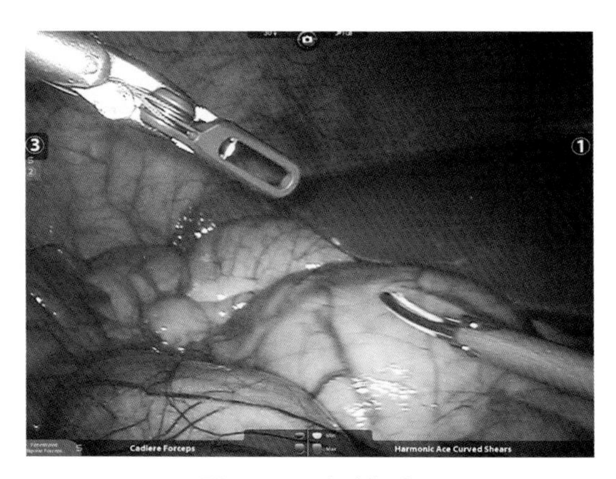

图 4-2-3 腹腔探查

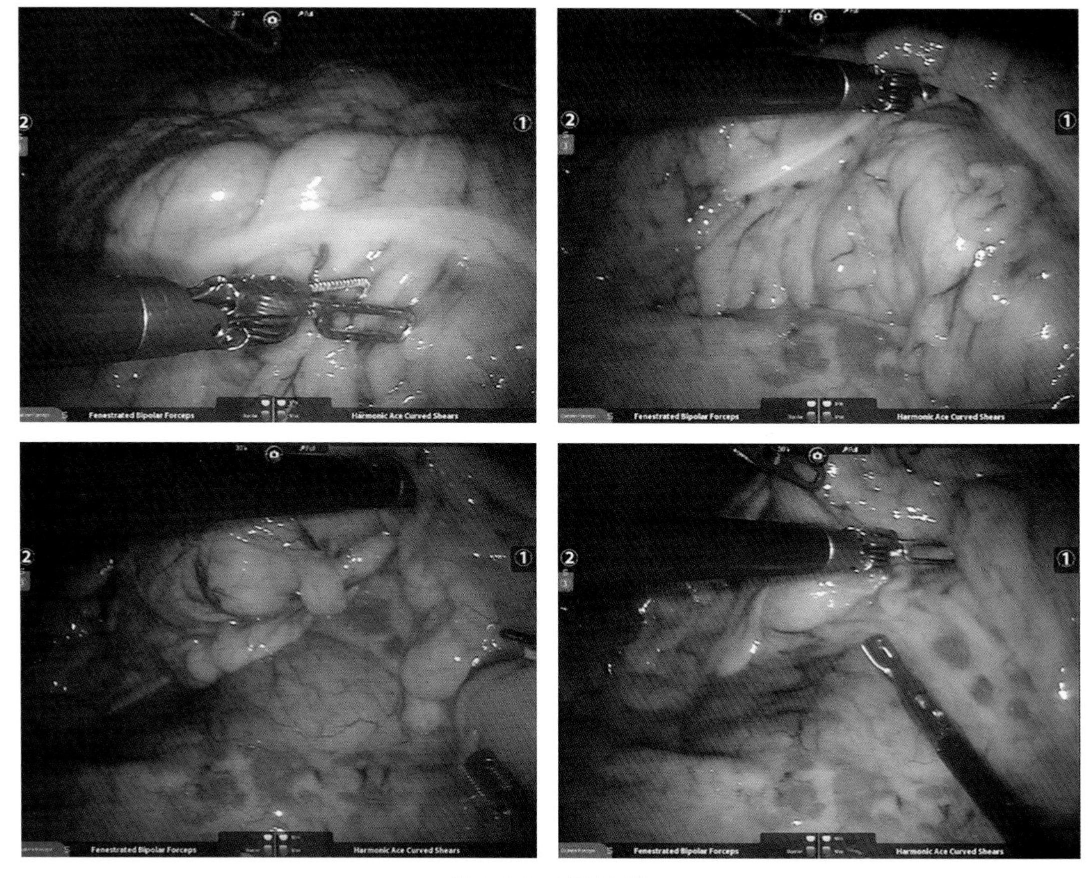

图 4-2-4 暴露术野

系膜，往头侧并腹侧方向牵拉；主刀医师用双极钳向右尾侧并腹侧牵拉回结肠血管蒂，持超声刀切开回结肠血管蒂下缘的结肠系膜（图 4-2-5）。由此进入右侧结肠系膜与肾前筋膜之间的融合筋膜间隙（Toldt 间隙），在此间隙间向头侧扩展至十二指肠水平段，向右扩展至生殖血管外侧，向左扩展至肠系膜上静脉，注意保持右半结肠系膜及肾前筋膜光滑完整，避免十二指肠、下腔静脉、右侧输尿管和生殖血管的损伤（图 4-2-6）。

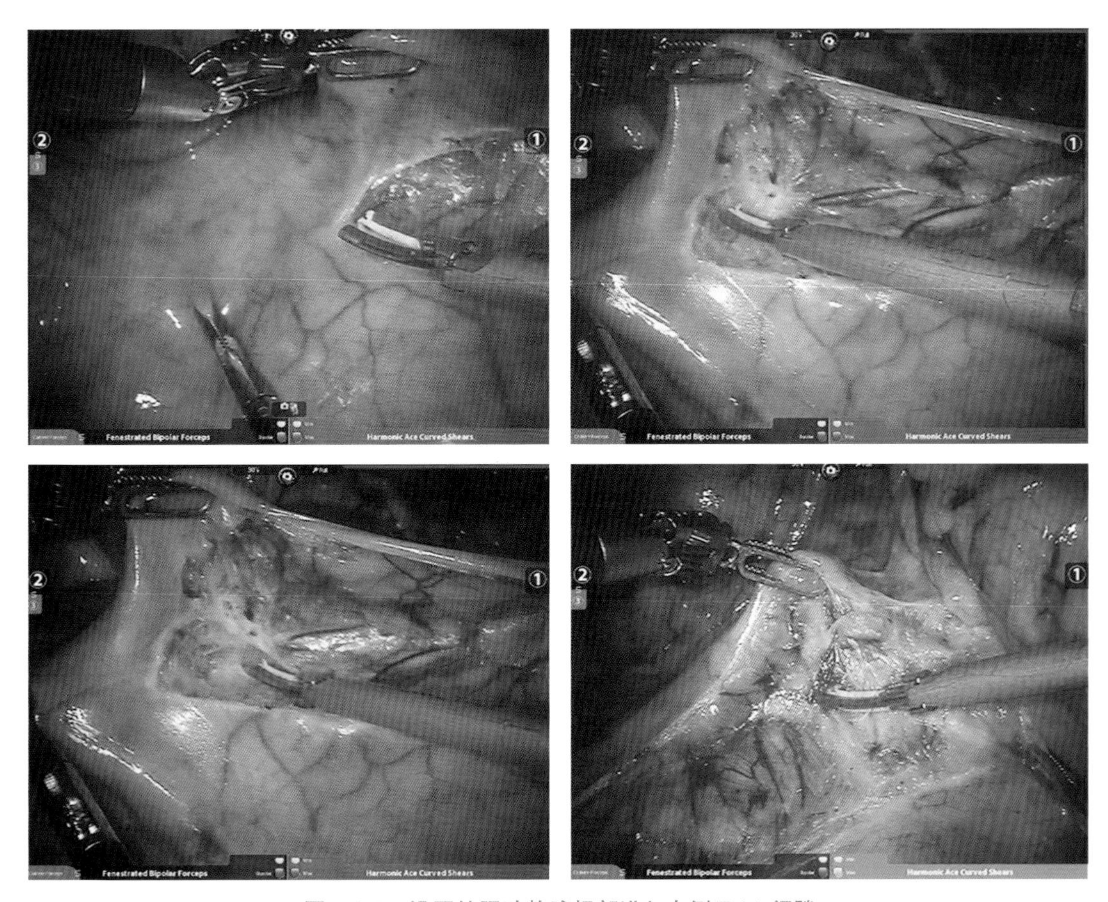

图 4-2-5　沿回结肠动静脉根部进入右侧 Toldt 间隙

2. 处理回结肠血管并清扫淋巴结（图 4-2-7）　助手用芭比钳向右尾侧和右下牵拉回结肠血管蒂。主刀医师通过回结肠系膜背侧指引，紧贴肠系膜上静脉右侧用超声刀剪开前方系膜，解剖暴露回结肠静脉，清扫其根部淋巴结，于汇入肠系膜上静脉 0.5cm 处夹闭、切断。回结肠动脉由肠系膜上动脉发出后多于回结肠静脉头侧跨过肠系膜上静脉，与静脉伴行或从静脉尾侧跨过肠系膜上静脉，少数情况下回结肠动脉可从肠系膜上静脉背侧穿过。仔细辨认回结肠动脉后裸化回结肠动脉，清扫其根部淋巴结，于根部夹闭、切断。

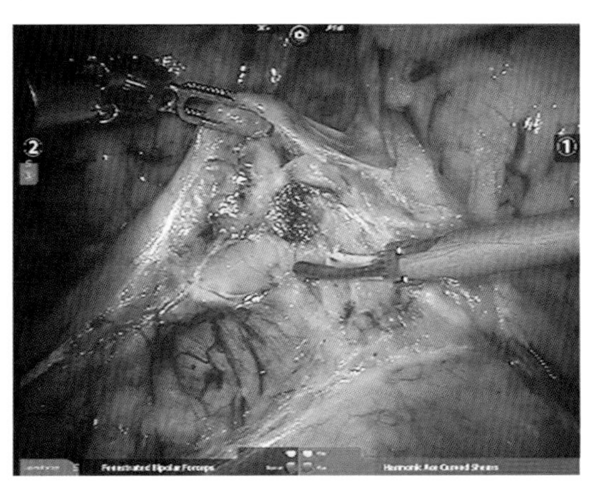

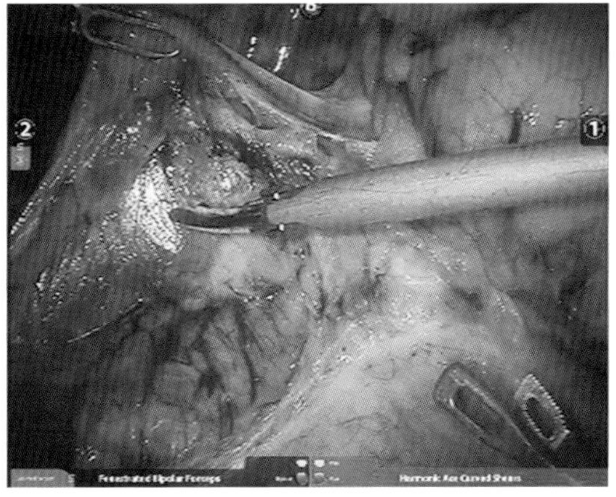

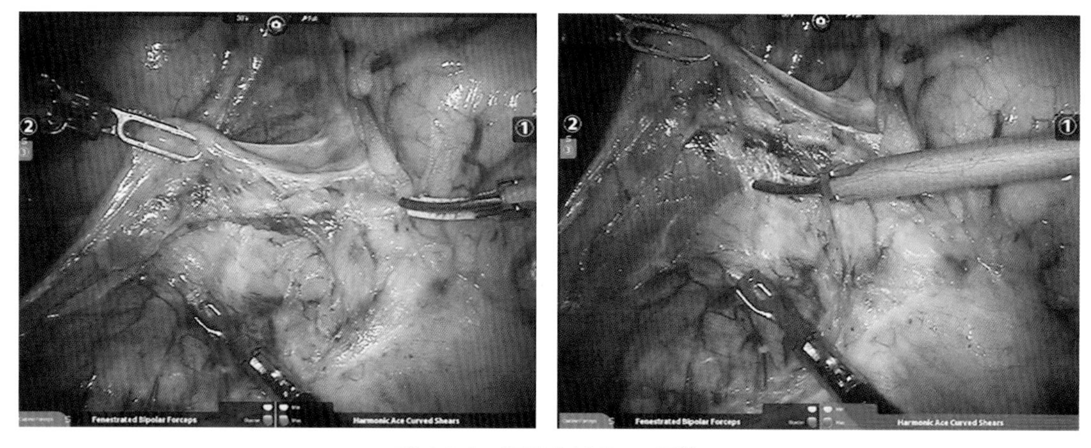

图 4-2-6　拓展右侧 Toldt 间隙

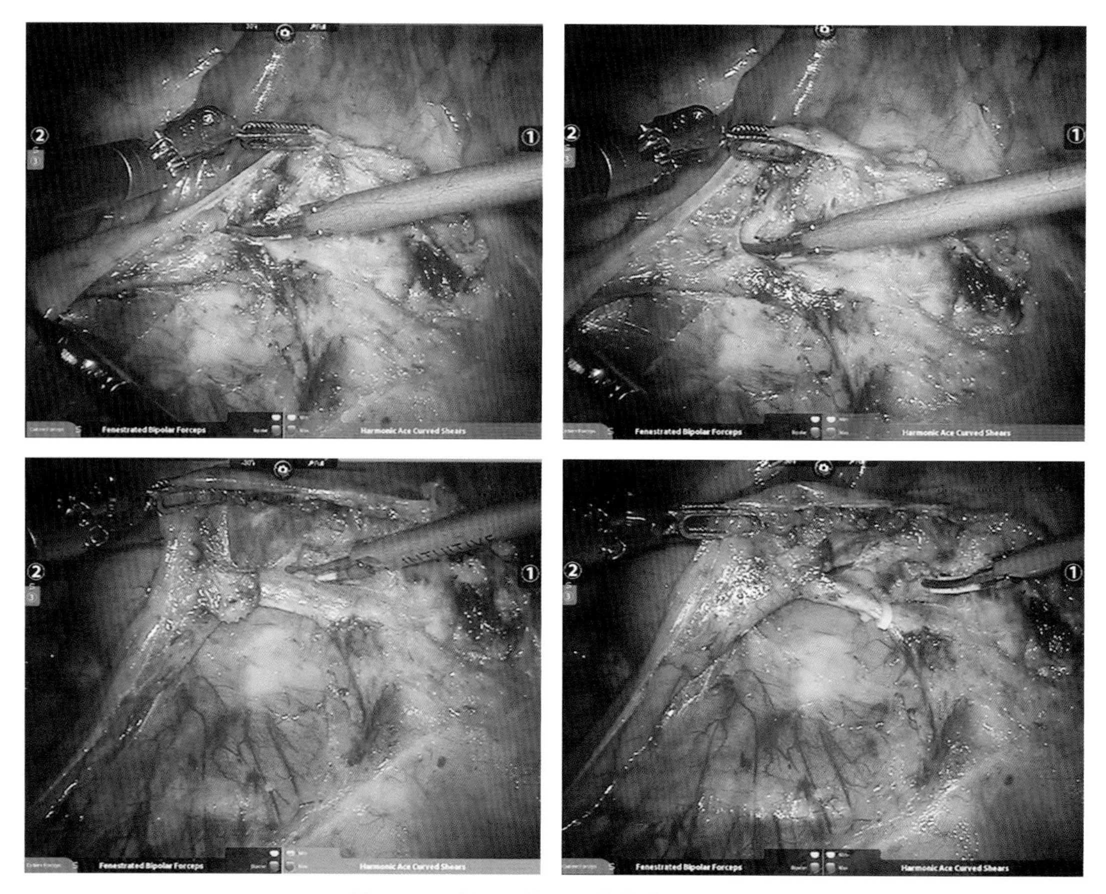

图 4-2-7　处理回结肠血管并清扫淋巴结

技术要点

（1）主刀医师显露肠系膜上静脉时，用超声刀非工作刀头插入血管鞘内，由下往上逐步剪开，注意避免工作刀头接触血管造成静脉破裂及术后静脉血栓或血管瘤形成。显露回结肠动静脉根部时灵活运用超声刀剪、分、戳等手法。

（2）游离回结肠血管根部汇入肠系膜上静脉处时，助手牵拉血管蒂系膜张力要适中，避免交汇处撕裂止血困难。

（3）主刀医师始终保持镜头将肠系膜上静脉置于垂直，操作置于画面中央，在游离回结肠动静脉时根据需要合理变化镜头角度，做到多角度直视观察，避免根部游离时损伤肠系膜上静脉。

3．处理右结肠血管并清扫淋巴结　有 10.7%～32.4% 的右结肠动脉直接起源于肠系膜上动脉，多从前方跨越肠系膜上静脉。其余多为缺如。可以肠系膜上静脉为解剖标志，沿肠系膜上静脉向头侧追踪可帮助定位，于根部离断右结肠动脉。胃结肠静脉干位于胰头前方，汇入肠系膜上静脉，其属支构成复杂，最常见的形式是“右结肠静脉＋胃网膜右静脉＋胰十二指肠上前静脉”。沿胃结肠静脉干向右上 1～2cm 可发现其属支汇合处，于此处离断右结肠静脉，注意保护胰十二指肠上前静脉（图 4-2-8）。

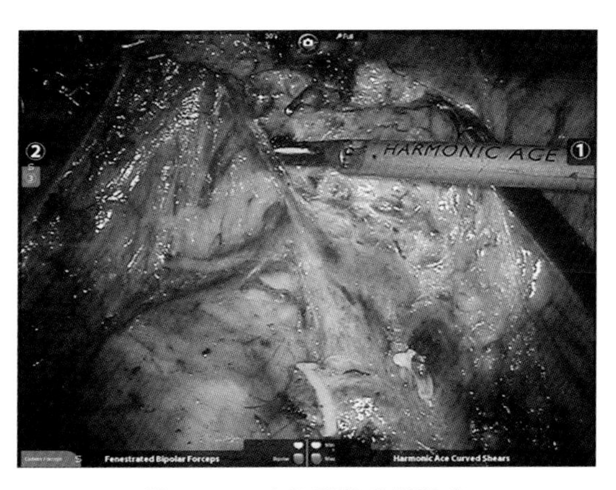

图 4-2-8　右结肠静脉的游离

技术要点

（1）机器人腹腔镜下定位胃结肠干有两种方法：一是在 Toldt 间隙游离的过程中通常可以从提起的结肠系膜中看到右结肠静脉，向中线侧追踪至肠系膜上静脉可定位胃结肠干；二是向头侧裸化肠系膜上静脉，在胰腺下缘及距胰腺下缘向头侧 2cm 的范围内可发现胃结肠静脉干在右侧或右前侧汇入肠系膜上静脉。

（2）因为胃结肠静脉干汇入肠系膜上静脉处也是容易撕裂的地方，而且损伤后止血难度大，所以游离胃结肠干时牵拉肠系膜力量要适中。

4. 处理中结肠血管并清扫淋巴结　行根治性扩大右半结肠切除时，由根部离断中结肠动静脉，并清扫周围淋巴结（图 4-2-9、图 4-2-10）。标准右半结肠切除时，沿中结肠血管根部向肠侧游离至发出左右分支，从根部离断中结肠动静脉右支并清扫周围淋巴结。处理中结肠血管后顺势沿胰腺表面向两侧切开横结肠系膜，进入小网膜囊，暴露胃后壁。

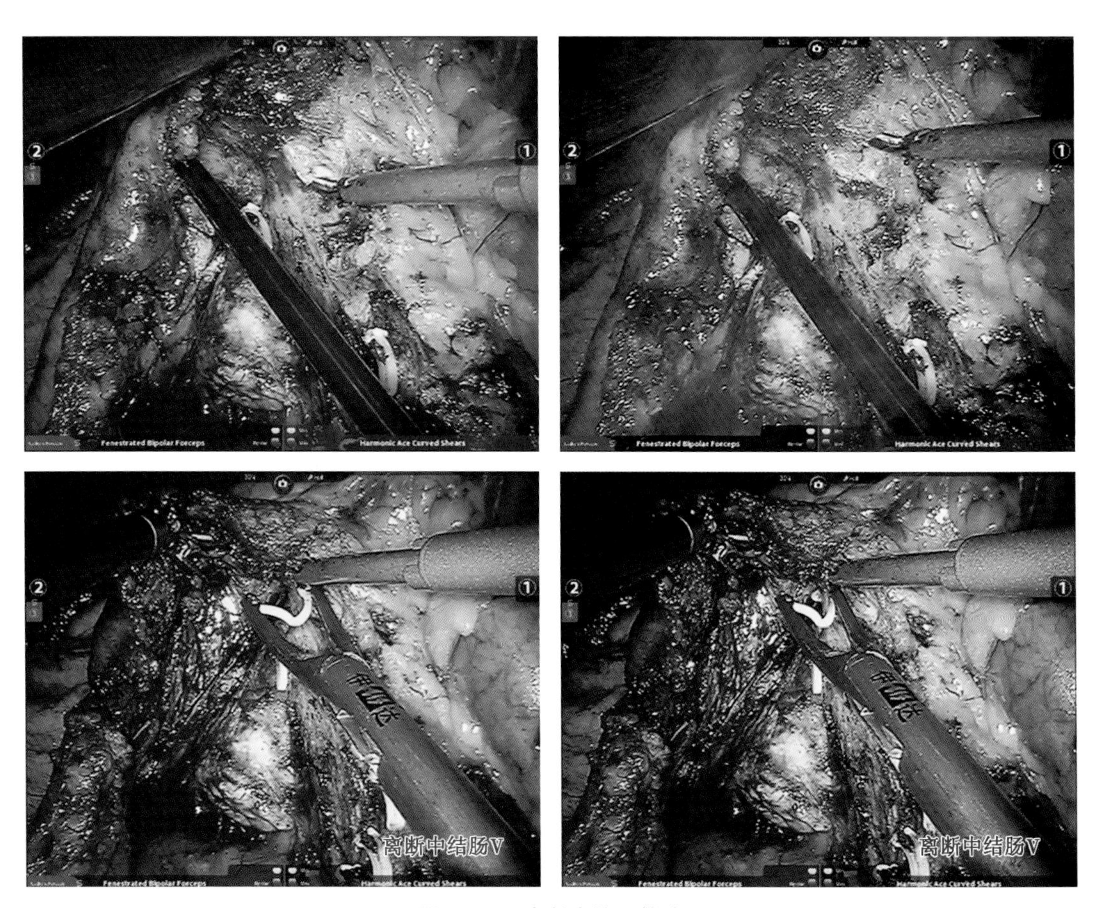

图 4-2-9　离断中结肠静脉

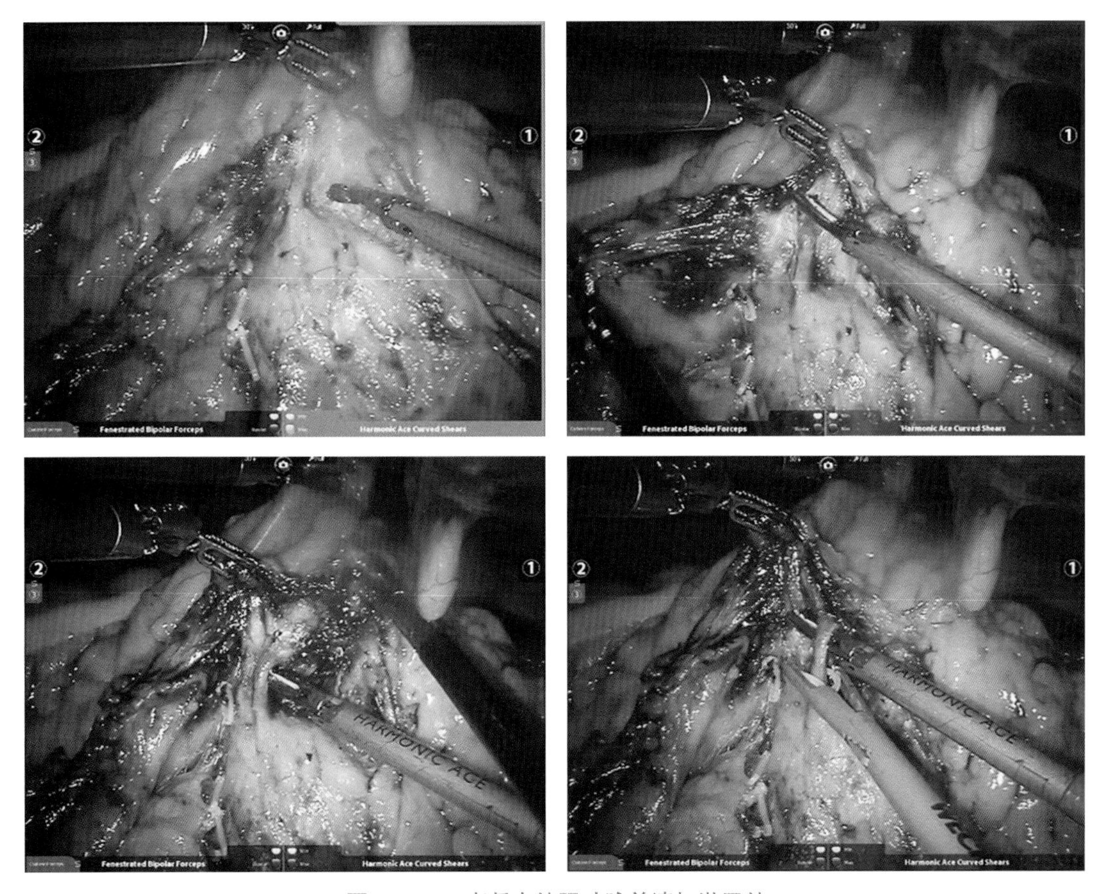

图 4-2-10　离断中结肠动脉并清扫淋巴结

技术要点

(1) 机器人腹腔镜下定位中结肠血管主要有三个方法：①拉紧横结肠系膜，显露中结肠血管蒂；②沿着肠系膜上静脉和动脉向头侧解剖；③以胰颈下缘为标志。

(2) 将上腹部作为观察重点，注意以肝或胰为参照物，保持术野水平。

(3) 解剖中结肠血管的关键技巧是张紧中结肠血管蒂，切开横结肠及小肠系膜根交界处腹膜，先于左侧进入小网膜囊，使中结肠血管蒂游离容易控制。

(4) 用无创抓钳向头侧腹侧牵拉中结肠血管蒂，使中结肠血管接近垂直，双极钳于中结肠血管蒂右侧牵拉横结肠系膜，将横结肠系膜展平拉紧，充分暴露中结肠血管的走行方向。

5. 处理胃网膜右动静脉并清扫幽门下淋巴结（图 4-2-11）　只有行扩大右半结肠切除时，才需要解剖离断胃网膜右动静脉。胃网膜右静脉多与右结肠静脉及胰十二指肠上前静脉汇成胃结肠干，分离开结肠系膜与胃系膜之间的融合间隙后，暴露胃网膜右静脉，离断根部。由胰头下缘过渡到胰头表面，向右前方小心解剖出胃网膜右动脉并向近心端游离，于幽门下方胃十二指肠动脉起源处离断，同时清扫周围淋巴结。

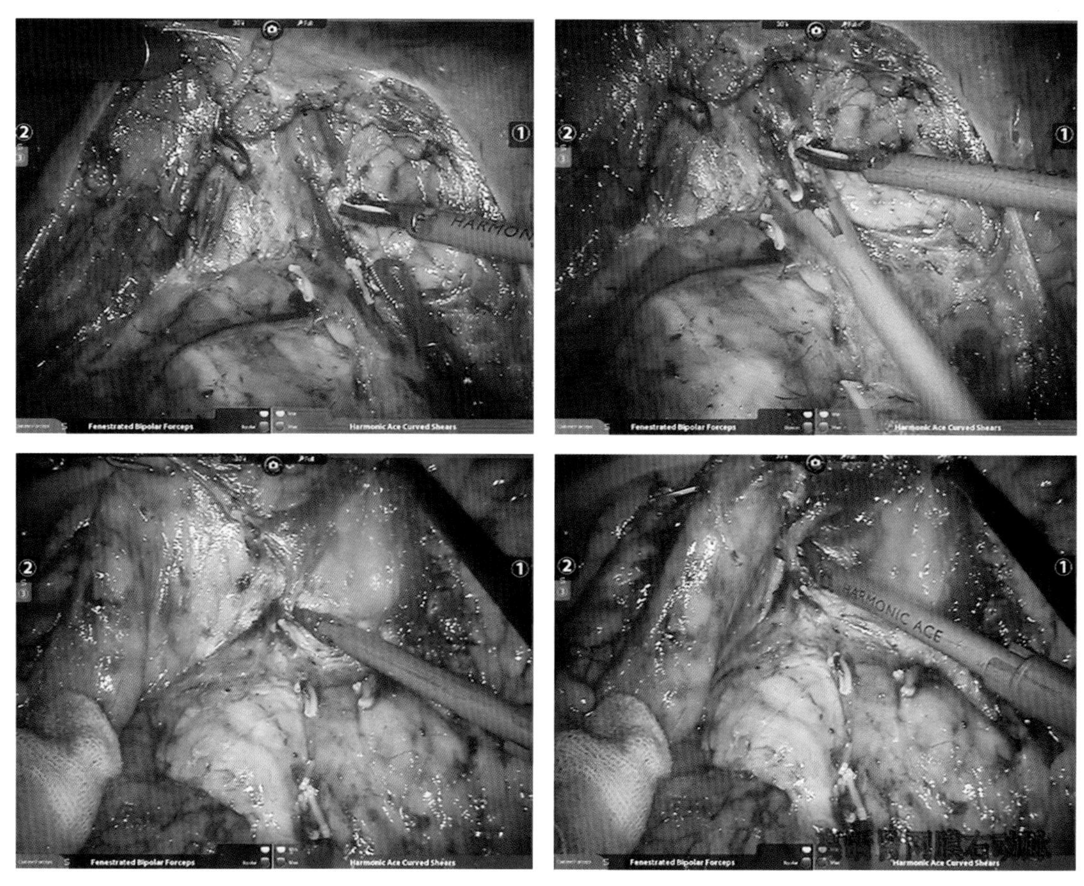

图 4-2-11　处理胃网膜右动静脉并清扫幽门下淋巴结

技术要点

（1）以胰腺为参照物，保持胰腺水平，将颈部及幽门下区置于术野中央。

（2）胃网膜右静脉多与右结肠静脉及胰十二指肠上前静脉汇成胃结肠静脉干，在显露胃结肠静脉干时已经可以看到胃网膜右静脉根部，但由于结肠系膜覆盖于胃系膜上，致使中结肠血管多位于胃网膜右静脉浅面，需离断中结肠血管后继续分离开结肠系膜与胃系膜之间的融合间隙，才能较好地暴露胃网膜右静脉，以方便于根部离断。动脉根部多位于静脉右上方的胰头上缘处，因此以胃网膜右静脉为标志，由胰头下缘过渡到胰头表面寻找胃网膜右动脉。解剖暴露胃网膜右静脉后沿胰颈下缘过渡至胰头表面，此时主刀医师要注意辨认胰腺，认准胰前间隙，逐步向十二指肠及胃窦方向解剖，避免进入胰后间隙或切入胰腺组织内引起出血或胰瘘。

（三）右半结肠周围游离

以回盲部为标志，寻找小肠系膜根部在右髂窝内附着处。于薄弱处切开小肠系膜，与右结肠后间隙贯通。由回盲部开始切开结肠系膜与腹膜愈着形成的“黄白交界线”直至肝曲（图 4-2-12）。同时紧贴升结肠及其系膜背侧表面向头侧及中线侧游离，使其与上述右结肠后间隙完全贯通。

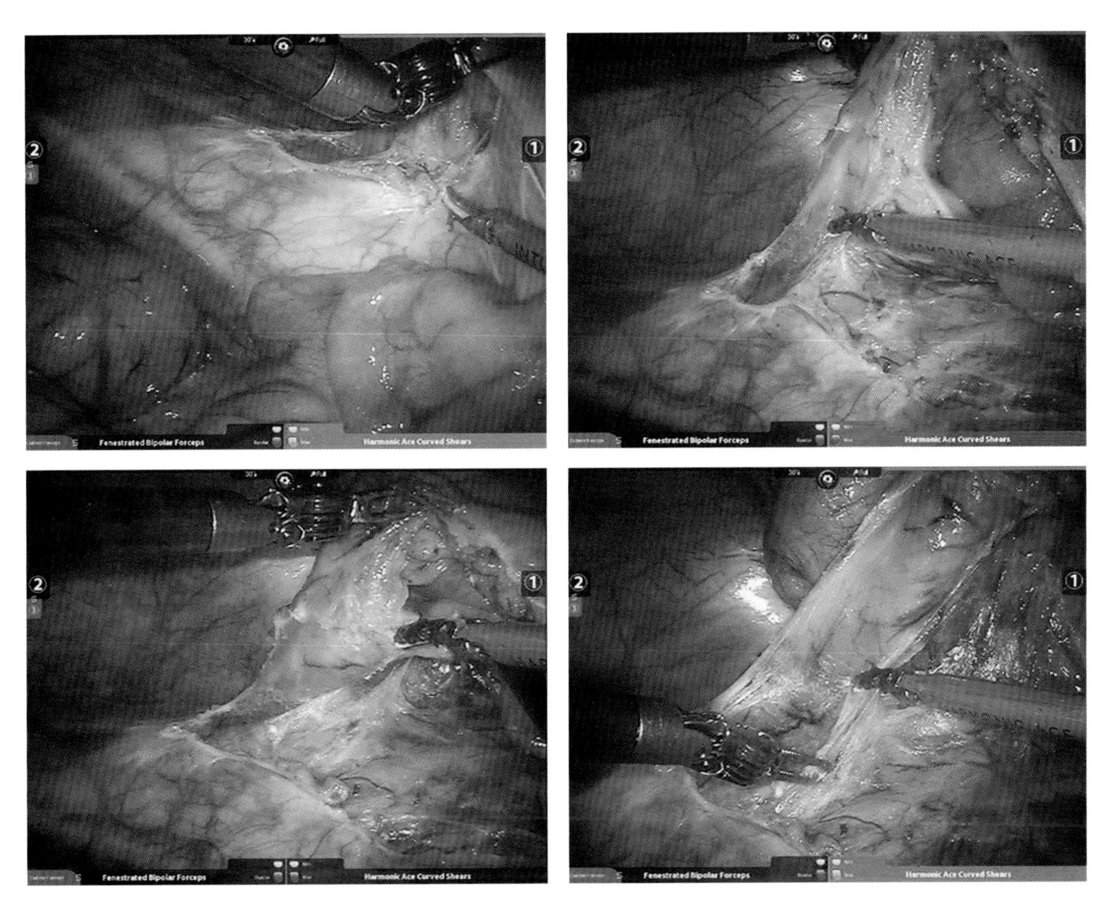

图 4-2-12 右半结肠周围游离

技术要点

结肠周围游离的关键在于维持正确的解剖层面，做到完整系膜切除。游离升结肠外侧时，助手协助主刀医师一起将回盲部及升结肠向患者头侧左上方牵拉；游离小肠系膜时，助手协助主刀医师一起将回盲部及阑尾向头侧并腹侧牵拉。目的均是保持良好张力，使游离快速、准确。但牵拉过程中要注意用力均匀适中，找准 Toldt 间隙的融合白线，保持结肠系膜及肾前筋膜光滑完整，避免腹膜后的结构被牵起而破坏肾前筋膜、损伤右侧输尿管及肾。

（四）游离结肠肝曲

若行标准右半结肠根治性切除术，则于胃大弯侧中点血管弓外无血管区剪开胃结肠韧带，进入小网膜囊。向右侧继续切断胃结肠韧带，沿胃系膜及结肠系膜之间的融合间隙将二者分开，注意保护胃网膜右血管。可以看到右结肠后间隙与横结肠后间隙贯通。继续向右侧游离直至离断肝结肠韧带与外侧切口会师。若行扩大右半结肠根治性切除术，则紧贴胃大弯胃网膜血管弓内的无血管区切开胃结肠韧带，进入小网膜囊（图 4-2-13）。分开横结肠系膜与胃后壁的粘连，向右侧切断走向胃大弯的胃网膜血管分支，清除幽门下淋巴结。可以看到右结肠后间隙与横结肠后间隙贯通。继续向右侧延长切口直至离断肝结肠韧带与外侧切口会师。

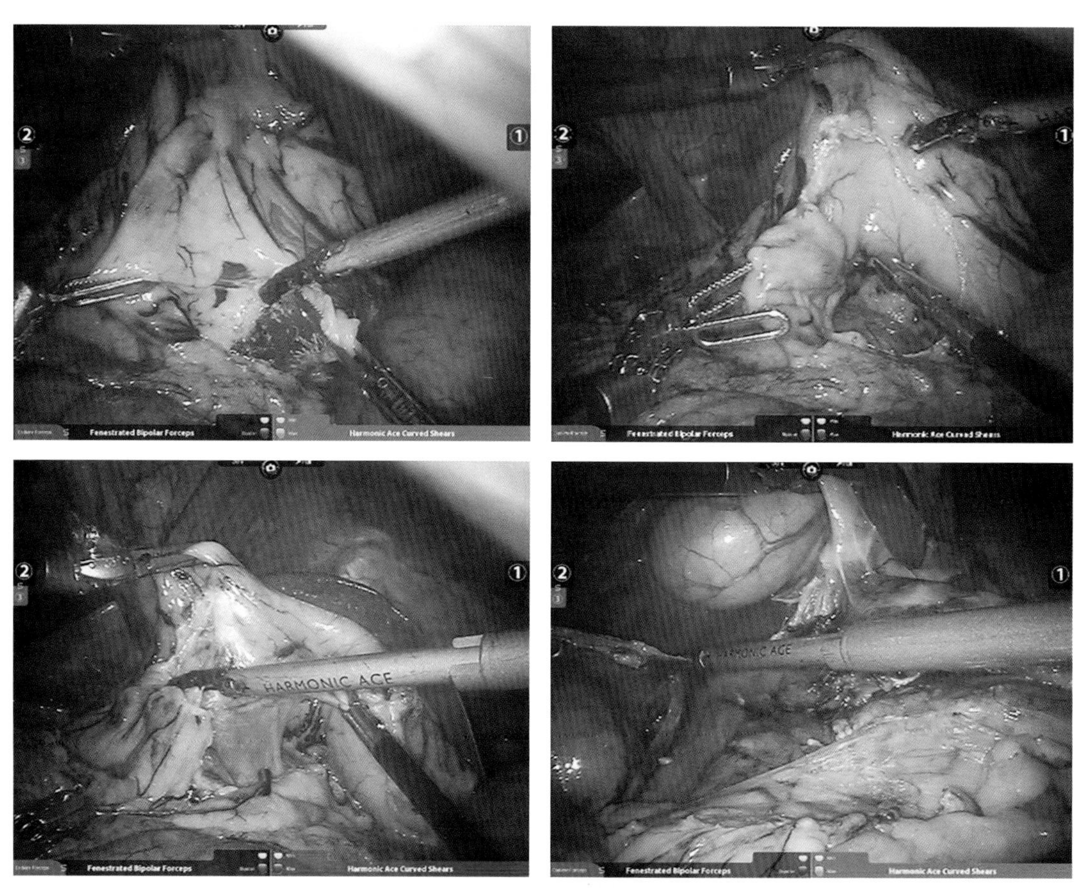

图 4-2-13　胃结肠韧带的游离

技术要点

（1）将上腹部作为观察重点，注意以肝或胰为参照物，保持术野水平。此时的操作以网膜切割为主，超声刀激发形成的水雾多，且无太多细节操作，持镜手要注意适当退镜观察，保持镜面清晰。

（2）行标准根治性右半结肠切除时剪开胃结肠韧带进入小网膜囊后，准确找到胃系膜与结肠系膜之间的融合间隙并将其分开是这一步骤的难点。

(3) 剪开横结肠系膜后要尽快与前面解剖的右结肠后间隙会师，以后方间隙为指引可达到事半功倍的效果。

(4) 腹腔内的游离结束后，主刀医师用弹簧钳控制盲肠，以便开腹后取出标本。

(五) 标本取出及肠切除吻合

取绕脐腹部正中长 5～8cm 切口。保护套保护腹壁切口。预定切除线位于横结肠距肿瘤 10cm 以上肠段和回肠末端 10cm 处。将预切除线近端小肠及远端横结肠肠壁靠拢，游离肠系膜后根据术者习惯选择肠管端端、端侧或侧侧吻合，间断缝合浆肌层加固吻合口。检查吻合口后将肠管放回腹腔内。

1. 端端吻合　用可吸收线间断全层缝合双侧肠管断端，间断缝合浆肌层加固吻合口。

2. 端侧吻合　根据肠管大小选择管状吻合器型号。回肠残端放置抵钉座，在预吻合横结肠近端 5cm 处切开横结肠，对系膜缘肠壁置入管状吻合器，将回肠残端抵钉座与吻合器中心杆对接锁定，完成吻合后退出。

3. 侧侧吻合（图 4-2-14）　将预吻合横结肠和回肠靠拢，在对系膜缘切开各自肠壁，置

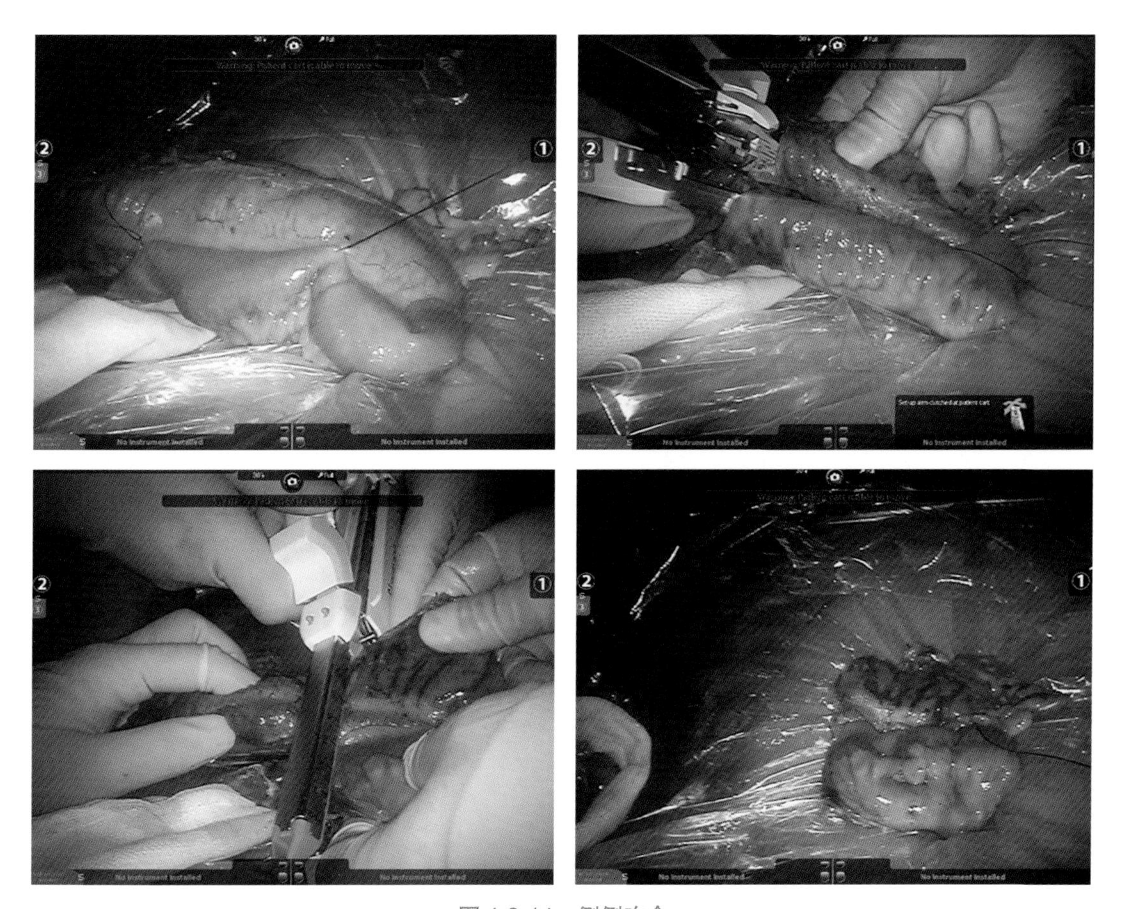

图 4-2-14　侧侧吻合

入直线切割闭合器，进行侧侧吻合。退出切割闭合器后要注意检查吻合口是否通畅和是否有活动性出血。再次用直线切割闭合器切除手术标本。

（六）关腹

逐层关闭辅助切口后重建气腹，按正常解剖结构理顺肠管。冲洗腹腔，检查术野有无活动性出血和可吸收夹是否松动、检查有无异物残留。沿右结肠旁沟于肝肾隐窝处放置腹腔引流管（视频 7、视频 8）。

视频 7　中间入路机器人辅助根治性扩大右半结肠切除术的系膜游离和淋巴结清扫

视频 8　中间入路机器人辅助根治性扩大右半结肠切除术的消化道重建（侧侧吻合）

十、术后处理

1. 术后常规使用抗生素　预防性用药：术后一般不超过 2 天，可选用第二代头孢菌素类抗生素；治疗性用药：当患者出现白细胞升高、发热、腹部体征等表现时，可先经验性用药，必要时联合用药，同时进行细菌培养，依培养结果调整用药。

2. 疼痛评估　评估患者术后疼痛情况，包括疼痛的性质、时间和方式，并给予相应处理。

3. 休息与活动　麻醉清醒后血压平稳取低半卧位；肺功能锻炼（深呼吸运动，定时翻身拍背）；卧床期间行踝泵运动；术后第 2 天开始下床活动，随后逐渐增加活动量。

4. 管道管理　妥善固定，保持通畅；观察记录引流液的颜色、性质、量、气味；定期更换引流袋；术后第 2 天拔除尿管；术后进食 3 天后，若腹腔引流管引流量无明显变化且低于 50ml/d，可考虑拔除。

5. 饮食管理　排气后开始进流质饮食，逐步过渡到半流质饮食，直至正常饮食；住院期间以肠外营养为主，肠内营养为辅，逐步过渡。

第三节　全机器人（扩大）右半结肠癌根治术

治疗右半结肠癌的机器人术式主要包括完全右半结肠切除术、机器人辅助右半结肠切除术等。2005 年前后，部分外科医师对完全腹腔镜术式治疗右半结肠癌持反对观点，因为他们认为手术耗时更长、花费更大。然而在随后几年，随着经自然腔道取标本手术（Natural orifice specimen extraction surgery，NOSES）、机器人系统手术等技术的开展，完全机器人结肠切除术治疗右半结肠癌再次引起关注。完全机器人技术在结直肠癌的应用并不是全新的概念，但在右半结肠癌手术中机器人辅助手术相对较少，其主要原因在于大部分术者顾虑于腔内吻合的安全性。但国内外数位学者的研究已证实了腹腔内吻合的安全性，肥胖亦不是腹腔内吻合的禁忌，而且机器人的缝合优势使得结肠与小肠的吻合变得容易。肿瘤标本的取出则经由脐下扩张trocar切口完成，并有以下优点：①没有额外的皮肤切口，脐下略呈圆弧的扩张trocar孔更加微创和美观，降低了相关并发症的发生率。②全部操作在体腔内完成，不需将肠管提出体外，术中不必游离过多的肠管。③通过标本袋移出标本，降低了肿瘤细胞腹腔内及切口种植的可能，并降低了切口感染性并发症的发生率。完全机器人技术应用于右半结肠癌根治术对术者操作技巧及团队合作提出了更高要求，在手术实践过程中也有些操作细节需要注意：①小肠游离度大，侧侧吻合时将回肠断端、横结肠断端共同置于左中上腹，可有效避免吻合时对横结肠的牵拉；②回肠、横结肠开口宜选在对系膜缘，可有效避免腔镜用直线切割闭合器击发时误切肠系膜造成的肠管血供不足或肠脂垂血肿形成；③回肠、横结肠断端开口不宜过大，以能插入直线切割闭合器为限；④可先用剪刀将含钛钉的肠管剪开再用超声刀扩大，可避免钛钉对超声刀造成的损伤。

一、适应证

适应证同第四章第二节。

二、禁忌证

禁忌证同第四章第二节。

三、术前准备

术前准备同第四章第二节。

四、机器人专用器械

机器人专用器械同第四章第二节。

五、患者体位和麻醉

患者体位和麻醉同第四章第二节。

六、套管数量和位置

套管数量和位置同第二章第二节。

七、机器人车的定泊与手术室的布局

机器人车的定泊与手术室的布局同第四章第二节。

八、切除范围

切除范围同第四章第二节。

九、手术步骤

目前，全机器人（扩大）右半结肠癌根治术腔内吻合方式主要有三种。机械臂操作孔 R1 更换为机器人专用持针器。

1. 腔内端侧吻合　将预吻合横结肠和回肠靠拢，并用 3-0 可吸收线缝合固定（图 4-3-1），用腔镜切割闭合器封闭并离断远侧回肠（图 4-3-2），切开预吻合处横结肠，机器人下用倒刺线手工缝合，行端侧吻合（图 4-3-3），吻合完成后腔镜切割闭合器离断近端结肠（图 4-3-4，视频 9）。

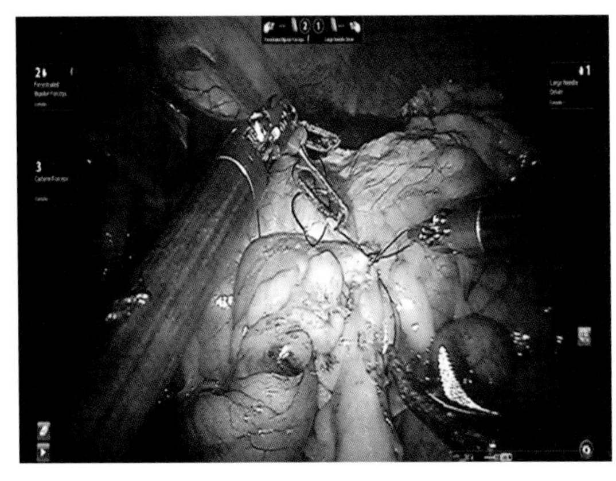

图 4-3-1　靠拢横结肠和回肠

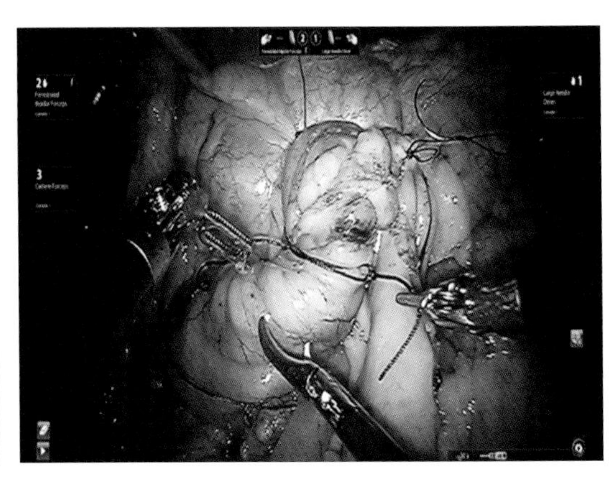

图 4-3-2　离断远侧回肠

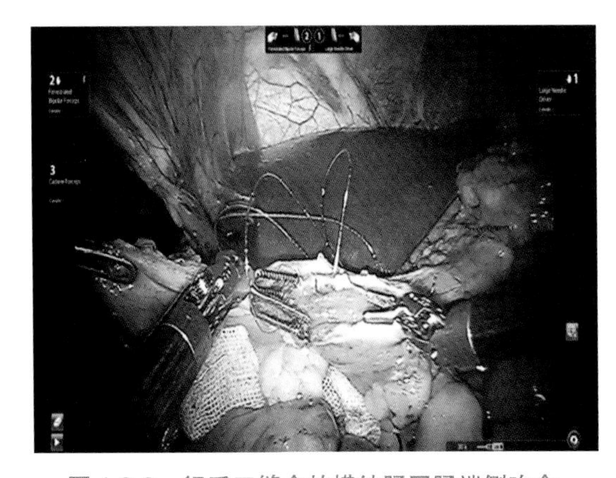

图 4-3-3　行手工缝合的横结肠回肠端侧吻合

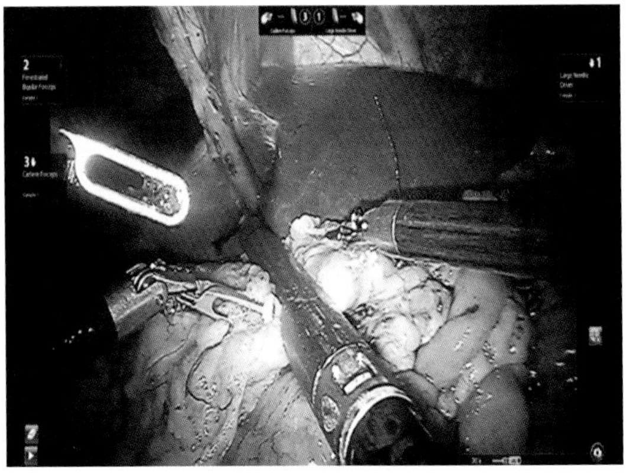

图 4-3-4　离断近端结肠

视频 9　全机器人扩大右半结肠癌根治术的消化道重建（端侧吻合）

2. 腔内侧侧吻合

（1）器械吻合：将预吻合横结肠和回肠靠拢，在对系膜缘切开各自肠壁，置入腔镜切割闭合器（60mm），进行横结肠回肠侧侧吻合（图 4-3-5），倒刺线连续缝合关闭共同开口。再用腔镜切割闭合器分别离断横结肠（图 4-3-6）和回肠（视频 10）。

（2）机器人下缝合：将预吻合横结肠和回肠靠拢（图 4-3-7），并用 3-0 可吸收线缝合固定，在对系膜缘切开各自肠壁，用倒刺线手工缝合（图 4-3-8），缝合完成后分别用腔镜切割闭合器离断回肠和横结肠（视频 11）。

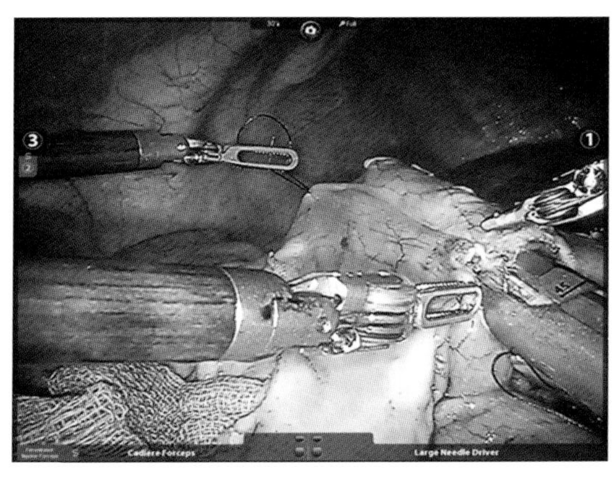

图 4-3-5　行器械辅助下的横结肠回肠侧侧吻合

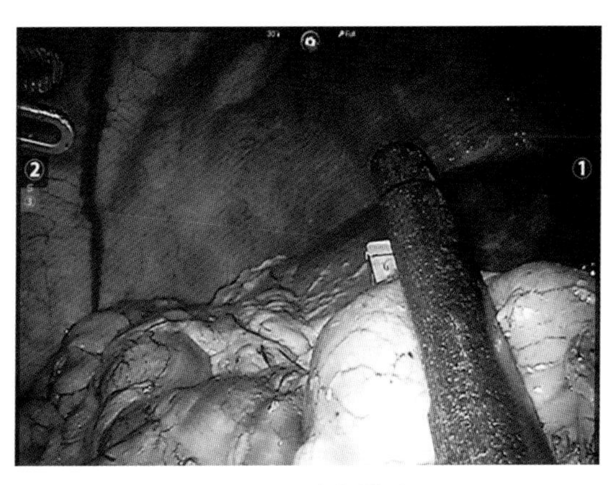

图 4-3-6　离断横结肠

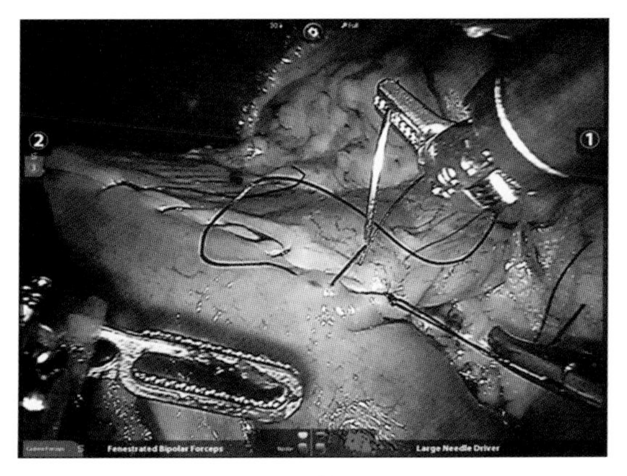

图 4-3-7　靠拢横结肠和回肠

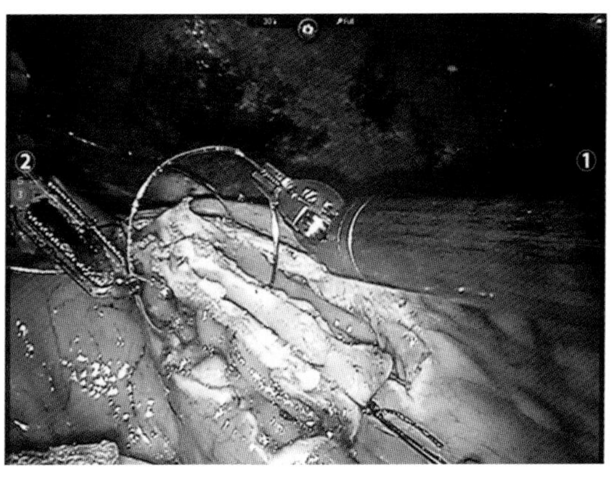

图 4-3-8　行手工缝合的横结肠回肠侧侧吻合

视频 10　全机器人扩大右半结肠癌根治术的消化道重建（侧侧吻合；器械吻合）

视频 11　全机器人扩大右半结肠癌根治术的消化道重建（侧侧吻合；手工缝合）

3. 腔内端端吻合 用腔镜切割闭合器分别离断回肠及横结肠，用倒刺线连续全层缝合双侧肠管断端，3-0 可吸收线间断缝合浆肌层加固吻合口（图 4-3-9，视频 12）。

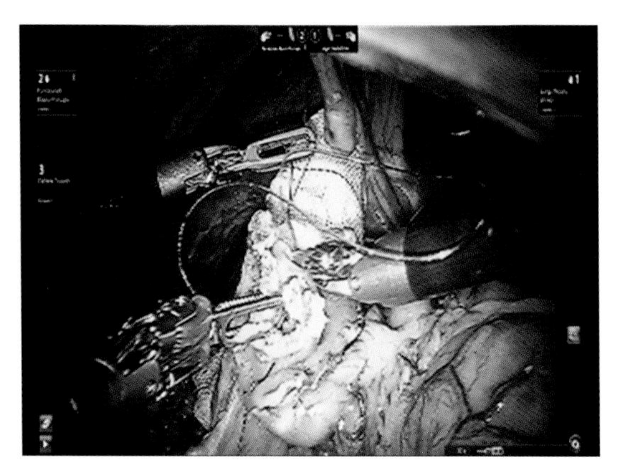

图 4-3-9 行手工缝合的横结肠回肠端端吻合

视频 12 全机器人扩大右半结肠癌根治术的消化道重建（端端吻合）

十、术后处理

术后处理同第四章第二节。

第四节 机器人辅助左半结肠癌根治术

机器人辅助左半结肠癌根治术是机器人左半结肠癌手术中最早开展的，同时也是现在最常见的一种手术方式。至今，机器人辅助左半结肠切除术已逐渐在开展。目前的回顾性研究结果提示，机器人辅助左半结肠切除术的安全性已得到肯定；在长期结局方面，机器人辅助左半结肠切除术的相关研究较少。机器人辅助左半结肠切除术的疗效有待更多大型前瞻性临床研究验证。

一、适应证

适用于横结肠近脾曲癌、降结肠癌和乙状结肠上段恶性肿瘤。

二、禁忌证

1. 肿瘤巨大和 / 或周围组织广泛浸润。

2. 左半结肠癌的急诊手术(如急性肠梗阻、穿孔等)。
3. 腹腔严重粘连。
4. 重度肥胖。
5. 全身情况不良,虽经术前治疗仍不能纠正者。
6. 有严重心、肝、肾疾患不能耐受手术者。

三、术前准备

术前准备同第四章第二节。

四、机器人专用器械

机器人专用器械同第四章第二节。

五、患者体位和麻醉

患者取仰卧位,头高足低,右倾。

六、套管数量和位置

手术常用 5 枚 trocar。镜头孔 C:置于脐右上 3～4cm 处;机械臂操作孔 R1:右侧麦氏点;机械臂操作孔 R2:剑突下方 3～4cm,中线稍偏右侧,必须位于横结肠上方;机械臂操作孔 R3:耻骨联合上方 3～4cm 中线处;辅助孔 A:右锁骨中线外侧,镜头孔和机械臂操作孔 R2 中间的水平位置(图 4-4-1)。

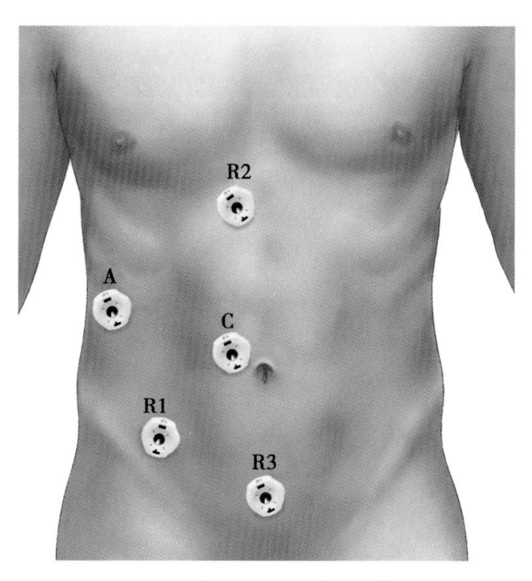

图 4-4-1 套管分布和位置

七、机器人车的定泊与手术室的布局

机器人车的定泊与手术室的布局见图 4-4-2。

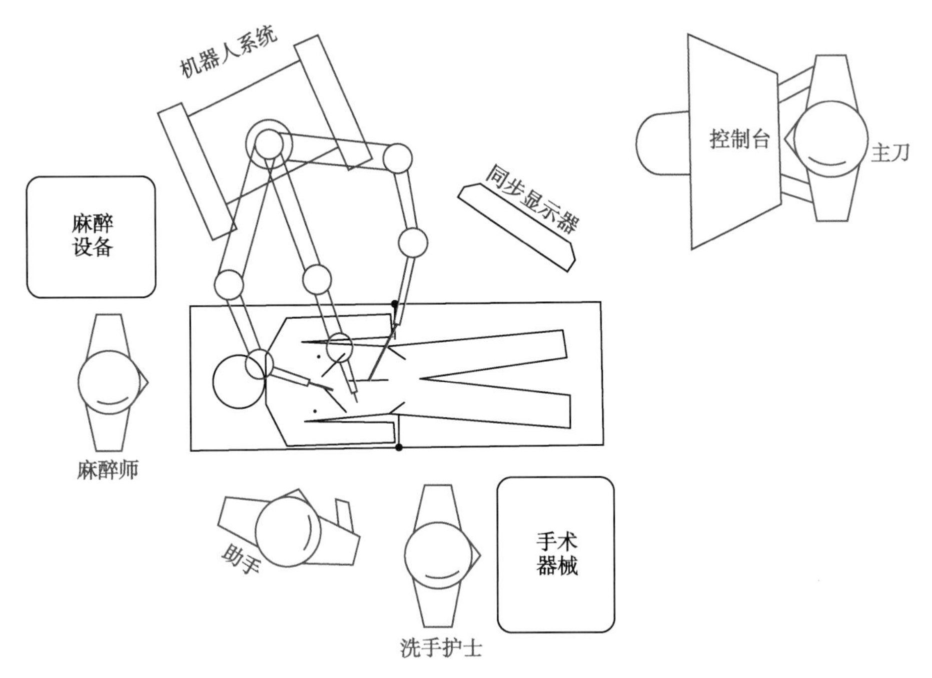

图 4-4-2 机器人车的定泊与手术室的布局

八、切除范围

切除范围包括乙状结肠、降结肠、横结肠脾曲、左半横结肠及其系膜。同时切除肠系膜下动脉的所属区，以及腹主动脉旁和髂动脉处的淋巴结，行横结肠与乙状结肠下端或直肠上端吻合。

九、手术步骤

手术步骤遵循由内向外、由下至上、先处理血管和非接触肿瘤的原则。

（一）腹腔探查

建立气腹后，先用腹腔镜进行腹腔探查，确定肿瘤部位，以及有无淋巴结、腹腔转移等情况。如肿瘤无腹腔等远处转移，接着安装好机械臂，开始手术。

（二）显露术区

建议采用中间入路。助手经辅助孔用芭比钳将小肠、大网膜移至右下腹，暴露手术区域。

（三）左半结肠的内侧游离

从腹主动脉的左侧开始，打开结肠系膜，进入左结肠后间隙（图 4-4-3）。左结肠后间隙的拓展由内往外进行，拓展至左结肠后间隙的边界（图 4-4-4）。沿腹主动脉先由下往上，分离左结肠血管及乙状结肠血管的1～2分支(图4-4-5),然后由下往上,分离中结肠血管的左支(图4-4-6)。清扫系膜淋巴结,在根部位置夹闭并离断血管。

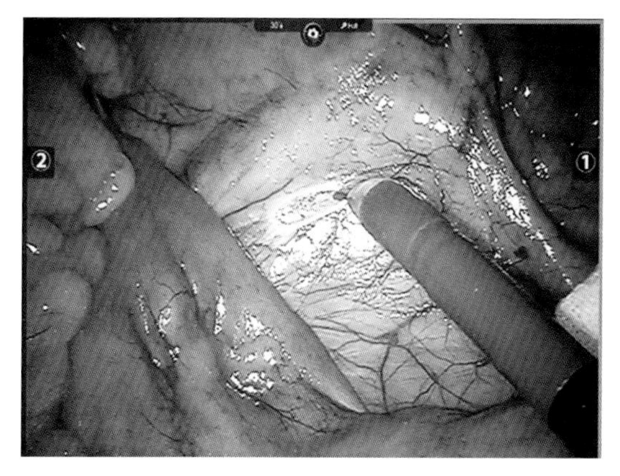
图4-4-3　进入左结肠后间隙

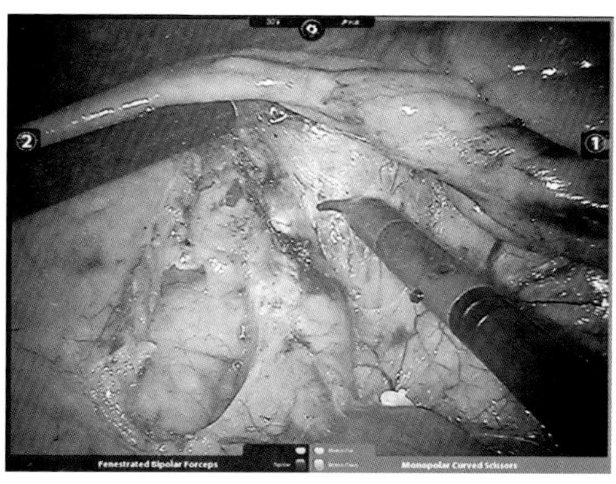

图4-4-4　拓展左结肠后间隙

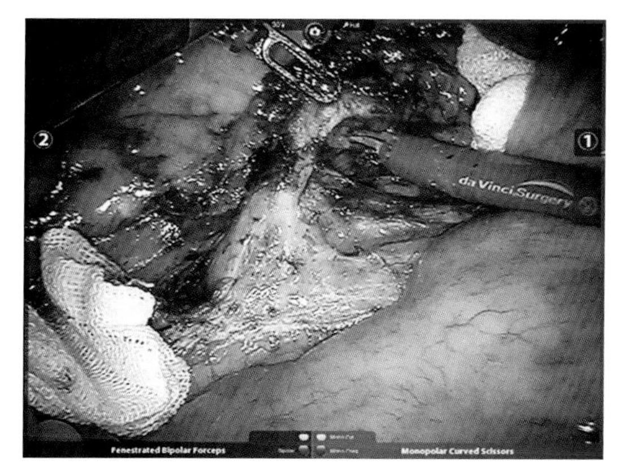

图4-4-5　分离乙状结肠血管

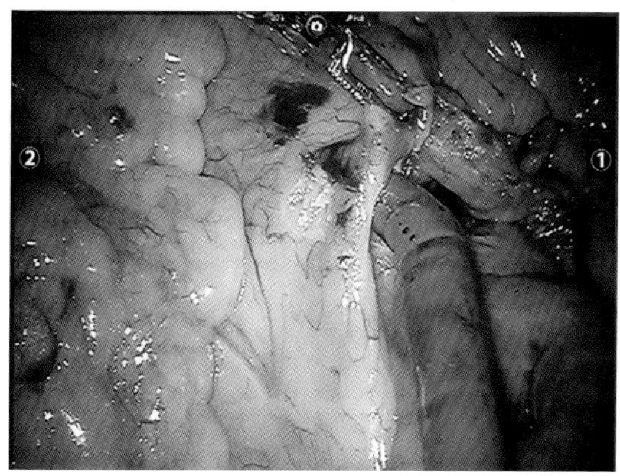
图4-4-6　分离中结肠血管的左支

(四)左半结肠的外侧游离

在左结肠旁沟,由下往上,切开乙状结肠、降结肠外侧腹膜,直到结肠脾曲,与左结肠后间隙贯通。注意保护左侧输尿管。

在胃大弯中部血管弓外切开胃结肠韧带,进入左结肠后间隙。由中央往左侧游离,完全游离脾曲(视频13)。

视频13　机器人辅助左半结肠癌根治术的淋巴结清扫和系膜游离

（五）标本取出及肠切除吻合

取长 6～8cm 左侧经腹直肌切口。放置保护套。预定切除线位于距离肿瘤 10cm 以上结肠肠段处。将预切除线近端横结肠及远端乙状结肠或直肠壁靠拢，游离肠系膜后根据术者习惯选择肠管端侧或侧侧吻合，间断缝合浆肌层加固吻合口。检查吻合口后将肠管放回腹腔内（视频 14）。

视频 14　机器人辅助左半结肠癌根治术的消化道重建（侧侧吻合）

（六）关腹

逐层关闭辅助切口后重建气腹，按正常解剖结构理顺肠管。冲洗腹腔，检查术野有无活动性出血和可吸收夹是否松动。检查有无异物残留。沿左结肠旁沟于脾肾隐窝处放置腹腔引流管。

十、术后处理

术后处理同第四章第二节。

第五节　机器人结肠手术后相关并发症及处理

机器人结肠手术后并发症发生率较多，除腹部手术后相关并发症外，吻合口相关并发症是其主要特殊的并发症，本节主要介绍吻合口相关并发症。

一、吻合口瘘

吻合口瘘是结直肠癌手术的严重术后并发症之一，主要原因是闭合切割器、吻合器使用不当或规格不适合，当然还包括吻合口血供差、吻合口张力大、术后肠腔压力大等，除正确使用闭合切割器外，处理肠系膜下血管时，保留左结肠动脉有时是必要的。吻合口有张力时，游离脾曲会在一定程度上得到松解。手术后 2～3 天坚持扩肛，有助于降低闭袢性肠腔内压力，进而保护吻合口，预防吻合口瘘的发生。

二、吻合口出血

术后吻合口出血发生的主要原因依然是吻合器使用不当。术中用吻合器时，应将包埋钉码的近端肠管周围尽量游离清晰，在直视下检查吻合口有无活动性出血。

三、吻合口狭窄

吻合口狭窄也是结肠癌手术常见的并发症，吻合口瘘、吻合口旁感染或吻合口局部缺血均可造成术后狭窄。轻度狭窄不需要特殊治疗处理，依靠粪便本身具有的扩张作用，可自行缓解。对较为严重的狭窄需予以必要的治疗。可经肠镜下使用球囊扩张器进行扩张。若经上述非手术方法处理无效，或在扩张过程中出现吻合口撕裂，即可能需再次手术，切勿盲目保守治疗。

（江群广）

参考文献

[1] BAE S U，JEONG W K，BAEK S K. Robotic complete mesocolic excision and intracorporeal anastomosis using a robotic stapler for right-sided colon cancer with reduced-port access[J] .Dis Colon Rectum，2017，60（4）：456.

[2] SHAW D D，WRIGHT M，TAYLOR L，et al. Robotic colorectal surgery learning curve and case complexity[J]. J Laparoendosc Adv Surg Tech A，2018，28（10）：1163-1168.

[3] MIRNEZAMI A H，MIRNEZAMO R，VENKASTASUBRAMANIAM A K，et al. Robotic colorectal surgery：hype or new hope? A systematic review of robotics in colorectal surgery[J] .Colorectal Dis，2010，12（11）：1084-1093.

[4] FRANCHINI M，ARMANDO G，PANDINI R V，et al. The use of new technologies in facilitating treatment in synchronous colorectal cancer：A Robotic Right Colectomy with Complete Mesocolic Excision and Local Transanal Resection – a video vignette[J]. Colorectal Dis，2020，22（5）：596.

[5] OZBEN V，DE M C，ESEN E，et al. Is Robotic Complete Mesocolic Excision Feasible for Transverse Colon Cancer?[J]. J Laparoendosc Adv Surg Tech A，2018，28（12）：1443-1450.

[6] IOANIDIS A，KONTZOGLOU K，KOURAKLIS G，et al. Short-term outcomes in patients with colon cancer treated with robotic right colectomy[J]. J BUON，2018，23（2）：317-321.

[7] ANDOLFI C，UMANSKIY K. Appraisal and Current Considerations of Robotics in Colon and Rectal Surgery[J]. J Laparoendosc Adv Surg Tech A，2019，29（2）：152-158.

[8] BLUMBERG D. Robotic colectomy with intracorporeal anastomosis is feasible with no operative conversions during the learning curve for an experienced laparoscopic surgeon developing a robotics program[J]. J Robot Surg，2019，13（4）：545-555.

[9] BAE S，BAE S J，HUR H，et al. Robotic left colon cancer resection：a dual docking technique that maximizes splenic flexure mobilization[J]. Surg Endosc，2015，29（6）：1303-1309.

[10] JU T，HASKINS I N，KUANG X，et al. Robotic Right Colectomy for Colon Cancer：Comparison of Outcomes from a Single Institution with the ACS-NSQIP Database[J]. J Laparoendosc Adv Surg Tech A，2019，29（1）：40-44.

[11] OZBEN V，BACA B，ATASOY D，et al. Robotic complete mesocolic excision for right-sided colon cancer[J].

Surg Endosc，2016，30（10）：4624-4625.

[12] JUNG K U，PARK Y，LEE K Y，et al. Robotic transverse colectomy for mid-transverse colon cancer：surgical techniques and oncologic outcomes[J]. J Robot Surg，2015，9（2）：131-136.

[13] 李太原，江群广. 机器人辅助腹腔镜右半结肠癌扩大根治术的应用现状 [J]. 中华腔镜外科杂志（电子版），2017，10（6）：335-338.

[14] BAE S U，JEONG W K，BAEK S K. Robot-assisted colectomy for left-sided colon cancer：comparison of reduced-port and conventional multi-port robotic surgery[J]. J Laparoendosc Adv Surg Tech A，2017，27（4）：398-403.

[15] BAE S U，YANG S Y，MIN B S. Totally robotic modified complete mesocolic excision and central vascular ligation for right-sided colon cancer：technical feasibility and mid-term oncologic outcomes[J]. Int J Colorectal Dis，2019，34（3）：471-479.

[16] MIRKIN K A，KULAYLAT A S，HOLLENBEAK C S，et al. Robotic versus laparoscopic colectomy for stage Ⅰ～Ⅲ colon cancer：oncologic and long-term survival outcomes[J]. Surg Endosc，2018，32（6）：2894-2901.

[17] 李宇轩，李松岩，杨宇，等. 达芬奇机器人与腹腔镜结肠癌根治术围术期指标比较 [J]. 解放军医学院学报，2018，39（4）：271-274.

[18] 李太原，刘东宁. 基于膜解剖的完全机器人右半结肠癌的根治与重建 [J]. 中华腔镜外科杂志（电子版），2017，10（5）：283-285.

[19] MARTIN R，HSU J，SOLIMAN M K，et al. Incorporating a Detailed Case Log System to Standardize Robotic Colon and Rectal Surgery Resident Training and Performance Evaluation[J]. J Surg Educ，2019，76（4）：1022-1029.

第五章

机器人直肠肛管手术

第一节 概 述

一、直肠临床解剖概要

（一）直肠的位置与形态

直肠位于盆腔后部，上平第3骶椎高度接乙状结肠，向下穿盆膈延续为肛管。成人的直肠平均长约15cm，其下段肠腔明显膨大称直肠壶腹。直肠并不直，在矢状面上有两个弯曲，上部凸向前的弯曲与骶骨曲度一致，称骶曲；在下部绕尾骨尖的向后弯曲，称会阴曲。在冠状面直肠尚有左、右、左的侧弯曲。行内镜检查时，应注意这些弯曲，缓慢推进，以免损伤肠壁。

（二）直肠的毗邻

直肠的后面借疏松结缔组织与骶、尾骨和梨状肌邻接，在疏松结缔组织内除骶正中血管、骶外侧血管、骶静脉丛外，还有出骶前孔的骶、尾神经前支，骶交感干及奇神经节等。直肠前面的毗邻有明显的性别差异，在男性，直肠上部隔直肠膀胱陷凹与膀胱底上部和精囊相邻，如直肠膀胱陷凹中有炎性液体，常用直肠指检以帮助诊断，有时可穿刺或切开直肠前壁进行引流。直肠下部（即腹膜返折以下）借腹膜会阴筋膜（迪氏筋膜，Denonvillier's fascia）与膀胱底下部、前列腺、精囊、输精管壶腹及输尿管盆部相邻。在女性，直肠上部隔直肠子宫陷凹与子宫及阴道穹后部相邻。临床中，常以直肠子宫陷凹作为解剖标志行阴道后壁切开，行经阴道标本取出的腹腔手术。直肠下部借直肠阴道隔与阴道后壁相邻。直肠两侧的上部为腹膜形成的直肠旁窝，两侧的下部（腹膜以下）与盆丛，直肠上动、静脉的分（属）支，直肠侧韧带及肛提肌等邻近。

（三）直肠内面观

直肠腔内见由黏膜和环行平滑肌形成的半月形横向皱襞，称直肠横襞（transverse fold of rectum），一般有三条：上直肠横襞位于乙状结肠与直肠交界附近的左侧壁，距直肠齿状线约15cm；中直肠横襞最大且恒定，位于直肠右前壁，相当于腹膜返折线的高度，距直肠齿状线约8cm，此横襞具有解剖定位意义，临床常用于经直肠腹膜腔操作定位；下直肠横襞多位于左侧壁，距直肠齿状线6cm。在进行直肠腔内操作时，常利用横襞来进行位置定位（图5-1-1）。

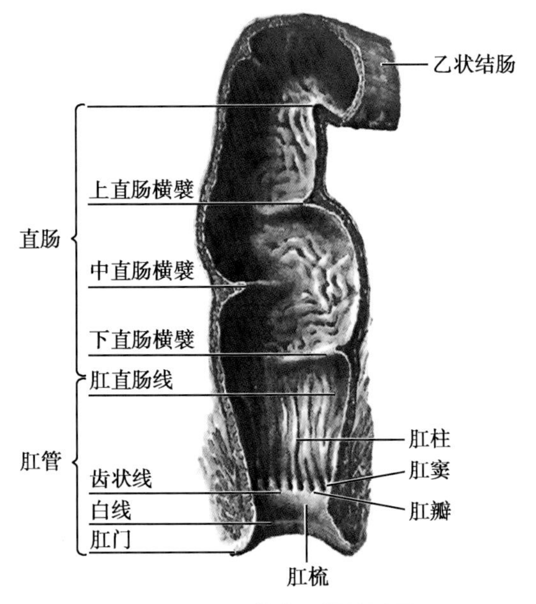

图5-1-1 肛管直肠冠状面图

（四）直肠血管、淋巴及神经

直肠动脉血管由直肠上动脉、直肠中动

脉、直肠下动脉及骶正中动脉分布，彼此间有吻合。直肠上动脉（superior rectal artery）为肠系膜下动脉的直接延续；行于乙状结肠网膜根内，经骶骨岬左前方下降至第3骶椎高度分为左、右两支，由直肠后面绕至两侧下行，分支前与乙状结肠动脉之间有吻合，分布于直肠。直肠中动脉（inferior rectal artery）在正常人中的出现率约25%，以单侧出现为主，偶有双侧出现，一般穿直肠侧韧带为直肠供血，与直肠上、下动脉形成吻合。直肠下动脉（inferior rectal artery）多起自髂内动脉前干，经直肠侧韧带进入直肠下部，主要分布于直肠。直肠的淋巴多伴随相应的血管回流，直肠上部的淋巴管沿直肠上血管引流，向上注入肠系膜下淋巴结。直肠下部的淋巴管向两侧沿直肠下血管注入髂内淋巴结；部分淋巴管向后注入骶淋巴结；部分淋巴管穿肛提肌至坐骨肛门窝。直肠与肛管的淋巴管通过吻合支彼此相通，淋巴道转移是直肠癌主要的扩散途径，手术常根据淋巴转移来决定淋巴结清扫。直肠的神经为内脏神经分布，交感神经发自肠系膜下丛和盆丛；副交感神经发自盆内脏神经，经盆丛、直肠下丛沿直肠侧韧带分布于直肠。与排便反射有关的传入纤维，也由盆内脏神经传入。

二、肛管临床解剖概要

肛管是消化道的末端，上自齿状线，下至肛缘，长3～4cm，为解剖性肛管。有学者将肛管上界扩展至齿线以上1.5cm，即肛管直肠环平面，称为外科性肛管，一般少用。肛管的表层，在上段为柱状上皮及移行上皮，下段为移行上皮及鳞状上皮。

男性肛管前面与尿道及前列腺相毗邻，女性则为子宫及阴道；后为尾骨，周围有内、外括约肌围绕。齿状线为直肠与肛管的交界线，由肛瓣及肛柱下端组成，该线呈锯齿状，故称齿状线（或称梳状线），为重要的解剖标志。胚胎时期齿状线是内、外胚层的交界处，故齿状线上、下的血管、神经及淋巴来源都不同。齿状线在临床上的重要性如下：①齿状线以上主要由直肠上、下动脉供应，齿状线以下由肛动脉供应。齿状线以上静脉丛属痔内静脉丛，回流至门静脉，若曲张则形成内痔。齿状线以下静脉丛属痔外静脉丛，回留至下腔静脉，曲张则形成外痔。齿状线以上感染可经门静脉而致肝脓肿；齿状线以下感染，则由下腔静脉向全身扩散。②齿状线以上黏膜受自主神经支配，无疼痛感；齿状线以下肛管受脊神经支配，疼痛反应敏锐。故内痔的注射及手术治疗，均需在齿状线以上进行，切忌累及齿状线以下部位，以防疼痛及发生水肿。③齿状线以上的淋巴主要回流至腹主动脉周围的淋巴结，齿状线以下的淋巴主要回流至腹股沟淋巴结。故直肠癌向腹腔内转移，而肛管癌则向双侧腹股沟淋巴结转移。齿状线以上的黏膜，由于括约肌收缩，出现6～10个纵行条状皱襞，长1～2cm，称直肠柱（肛柱），此柱在直肠扩张时可以消失。直肠柱内有直肠上动脉终末支和由直肠上静脉丛形成的同名静脉，内痔即由此静脉丛曲张、扩大而成。各直肠柱下端之间，借半月形黏膜皱襞相连，此皱襞称肛瓣。肛瓣与直肠柱之间的直肠黏膜形成许多袋状小窝，称肛窦（肛隐窝）。窦口向上，深3～5mm，底部有肛腺的开口。肛瓣下方有2～8个三角形乳头状突起，称肛乳头。肛瓣受撕裂，可致肛裂、肛窦炎及肛乳头炎等。正常肛管内有4～8个肛腺，多集中在肛管后壁，每个肛腺开口于肛窦处。肛腺在黏膜下有一管状部分，称肛腺管，肛腺管在黏膜下层分成葡萄状支管，2/3肛腺向下向外伸展到内括约肌层，少数可穿过该肌层到联合纵肌层，极少数可进入外括约肌层，甚至到坐骨直肠间隙。肛腺多是感染的入口，少数也是发生腺癌的部位。白线位于齿状线和肛缘之间，直肠指检时可摸到一沟，为内括约肌下缘和外括约肌皮下部的交界处，一般看不到，只能摸到，故白线一词不太确切，应称为内、外括约肌间沟，简称括约肌间沟。

三、机器人直肠肛管手术的研究进展

机器人手术治疗直肠肛管肿瘤的手术方式包括机器人经腹前切除术、经腹会阴切除术。自 2006 年报道机器人直肠切除以来，机器人直肠癌手术技术已较为成熟。大量回顾性研究、荟萃分析和少数小样本随机对照试验结果显示：机器人直肠癌手术的优势主要在于①更为精细的手术操作；②更为精确的直肠分离，可转向器械更易克服腹腔镜器械“筷子”效应在低位直肠侧方间隙游离中的“相对死角”，保障系膜的完整切除；③更快的术后胃肠道功能恢复；④更好地保护盆腔自主神经功能（排尿功能、性功能等）；⑤更少的术中出血；⑥比传统腹腔镜手术更低的中转开腹率和相似的术后并发症发生率和住院时间。肿瘤根治方面，机器人手术的淋巴结检出率、远端切缘阳性率、局部复发率和长期生存率与传统腹腔镜和开腹手术相似，在降低环周切缘阳性率方面具有潜在优势。

探索和开展具有更小创伤的微创手术是外科治疗的发展趋势。在经自然腔道内镜手术（natural orifice transluminal endoscopic surgery，NOTES）的启发下，经自然腔道取标本手术（natural orifice specimen extraction surgery，NOSES）逐步被引入并应用于机器人结直肠癌手术。结直肠癌手术标本可以通过阴道和肛门两种途径取出，从而避免了额外的腹部切口。研究证实，结直肠癌 NOSES，可有效避免腹部切口及相关并发症，并能减轻患者术后疼痛和心理压力，具有创伤小、恢复快的优点。而达芬奇机器人可提供放大的三维立体视野，操作更稳定、灵活，手术器械可在 7 个方向 540° 自由旋转，尤为适合狭小空间内的手术，利用其缝合优势，极大地降低了手术难度，拓宽了微创技术的适用范围，更有利于结直肠癌 NOSES 的实施。

自 2015 年以来，笔者中心开展了一系列机器人直肠癌手术（包括 NOSES：腹部无辅助切口经自然腔道标本取出机器人低位直肠癌根治术、腹部无辅助切口经自然腔道标本取出机器人中位直肠癌根治术、腹部无辅助切口经自然腔道标本取出机器人高位直肠癌根治术等）。临床实践发现，机器人腹腔镜治疗直肠肛管肿瘤是安全可行的，短期临床结局显示其完全可媲美传统腹腔镜手术。尤其在一些特殊患者群体，如低位、男性、肥胖和局部晚期直肠癌患者、局部晚期直肠癌患者，可利用机器人器械优势，给患者创造较好的切除条件，并使患者从机器人腹腔镜手术中获益。

第二节 机器人辅助直肠癌经腹前切除术

机器人辅助直肠癌经腹前切除术（Dxion 术）保留了患者肛门，术后患者多能获得较为理想的控便与排气能力。对保留直肠较短（3～4cm）、术后 3～6 个月内储存功能未得到代偿、排便较频的患者，经过一段时间的括约肌功能训练后，多能逐渐改善。机器人手术系统视野清晰，机械臂操作灵活，能够在狭小的盆腔中自如操作。研究表明，机器人手术系统在盆腔自主神经保护及较低层面分离方面具有相当优势，目前已广泛应用于低位直肠癌腹前切除术，其手术保肛率较高。

自 2015 年以来，笔者中心开展了机器人手术系统行直肠癌 Dxion 术，特别应用于低位直肠癌腹前切除术。笔者认为，机器人手术在观察盆腔神经、游离骶前及侧韧带时的优势明显；机器人手术中转开腹率更低、保肛率高是其潜在优势。

一、适应证

主要适应于肛门直肠环未受肿瘤侵犯，且肿瘤下缘距齿状线距离≥2cm 的直肠癌。

二、禁忌证

1. 不能耐受全身麻醉，如严重的心、肺、肝等主要脏器功能不全。
2. 严重凝血功能障碍。
3. 妊娠期患者。
4. 腹盆腔内广泛转移、机器人手术系统下清扫困难。
5. 直肠癌梗阻伴有明显腹胀。
6. 肿瘤穿孔合并急性腹膜炎。
7. 腹腔广泛严重粘连等导致不能进行穿刺。
8. 身体器官功能衰竭，大量腹水、内出血或休克。

三、术前准备

1. 心理准备　医务人员从关怀、鼓励出发，就病情、实施手术的必要性、机器人手术的优势、可能取得的效果等，以恰当的言语和安慰的语气对患者做适度的解释。针对患者的顾虑，给予心理疏导，调整患者心态，争取能达到最佳的手术准备状态。

2. 适应性锻炼　鼓励患者术前进行吹气球、爬楼梯、深呼吸、有效咳嗽、床上大小便等训练，以及术中所需体位训练。

3. 术前实验室检查　包括血常规、尿常规、便常规、肝肾功能，电解质、肿瘤标志物等。影像学检查包括全腹增强 CT、盆腔 MRI，确定肿瘤位置和术前分期；有条件的单位建议血管三维重建，了解血管分布情况；胸部 X 线片或 CT 排除转移病灶；对血清钙或碱性磷酸酶升高及合并骨痛症状的患者进行骨扫描检查。

4. 胃肠道准备　术前 1 天流质饮食，术前 1 天口服泻药。

5. 纠正低蛋白血症和贫血　血红蛋白 < 90g/L 者，应纠正至≥90g/L；白蛋白 < 30g/L 者，应纠正至≥30g/L；对于已存在中、重度营养不良的患者，术前应积极纠正，必要时术前一周开始加用肠外营养。

6. 内科治疗　对合并心、脑、肺、肾等疾病的患者，尤其是老年患者，术前应仔细检查，评估手术风险及对手术的耐受力，排除手术禁忌证。同时加强内科治疗，使患者顺利渡过手术期。

7. 术前如有泌尿系症状，应行膀胱镜或泌尿道造影检查，了解肿瘤是否侵犯泌尿道。必要时留置输尿管插管，便于术中辨认输尿管。

8. 手术麻醉后，留置气囊导尿管。术前30分钟经静脉给予1个剂量抗生素预防感染。

四、机器人专用器械

器械包括机器人专用金属套管、机器人专用电剪超声刀、机器人专用双极钳、机器人专用无创抓钳、机器人专用持针器等。

五、患者体位和麻醉

患者取截石位，头低足高15°～30°，右倾10°～15°。助手站位于患者右侧。气管内插管，全身复合麻醉。

六、套管数量和位置

手术常用5枚trocar。镜头孔C：置于脐右上3～4cm处；机械臂操作孔R1（电剪）：左锁骨中线肋缘下7～8cm处；机械臂操作孔R2（双极电凝）：中线耻骨联合上方6～8cm处；机械臂操作孔R3（无创抓钳）：脐与右髂前上棘连线外1/3处；辅助孔A：机械臂操作孔R1下方6～8cm，左锁骨中线外侧，距镜头孔＞8cm（图5-2-1）。

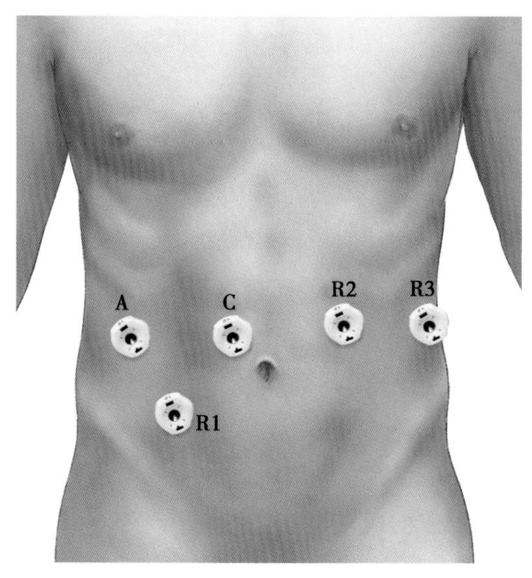

图5-2-1 套管分布和位置

七、机器人车的定泊与手术室的布局

机器人车的定泊与手术室的布局见图5-2-2。

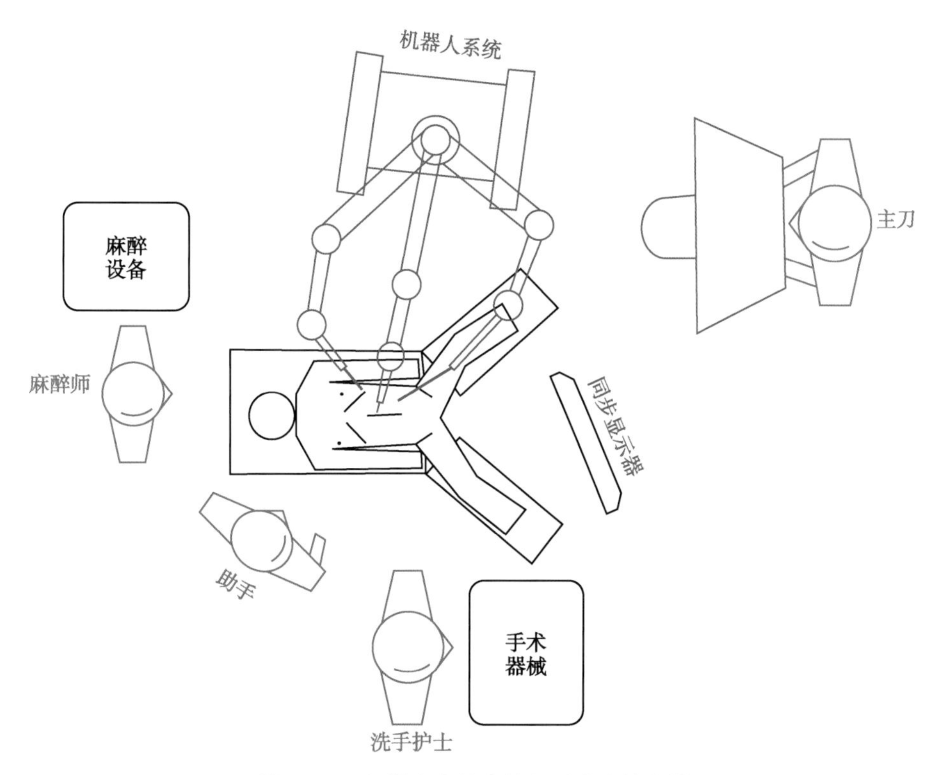

图 5-2-2 机器人车的定泊与手术室的布局

八、切除范围

直肠上切缘距离肿瘤至少 10cm，直肠下切缘距离肿瘤至少 2cm，连同原发灶、直肠系膜及区域淋巴结一并切除。手术遵循全直肠系膜切除术（total mesorectal excision，TME）原则。

九、手术步骤

（一）腹腔探查

建立气腹后，先用腹腔镜进行腹腔探查，确定肝、胃、脾、小肠、大网膜有无转移，直肠肿瘤部位及系膜有无淋巴结等情况。如肿瘤无腹腔、肝等远处转移，接着安装好机械臂，开始手术。

（二）肠系膜下血管根部的游离和淋巴结清扫

利用重力作用，将大网膜、小肠移至上腹部，充分暴露术野。分离乙状结肠系膜的右侧，分离过程中应注意两侧输尿管的位置及走向，解剖暴露肠系膜下动脉和静脉，清扫血管根部淋巴结，离断肠系膜下动脉（图 5-2-3）或直肠上动脉及肠系膜下静脉（图 5-2-4）。但有时应注意保留左结肠动脉，以避免吻合口血供不足产生吻合口瘘。

（三）直肠后间隙的解剖分离

沿着直肠深筋膜与盆壁筋膜的间隙（神圣平面）行锐性分离，低位直肠肿瘤的骶前分离应至尾骨尖部。注意保护盆腔神经（图 5-2-5）。

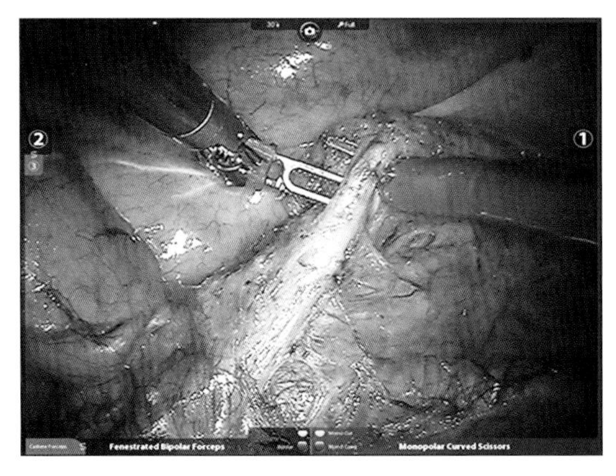

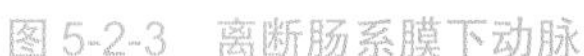
图 5-2-3 离断肠系膜下动脉

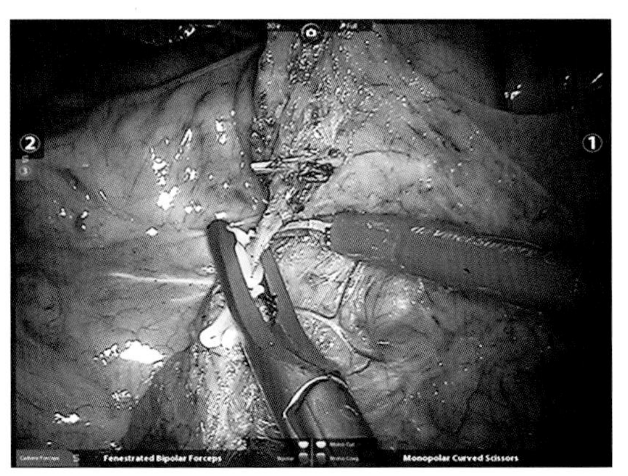

图 5-2-4 离断肠系膜下静脉

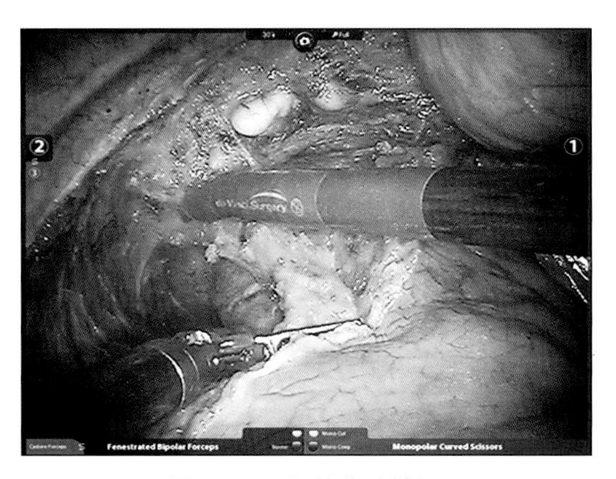

图 5-2-5 保护盆腔神经

（四）直肠前间隙的解剖分离

切开直肠前腹膜返折，于腹膜会阴筋膜之间的间隙将直肠前壁与精囊分离（女性在直肠阴道隔平面进行分离）。切断两侧的侧韧带并注意保护盆腔的自主神经。对于高位直肠癌（距齿状线 8cm 以上），应切除包括约 5cm 的直肠系膜，于肿块下方 4cm 处离断直肠。对于中低位直肠，切除全部直肠系膜，在肿瘤下方 2cm 处离断直肠（图 5-2-6）。

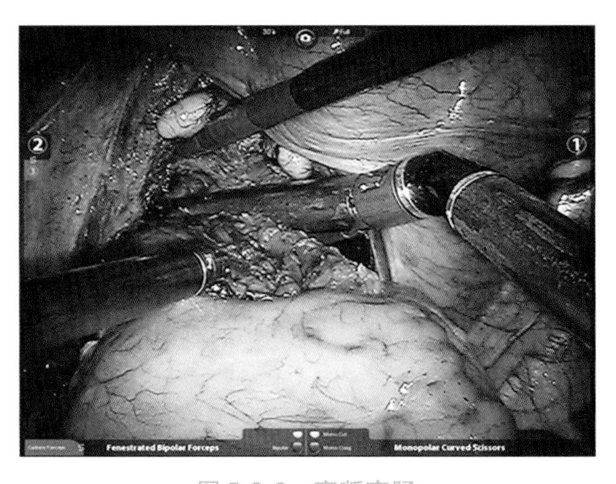

图 5-2-6 离断直肠

（五）消化道重建

于左下腹腹直肌旁取约 6cm 大小切口。用切口保护套保护好切口，将带肿瘤的近端直肠、乙状结肠拉出腹腔外，切除肠段。将圆形吻合器抵钉座放入近端结肠，重新建立气腹，经肛使用吻合器在腹腔镜直视下做降结肠直肠端端吻合（图 5-2-7）。观察吻合口张力与血供。如吻合口有渗血，可行机器人腹腔镜下加固缝合。

按正常解剖结构理顺肠管。冲洗腹腔，检查术野有无活动性出血和可吸收夹是否松动。检查有无异物残留。于骶前放置腹腔引流管，经腹壁引出（图 5-2-8）。对于低位直肠癌，建议于吻合口左右两侧各放置冲洗引流管 1 根，并经肛门放置肛管一根。逐层关闭辅助切口。

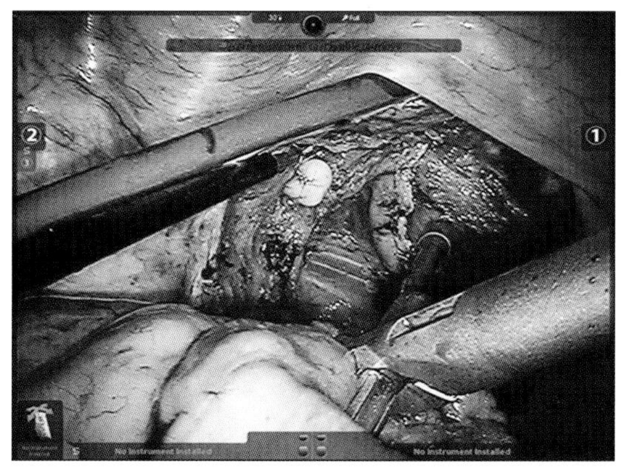

图 5-2-7 行降结肠直肠端端吻合

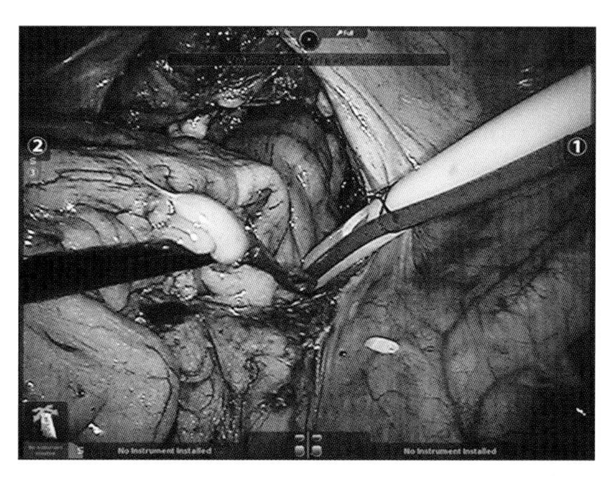

图 5-2-8 放置腹腔引流管

十、术后处理

1. 术后常规使用抗生素　预防性用药：术后一般不超过 2 天，可选用第二代头孢菌素类抗生素；治疗性用药：当患者出现白细胞升高、发热、腹部体征等表现时，排除肠瘘、腹腔化脓等原因前，可先根据院内感染给予经验性用药，同时进行细菌培养，再依培养结果调整用药。

2. 疼痛评估　评估患者术后疼痛情况，包括疼痛的性质、时间和方式，并给予相应处理。

3. 休息与活动　麻醉清醒后血压平稳取低半卧位；肺功能锻炼（深呼吸运动，定时翻身拍背）；卧床期间行踝泵运动；术后第 2 天开始下床活动，随后逐渐增加活动量。

4. 管道管理　妥善固定，保持通畅；观察记录引流液的颜色、性质、量、气味；定期更换引流袋；术后第 5 天拔除尿管；术后进食 3 天后，若腹腔引流管引流量无明显变化且低于 50ml/d，可考虑拔除。

5. 饮食管理　排气后开始进流质饮食，逐步过渡到半流质饮食，直至正常饮食；住院期间以肠外营养为主，肠内营养为辅，逐步过渡。

第三节 机器人直肠癌经腹会阴联合根治切除术

直肠癌经腹会阴联合根治切除术（Miles 手术）一度被认为是治疗低位直肠癌的“标准术式”，该术式不能保留肛门，需要在腹壁造口。尽管近来达芬奇机器人手术系统在直肠癌根治手术尤其低位直肠癌手术中，在狭窄盆腔内组织的解剖、系膜中血管的分离、神经丛的辨认及手工缝合等方面的技术优势得到充分体现，然而 Miles 手术仍是部分结直肠癌患者及肛门恶性肿瘤的治疗方式。

一、适应证

1. 肿块侵犯肛门直肠环，不宜保肛的低位直肠癌。
2. 保肛要求强烈者，经新辅助放化疗后仍不宜保肛的低位直肠癌。
3. 肛门恶性肿瘤经新辅助或辅助治疗肿瘤不退缩者。

二、禁忌证

禁忌证同第五章第二节。

三、术前准备

术前准备同第五章第二节。

四、机器人专用器械

机器人专用器械同第五章第二节。

五、患者体位和麻醉

患者体位和麻醉同第五章第二节。

六、套管数量和位置

套管数量和位置同第五章第二节。

七、机器人车的定泊与手术室的布局

机器人车的定泊与手术室的布局同第五章第二节。

八、切除范围

直肠上切缘距离肿瘤至少 10cm，连同原发灶、直肠系膜及区域淋巴结一并切除。手术遵循 TME 原则。

九、手术步骤

（一）腹腔探查

建立气腹后，先用腹腔镜进行腹腔常规探查，探查肝、胆、胃、脾、大网膜、结肠、小肠、壁腹膜、后腹膜等有无转移，以及有无腹水。

（二）肠系膜下血管根部的游离和淋巴结清扫

利用重力作用，将大网膜、小肠移至上腹部，充分暴露术野。于骶骨岬水平右侧直肠旁沟处作为手术第一刀切入点。向肠系膜下动脉方向游离，拓展左结肠后间隙，游离过程中应注意左侧输尿管的位置及走向。解剖肠系膜下动脉和静脉，清扫血管根部淋巴结，根部结扎并离断肠系膜下动脉（图 5-3-1），于十二指肠水平部平面结扎并离断肠系膜下静脉（图 5-3-2，视频 15）。

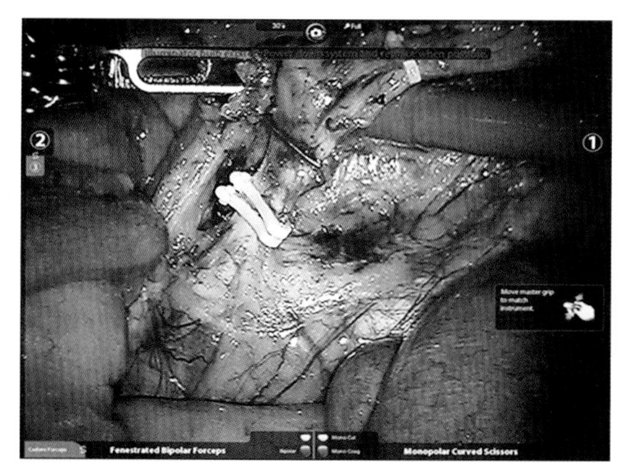

图 5-3-1　离断肠系膜下动脉

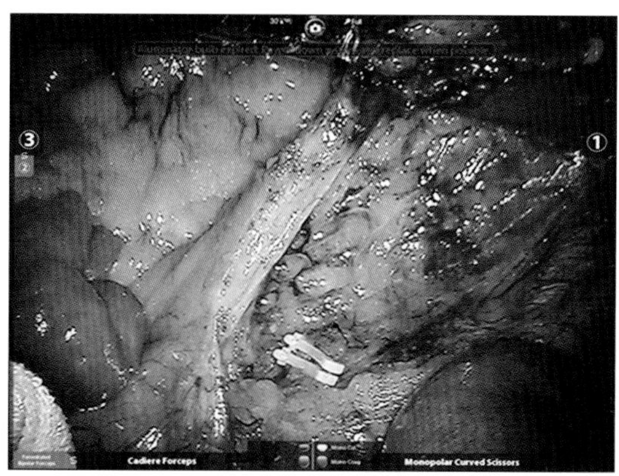

图 5-3-2　离断肠系膜下静脉

视频 15　机器人辅助直肠癌经腹前切除术的肠系膜下血管游离

（三）游离直肠

沿着直肠深筋膜与盆壁筋膜的间隙锐性分离，至肛提肌平面，注意保护盆腔神经。分离直肠右侧，切开右前方腹膜返折。游离乙状结肠及直肠左侧，切开左前方腹膜返折。于腹膜会阴筋膜前后叶之间的间隙将直肠前壁与精囊分离直至前列腺平面（女性在直肠阴道隔平面进行分离至阴道下段），离断左右侧韧带（视频 16）。

视频 16 机器人辅助直肠癌经腹前切除术的直肠系膜游离

（四）裁剪乙状结肠系膜

根据乙状结肠的长度决定是否向上游离降结肠或结肠脾曲。预测保留肠管长度后，确定预切线。于肠旁血管弓外断扎切除该段肠系膜，游离至肠壁并裸化肠管，切割闭合器离断乙状结肠（图 5-3-3）。

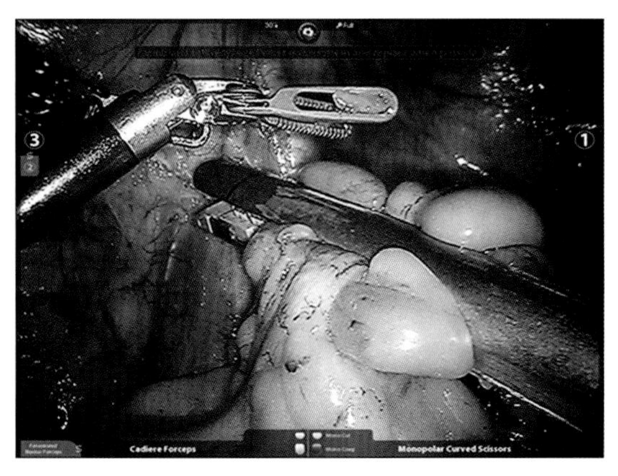

图 5-3-3 离断乙状结肠

（五）结肠造口

于左下腹壁切除直径为 3cm 的圆形皮肤、皮下组织，切开腹直肌前鞘（为减少术后造瘘口旁疝，建议行经腹直肌造瘘口），分离腹直肌，随后切开后鞘，缝合前后鞘膜，将近端乙状结肠拟造口段自此造瘘口钳夹提出，将乙状结肠肠壁浆肌层与前后鞘膜间断缝合 8 针造口。

（六）会阴部操作

环形荷包缝合一圈缝闭肛门，距肛缘约 3cm 做梭形切口（切除范围主要根据肿瘤大小、位置、有无侵犯括约肌来决定），切开皮肤、皮下，注意保护尿道，切除肛管及坐骨肛管间隙内淋巴脂肪组织、肛提肌及直肠，取出标本。冲洗腹腔，检查无出血，关闭盆底腹膜。在骶前放置盆腔双套引流管一根，从会阴部切口旁引出（术后第 1 天开始，常规间断冲洗 3～5 天，可有效防止会阴部感染）。分层缝合会阴部切口。

十、术后处理

1. 术后常规使用抗生素　预防性用药：术后一般不超过 2 天，可选用第二代头孢菌素类抗生素；治疗性用药：当患者出现白细胞升高、发热、腹部体征等表现时，排除手术相关并发症后，可先经验性用药，必要时联合用药，同时进行细菌培养，依培养结果调整用药。

2. 疼痛评估　评估患者术后疼痛情况，包括疼痛的性质、时间和方式，并给予相应处理。

3. 休息与活动　麻醉清醒后血压平稳取低半卧位；肺功能锻炼（深呼吸运动，定时翻身拍背）；卧床期间行踝泵运动；术后第 2 天开始下床活动，随后逐渐增加活动量。

4. 管道管理　妥善固定，保持通畅；观察记录引流液的颜色、性质、量、气味；定期更换引流袋；术后第 2 天拔除尿管；术后进食 3 天后，若腹腔引流管引流量无明显变化且低于 50ml/d，可考虑拔除。

5. 饮食管理　排气后开始进流质饮食，逐步过渡到半流质饮食，直至正常饮食。

6. 会阴切口感染的预防　降低会阴切口感染率，于术后第 3 天应用生理盐水或甲硝唑氯化钠溶液灌洗会阴部切口。根据切口愈合情况决定会阴部拆线时间。

第四节　腹部无辅助切口经肛门外翻切除标本的机器人低位直肠癌根治术

一、适应证

1. 低位 T_1/T_2 直肠癌或良性肿瘤。
2. 肿瘤侵犯肠管 < 1/2 圈。
3. 肿瘤直径 < 3cm。
4. 肿瘤下缘距齿状线 2～5cm 为宜。

二、禁忌证

1. 肿瘤侵犯肠管 > 1/2 圈。
2. 肿瘤直径 > 3cm。
3. 黏液腺癌或印戒细胞癌无法判断肿瘤下缘。
4. 过度肥胖或直肠系膜肥厚的患者。

三、术前准备

术前准备同第五章第二节。

四、机器人专用器械

机器人专用器械同第五章第二节。

五、患者体位和麻醉

患者体位和麻醉同第五章第二节。

六、套管数量和位置

套管数量和位置同第五章第二节。

七、机器人车的定泊与手术室的布局

机器人车的定泊与手术室的布局同第五章第二节。

八、切除范围

直肠上切缘距离肿瘤至少 10cm，直肠下切缘距离肿瘤至少 2cm，连同原发灶、直肠系膜及区域淋巴结一并切除。手术遵循 TME 原则。

九、手术步骤

（一）腹腔探查

建立气腹后，先用腹腔镜进行腹腔常规探查，探查肝、胆、肝肾隐窝、胃、脾、大网膜、结肠、小肠、壁腹膜、后腹膜等有无转移，以及有无腹水。利用直肠指检与腹腔操作钳触诊相结合，确定肿瘤部位、大小，腹腔镜再次确认肠系膜动静脉根部有无淋巴结转移等情况。

（二）分离和离断肠系膜下动静脉

利用重力作用，将大网膜、小肠移至上腹部，充分暴露术野。如为女性患者，则应悬吊子宫以利于直肠分离暴露（图 5-4-1）。于骶骨岬水平右侧直肠旁沟处作为手术第一切入点，沿 Toldt 间隙上下分离。向肠系膜下动脉方向分离，拓展乙状结肠系膜后的 Toldt 间隙，分离过程中应注意左侧输尿管的位置及走向（图 5-4-2），解剖暴露肠系膜下动脉（注意左结肠动脉的保留，图 5-4-3）和静脉（图 5-4-4），清扫血管根部淋巴结，于十二指肠水平部平面结扎并离断肠系膜下静脉，根部结扎并离断肠系膜下动脉，继续向外向下完全分离 Toldt 间隙。

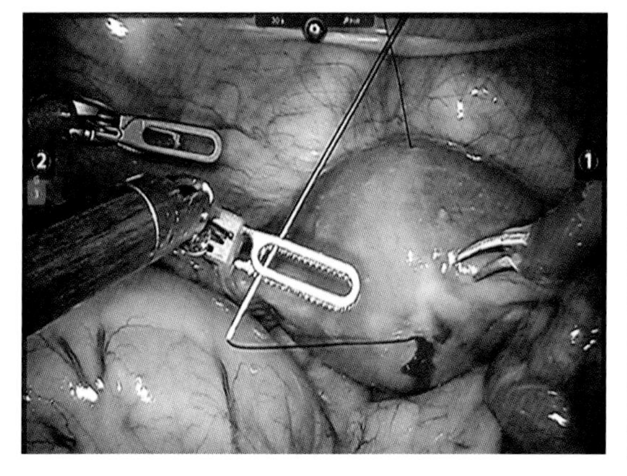

图 5-4-1　悬吊子宫

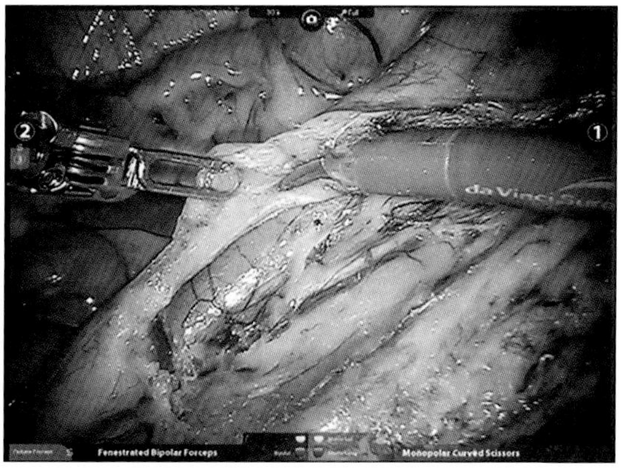

图 5-4-2　保护左侧输尿管

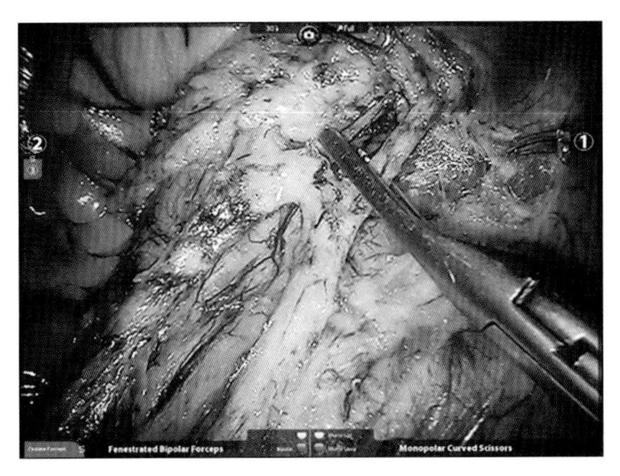

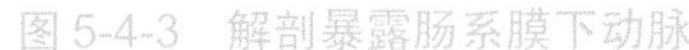
图 5-4-3　解剖暴露肠系膜下动脉

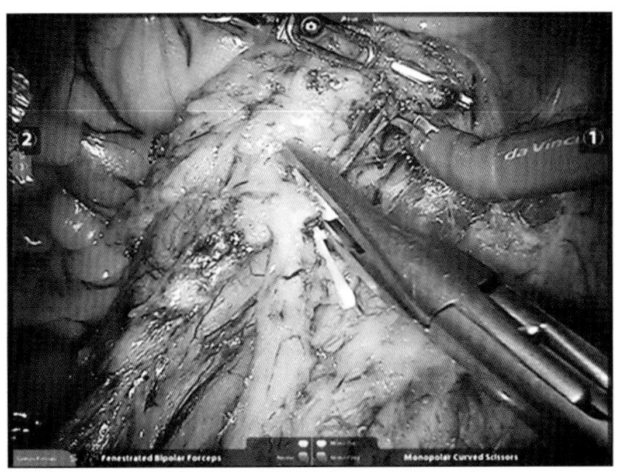

图 5-4-4　解剖暴露肠系膜下静脉

（三）游离直肠系膜

向下沿着直肠深筋膜与盆壁筋膜的间隙（Toldt 间隙）锐性分离，至肛提肌平面，注意保护盆腔神经。分离直肠右侧，切开右前方腹膜返折。游离乙状结肠及直肠左侧，切开右前方腹膜返折。于腹膜会阴筋膜前后叶之间的间隙将直肠前壁与精囊分离至前列腺平面（女性在直肠阴道隔平面进行分离至阴道下段），离断左右侧韧带。

（四）裁剪乙状结肠系膜

根据乙状结肠的长度决定是否向上游离降结肠或结肠脾曲。试测保留肠管长度后，确定预切线（图 5-4-5）。游离肠系膜至预切肠管壁并裸化肠管。

（五）标本切除

严格遵循无瘤和无菌原则，充分扩肛，经肛门贴肿瘤对侧肠管置入卵圆钳至预裸化肠管下方约 1cm 处，用线将卵圆钳缝合固定至肠管（图 5-4-6），将直肠外翻拉出肛门外（图 5-4-7）。确定肿瘤位置，用碘附生理盐水冲洗。于卵圆钳固定处切开肠管，找到肠管预裸化处，离断肠管，置入抵钉座后（图 5-4-8），将近端肠管还纳入腹腔（采用腹膜腔内轻拉、腔外轻推相结合的技巧）。直视下用切割闭合器在肿瘤下缘 1～2cm 处切断直肠。移除标本，直肠断端还纳回腹腔。

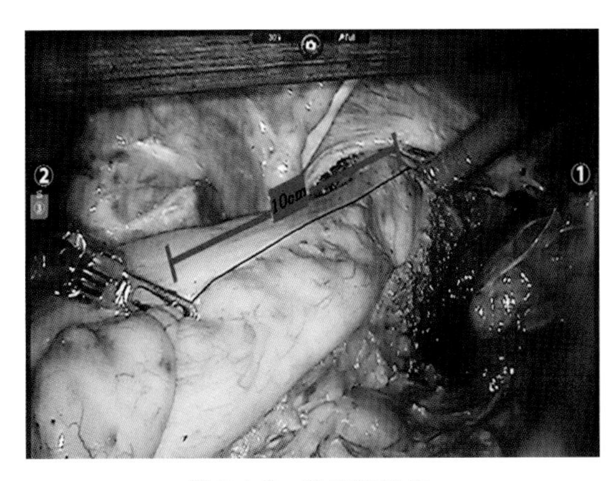

图 5-4-5　确定预切线

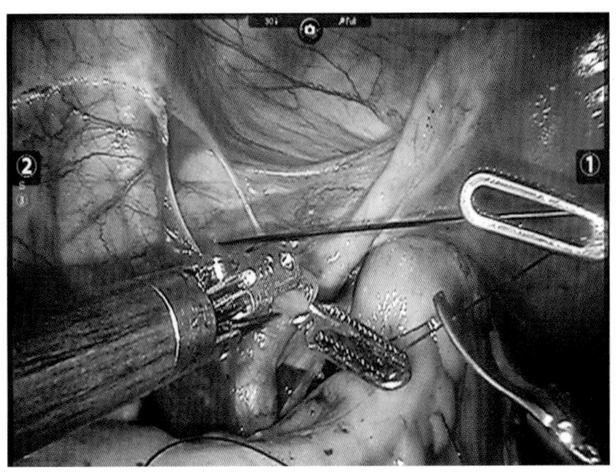

图 5-4-6　缝合固定卵圆钳至肠管

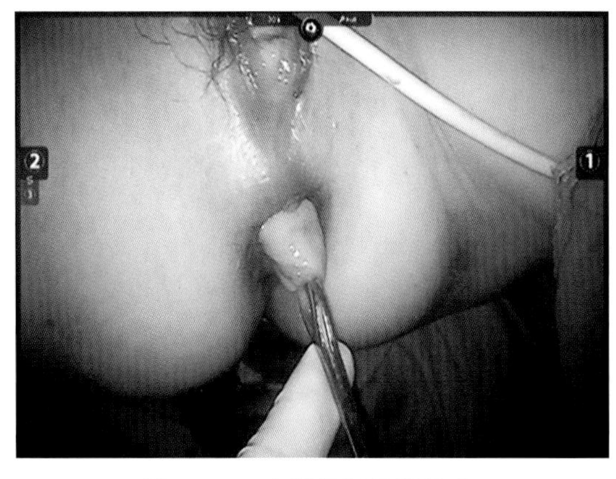

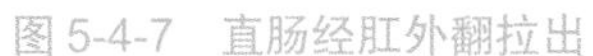
图 5-4-7　直肠经肛外翻拉出

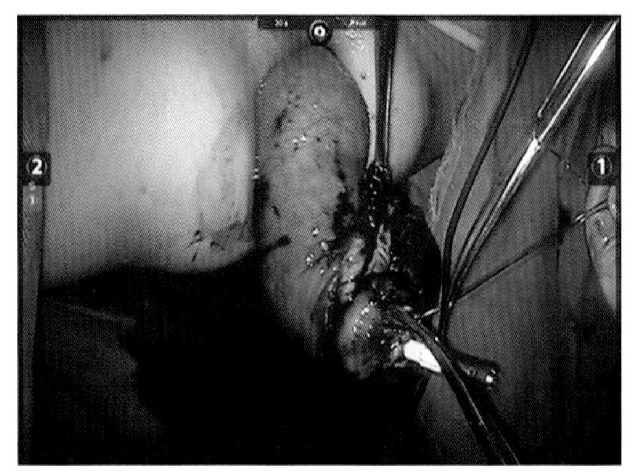

图 5-4-8　置入抵钉座

（六）消化道重建

经肛门注入碘附生理盐水，观察直肠残端有无渗漏。经肛置入圆形吻合器，完成乙状结肠 - 直肠吻合术（图 5-4-9，视频 17）。

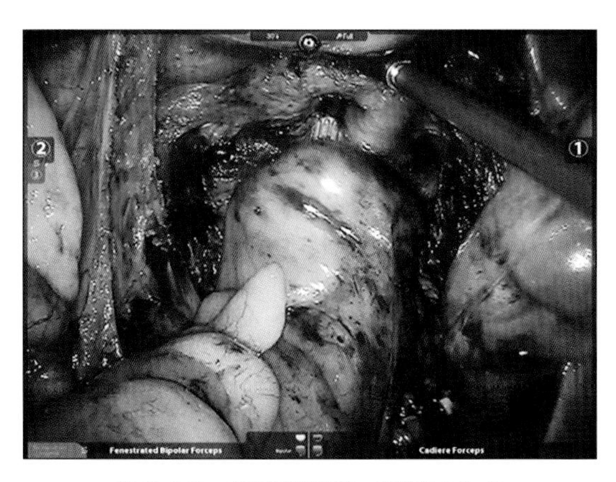

图 5-4-9　行乙状结肠 - 直肠吻合术

视频 17　机器人辅助低位直肠癌根治术（NOSES Ⅰ式）的消化道重建

（七）引流管放置

冲洗腹腔，检查术野有无活动性出血、血管夹是否松动、有无异物残留。于骶前放置腹腔引流管两根，分别经下腹壁和会阴部引出。

十、术后处理

术后处理同第五章第二节。

第五节 腹部无辅助切口经直肠拉出切除标本的机器人中位直肠癌根治术

一、适应证

1. T_1/T_2 及部分 T_3 中位直肠癌或良性肿瘤。
2. 肿瘤不侵出浆膜。
3. 肿瘤直径≤3cm。

二、禁忌证

1. 肿瘤太大无法经肛门拉出。
2. 过度肥胖者[体重指数（body mass index，BMI）>35kg/m^2]。
3. 乙状结肠及系膜过短。

三、术前准备

术前准备同第五章第二节。

四、机器人专用器械

机器人专用器械同第五章第二节。

五、患者体位和麻醉

患者体位和麻醉同第五章第二节。

六、套管数量和位置

套管数量和位置同第五章第二节。

七、机器人车的定泊与手术室的布局

机器人车的定泊与手术室的布局同第五章第二节。

八、切除范围

直肠上切缘距离肿瘤至少10cm，直肠下切缘距离肿瘤至少2cm，连同原发灶、直肠系膜及区域淋巴结一并切除。手术遵循TME原则。

九、手术步骤

（一）腹腔探查

建立气腹后，先用腹腔镜进行腹腔常规探查，探查肝、胆、肝肾隐窝、胃、脾、大网膜、结肠、小肠、壁腹膜、后腹膜等有无转移，以及有无腹水。利用直肠指检与腹腔操作钳触诊相结合，确定肿瘤部位、大小，腹腔镜再次确认肠系膜动静脉根部有无淋巴结转移等情况。

（二）肠系膜下动静脉分离与离断

利用重力作用，将大网膜、小肠移至上腹部，充分暴露术野。于骶骨岬水平右侧直肠旁沟处作为手术第一切入点，沿 Toldt 间隙上下分离。向肠系膜下动脉方向分离，拓展乙状结肠系膜后的 Toldt 间隙，分离过程中应注意左侧输尿管的位置及走向，解剖暴露肠系膜下动脉和静脉，清扫血管根部淋巴结，于左结肠动脉与肠系膜下静脉相交部平面结扎并离断肠系膜下静脉（图 5-5-1），选择性结扎并离断肠系膜下动脉（注意保留左结肠动脉）（图 5-5-2），继续向外向下完全分离 Toldt 间隙。

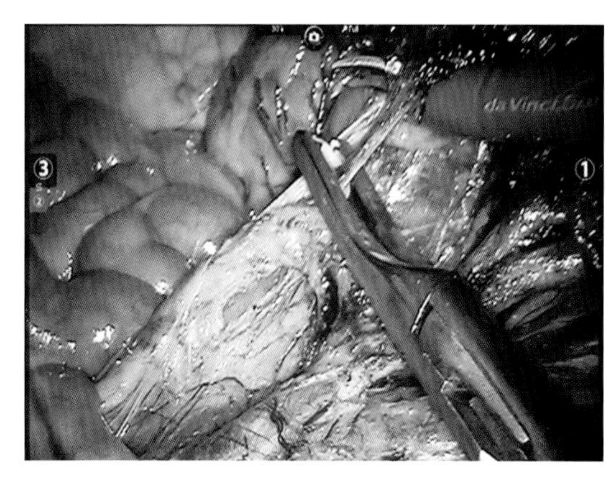

图 5-5-1 解剖暴露肠系膜下静脉

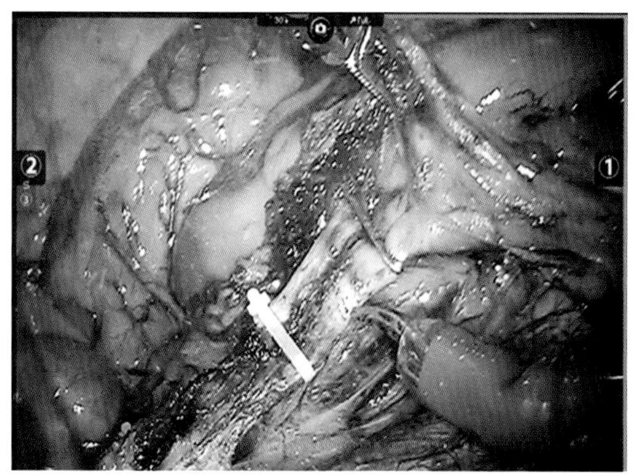

图 5-5-2 解剖暴露肠系膜下动脉

（三）直肠系膜游离

向下沿着直肠深筋膜与盆壁筋膜的间隙（Toldt 间隙）锐性分离，至肛提肌平面，注意保护盆腔神经。分离直肠右侧，切开右前方腹膜返折。游离乙状结肠及直肠左侧，切开左前方腹膜返折。于腹膜会阴筋膜前后叶之间的间隙将直肠前壁与精囊分离（女性在直肠阴道隔平面进行分离），断扎左右侧韧带，游离直肠尽量至肿块下缘 3～4cm，游离直肠全部系膜，裸化预切直肠左侧及右侧肠壁，并于裸化上缘约 1cm 处切割闭合器离断直肠（图 5-5-3）。

（四）乙状结肠系膜裁剪

根据乙状结肠的长度决定是否向上游离降结肠或结肠脾曲。试测保留肠管长度后，确定预切线。游离肠系膜至预切肠管壁并裸化肠管。

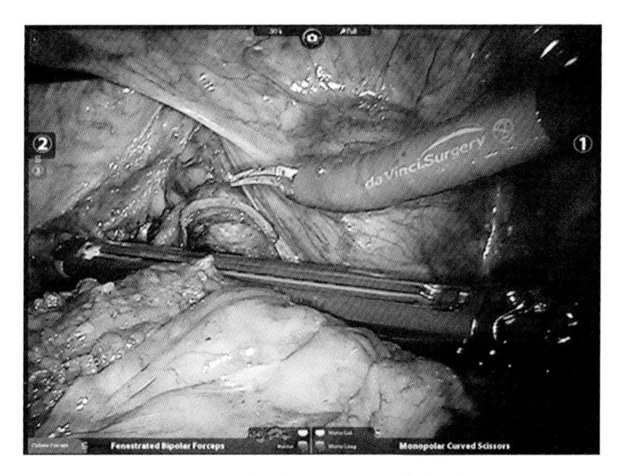

图 5-5-3　在肿瘤下切缘离断直肠

（五）标本切除

用碘附生理盐水对直肠肠腔进行充分冲洗消毒。切开末段直肠残端（图 5-5-4），经腹部助手操作孔置入保护套，经肛门置入卵圆钳将保护套经直肠残端拖出至肛缘（图 5-5-5）。再从保护套内置入有齿抓钳，直视下钳紧近端直肠残端（注意勿钳夹肿瘤组织），将直肠经保护套内拖出。于乙状结肠裸化处上荷包钳，离断直肠移除标本（图 5-5-6）。

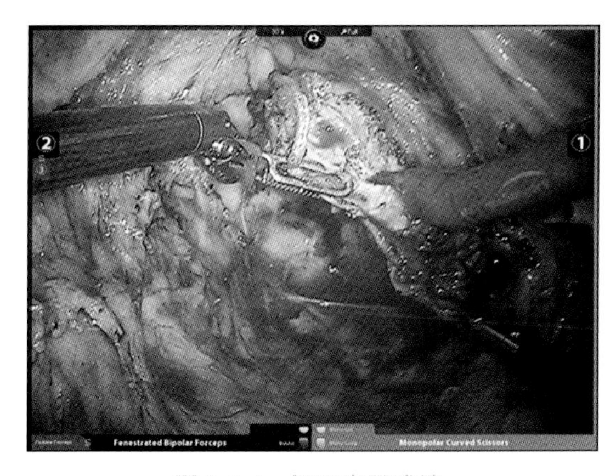

图 5-5-4　切开直肠残端

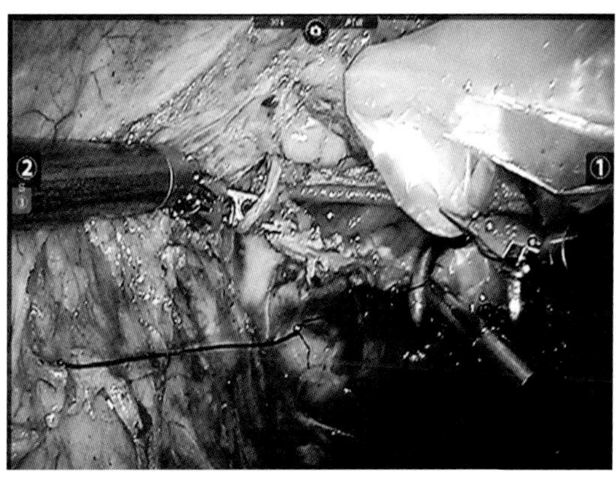

图 5-5-5　放置保护套

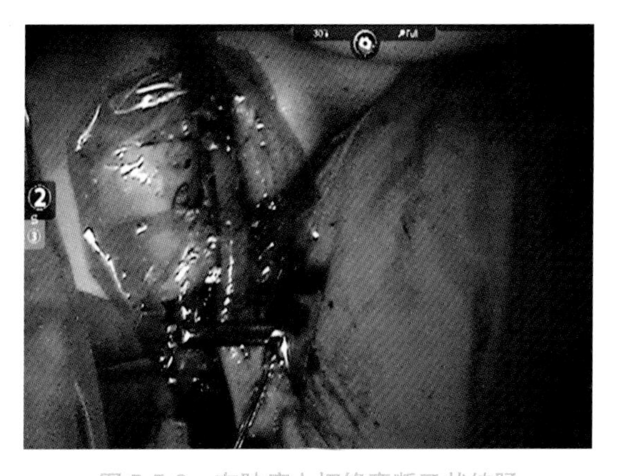

图 5-5-6　在肿瘤上切缘离断乙状结肠

（六）消化道重建

用碘附生理盐水冲洗盆腔，检查无活动性出血后行消化道重建乙状结肠直肠端端吻合。将抵钉座置入乙状结肠断端，收紧荷包，碘附生理盐水冲洗消毒后还纳回腹腔（图 5-5-7）。行荷包缝合直肠残端，经肛门置入环形吻合器（图 5-5-8），在确定无乙状结肠系膜扭转后完成端端吻合（图 5-5-9）。注气试验检查吻合口有无渗漏（视频 18）。

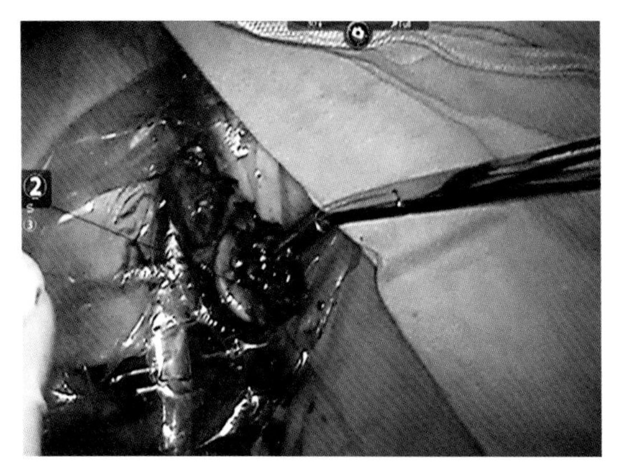

图 5-5-7　将置入抵钉座的乙状结肠断端还纳回腹腔

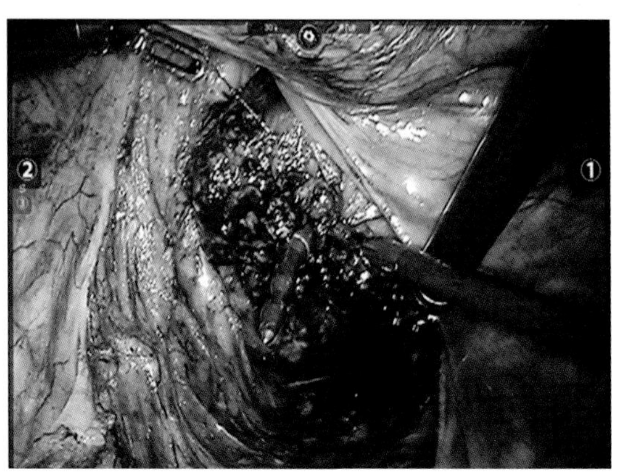

图 5-5-8　经肛门置入环形吻合器

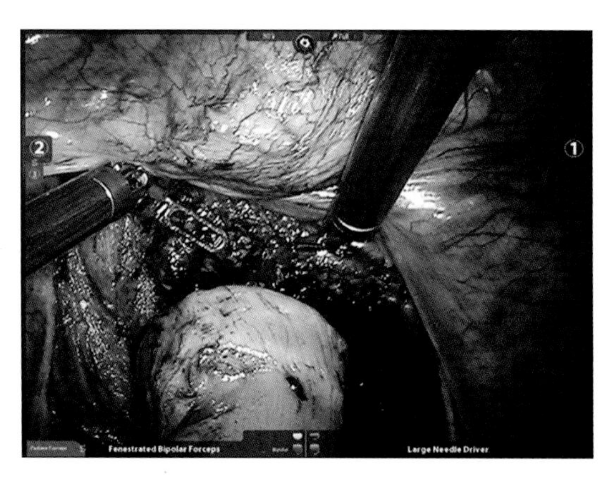

图 5-5-9　乙状结肠直肠端端吻合

视频 18　机器人辅助中位直肠癌根治术（NOSES Ⅱ式）的消化道重建

（七）引流管放置

冲洗腹腔，检查术野有无活动性出血、血管夹是否松动、有无异物残留。于骶前放置腹腔引流管 2 根，分别经下腹部和会阴部引出。

十、术后处理

术后处理同第五章第二节。

第六节 腹部无辅助切口经阴道拉出切除标本的机器人中位直肠癌根治术

一、适应证

1. 女性患者。
2. T_1/T_2 及部分 T_3 中位直肠癌或良性肿瘤。
3. 乙状结肠及系膜长度适合拉出者。
4. 肿瘤环周直径≤5cm。

二、禁忌证

1. 肿瘤过大无法经阴道取出。
2. 过度肥胖（BMI＞35kg/m^2）。
3. 肿瘤侵出浆膜，经阴道取出有肿瘤种植风险者。

三、术前准备

1. 心理准备　医务人员从关怀、鼓励出发，就病情、实施手术的必要性、机器人手术的优势、可能取得的效果等，以恰当的言语和安慰的语气对患者做适度解释。针对患者的顾虑，给予心理疏导，调整患者心态，争取能达到最佳的手术准备状态。

2. 适应性锻炼　鼓励患者术前进行吹气球、爬楼梯、深呼吸、有效咳嗽、床上大小便等训练，以及术中所需体位训练。

3. 术前实验室检查　包括血常规、尿常规、便常规、肝肾功能、电解质、肿瘤标志物等。影像学检查包括全腹增强CT和盆腔MRI，确定肿瘤位置和术前分期；有条件的机构建议行血管三维重建，了解血管分布情况；胸部X线片或CT排除转移病灶；对血清钙或碱性磷酸酶升高，以及合并骨痛症状的患者进行骨扫描检查。

4. 胃肠道准备　术前1天流质饮食，术前1天口服泻药。

5. 阴道准备　术前3日及手术当日，使用3‰碘附冲洗阴道，每天1次。

6. 纠正低蛋白血症和贫血　血红蛋白＜90g/L者，应纠正至≥90g/L；白蛋白＜30g/L者，应纠正至≥30g/L；对于已存在中、重度营养不良的患者，术前应积极纠正，必要时，术前1周开始加用肠外营养。

7. 内科治疗　对合并心、脑、肺、肾等疾病的患者，尤其是老年患者，术前应仔细检查，评估手术风险及对手术的耐受力，排除手术禁忌证。

8. 术前如有泌尿系症状，应行膀胱镜或泌尿道造影检查，了解肿瘤是否侵犯泌尿道。必要时留置输尿管插管，便于术中辨认输尿管。

9. 手术麻醉后，留置尿管。术前30分钟经静脉给予1个剂量抗生素预防感染。

四、机器人专用器械

机器人专用器械同第五章第二节。

五、患者体位和麻醉

患者体位和麻醉同第五章第二节。

六、套管数量和位置

套管数量和位置同第五章第二节。

七、机器人车的定泊与手术室的布局

机器人车的定泊与手术室的布局同第五章第二节。

八、切除范围

直肠上切缘距离肿瘤至少10cm，直肠下切缘距离肿瘤至少2cm，连同原发灶、直肠系膜及区域淋巴结一并切除。手术遵循TME原则。

九、手术步骤

（一）腹腔探查

建立气腹后，先用腹腔镜进行腹腔常规探查，探查肝、胆、肝肾隐窝、胃、脾、大网膜、结肠、小肠、壁腹膜、后腹膜等有无转移，以及有无腹水。利用直肠指检与腹腔操作钳触诊相结合，确定肿瘤部位、大小，腹腔镜再次确认肠系膜动静脉根部有无淋巴结转移等情况。

（二）肠系膜下动静脉分离与离断

利用重力作用，将大网膜、小肠移至上腹部，悬吊子宫（图5-6-1），充分暴露术野。于骶骨岬水平右侧直肠旁沟处作为手术第一切入点，沿Toldt间隙上下分离。向肠系膜下动脉方向分离，拓展乙状结肠系膜后的Toldt间隙，分离过程中应注意左侧输尿管的位置及走向，解剖暴露肠系膜下动脉和静脉，清扫血管根部淋巴结，结扎并离断肠系膜下静脉（图5-6-2），根部结扎并离断肠系膜下动脉（图5-6-3），继续向外向下完全分离Toldt间隙。

（三）直肠系膜游离

向下沿着直肠深筋膜与盆壁筋膜的间隙（Toldt间隙）锐性分离，至肛提肌平面，注意保护盆腔神经。分离直肠右侧，切开右前方腹膜返折。游离乙状结肠及直肠左侧，切开左前方腹膜返折。于直肠阴道隔平面进行分离，断扎左右侧韧带，游离直肠尽量至肿块下缘2cm以上，确定下切缘（图5-6-4），裸化直肠左侧及右侧肠壁，直线切割闭合器离断直肠（图5-6-5）。

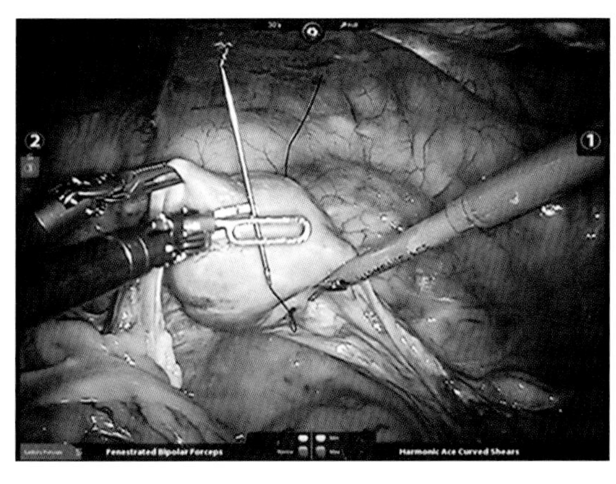

图 5-6-1 悬吊子宫

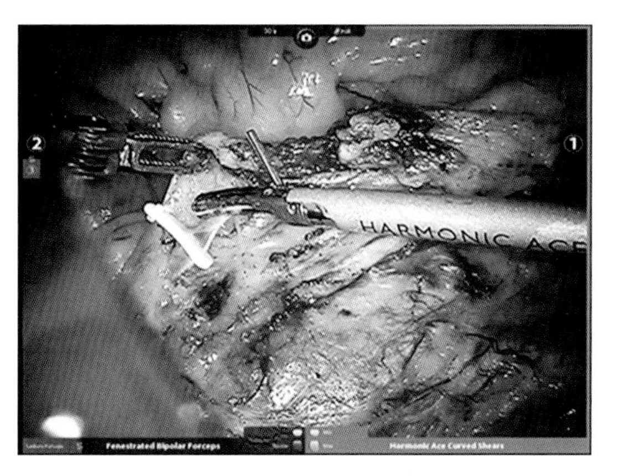

图 5-6-2 解剖离断肠系膜下静脉

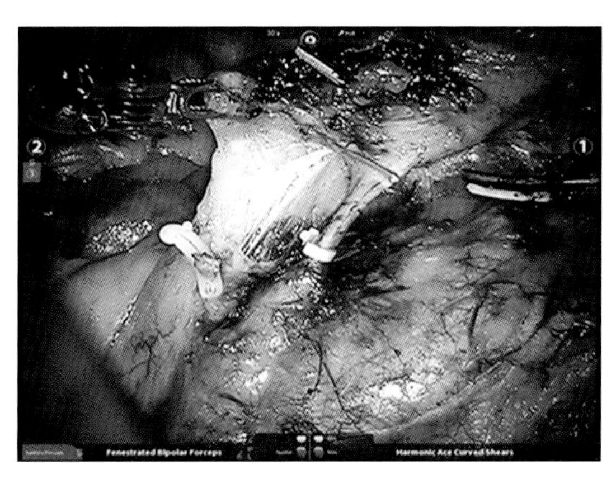

图 5-6-3 解剖离断肠系膜下动脉

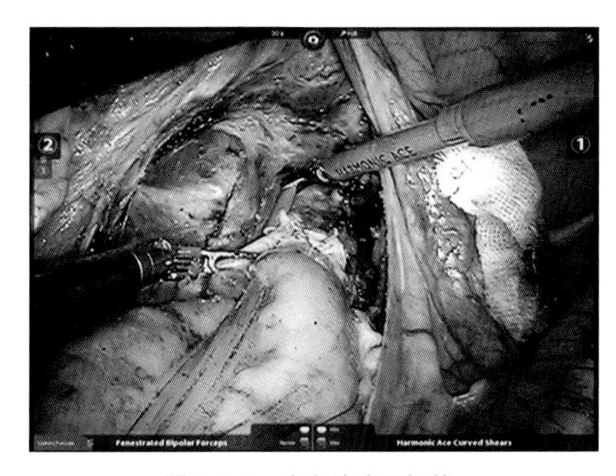

图 5-6-4 确定肿瘤下切缘

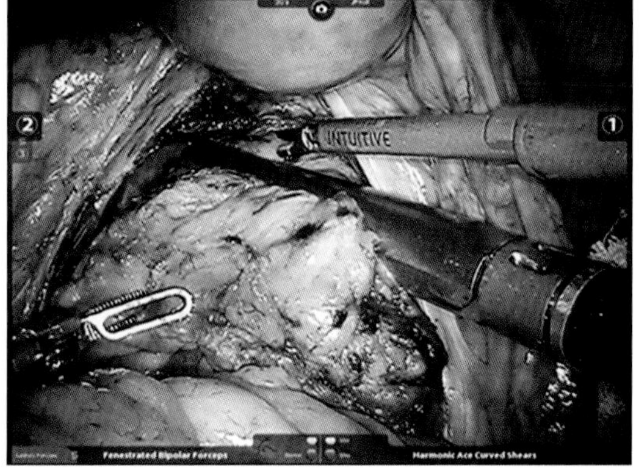

图 5-6-5 在肿瘤下切缘离断直肠

（四）乙状结肠系膜裁剪

根据乙状结肠的长度决定是否向上游离降结肠或结肠脾曲。试测保留肠管长度后，确定预切线。游离肠系膜至预切肠管壁并裸化肠管（图 5-6-6）。

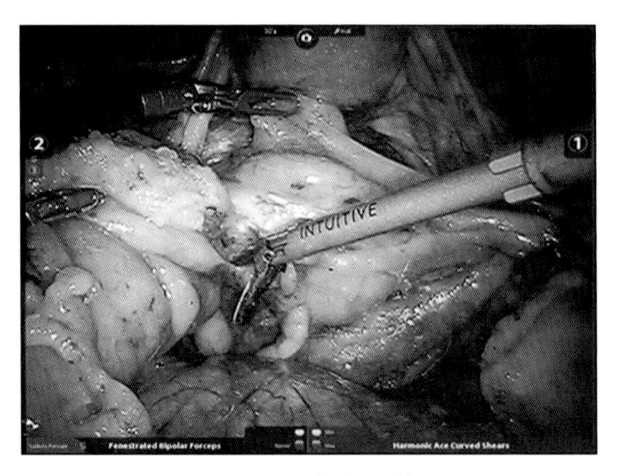

图 5-6-6　裸化肠管

（五）标本切除

用碘附生理盐水对阴道进行充分消毒。用 50ml 注射器内阀顶住阴道穹后部起指引作用，用超声刀横行切开阴道后壁（图 5-6-7）。经腹部助手操作孔置入保护套，经阴道置入卵圆钳将保护套拖出至外阴（图 5-6-8）。再从保护套内置入有齿抓钳，钳紧近端直肠残端，将直肠经保护套内拉出（图 5-6-9）。于乙状结肠裸化处上荷包钳，离断直肠移除标本（图 5-6-10）。

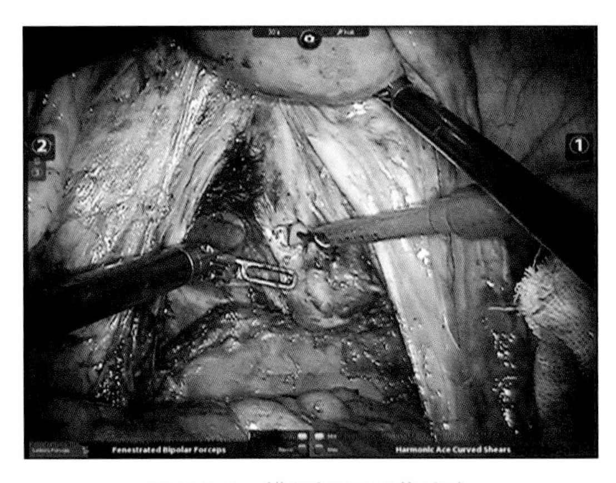

图 5-6-7　横行切开阴道后壁

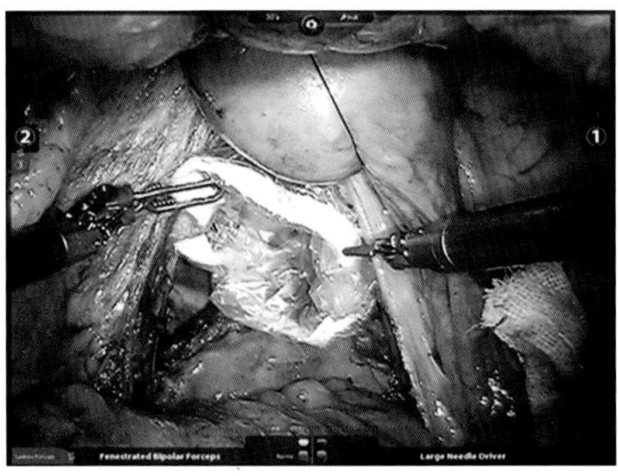

图 5-6-8　放置保护套

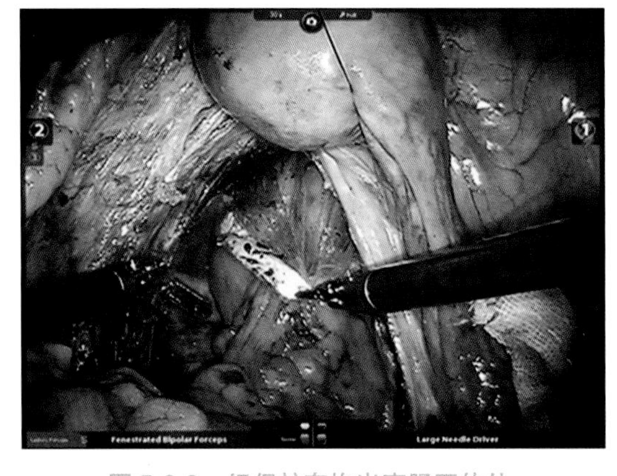

图 5-6-9　经保护套拖出直肠至体外

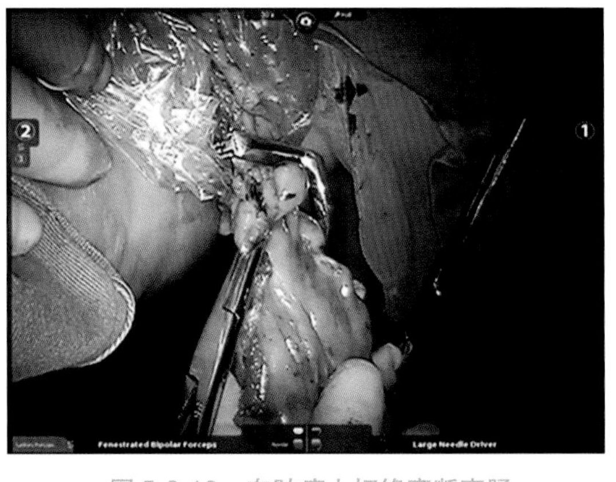

图 5-6-10　在肿瘤上切缘离断直肠

（六）消化道重建

将抵钉座置入乙状结肠断端，收紧荷包，碘附生理盐水冲洗消毒后还纳回腹腔。用碘附生理盐水冲洗盆腔，检查有无活动性出血，腹腔镜直视下用倒刺线缝合阴道后壁（图 5-6-11），后行消化道重建乙状结肠直肠端端吻合。经肛门置入环形吻合器，在确定无乙状结肠系膜扭转后完成乙状结肠直肠端端吻合（图 5-6-12）。注气试验检查吻合口有无渗漏（视频 19）。

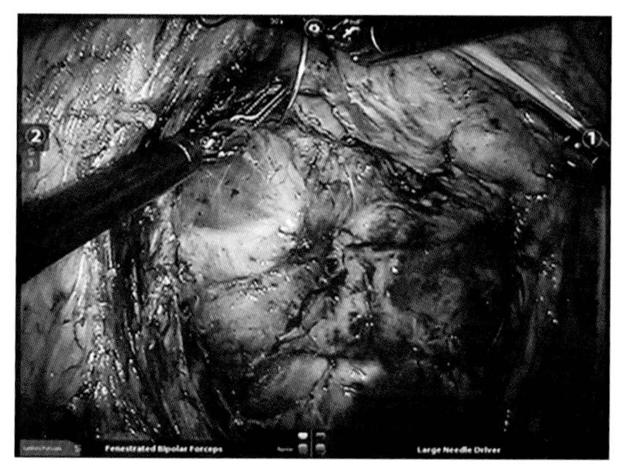

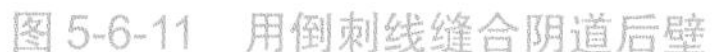
图 5-6-11　用倒刺线缝合阴道后壁

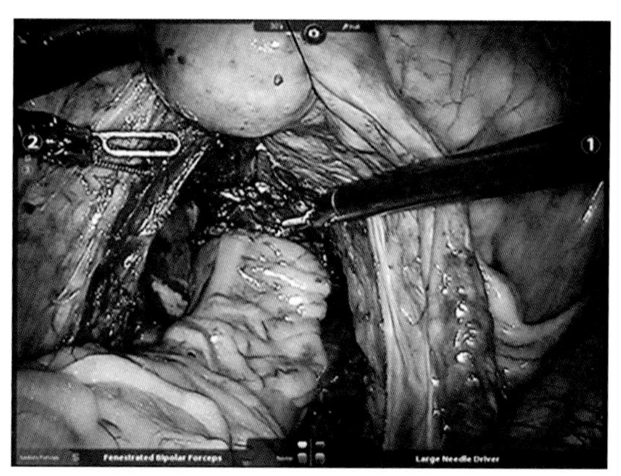

图 5-6-12　乙状结肠直肠端端吻合

视频 19　机器人辅助中位直肠癌根治术（NOSES Ⅲ式）的消化道重建

（七）引流管放置

冲洗腹腔，检查术野有无活动性出血、血管夹是否松动、有无异物残留。于骶前放置腹腔引流管 2 根，分别经下腹部和会阴部引出。

十、术后处理

1. 术后常规使用抗生素　预防性用药：术后一般不超过 2 天，可选用第二代头孢菌素类抗生素；治疗性用药：当患者出现白细胞升高、发热、腹部体征等表现时，可先经验性用药，必要时联合用药，同时进行细菌培养，依培养结果调整用药。

2. 疼痛评估　评估患者术后疼痛情况，包括疼痛的性质、时间和方式，并给予相应处理。

3. 休息与活动　麻醉清醒后血压平稳取低半卧位；肺功能锻炼（深呼吸运动，定时翻身拍背）；卧床期间行踝泵运动；术后第 2 天开始下床活动，随后逐渐增加活动量。

4. 管道管理　妥善固定，保持通畅；观察记录引流液的颜色、性质、量、气味；定期更换引流袋；术后第 2 天拔除尿管；术后进食 3 天后，若腹腔引流管引流量无明显变化且低于 50ml/d，可考虑拔除。

5. 饮食管理　排气后开始进流质饮食，逐步过渡到半流质饮食，直至正常饮食；住院期间以肠外营养为主，肠内营养为辅，逐步过渡。

6. 阴道护理　术后给予患者高锰酸钾溶液（1∶5 000）进行阴道冲洗，术后3个月内禁止性生活。

第七节　腹部无辅助切口经直肠拖出标本的机器人高位直肠癌根治术

一、适应证

1. 高位直肠或乙状结肠远端肿瘤。
2. 肿瘤环周径 < 3cm。
3. 肿瘤未侵出浆膜。

二、禁忌证

1. 肿瘤过大无法经肛门取出。
2. 过度肥胖者（BMI > 35kg/m^2）。
3. 肿瘤侵出浆膜，经直肠取出有肿瘤种植风险者。

三、术前准备

术前准备同第五章第二节。

四、机器人专用器械

机器人专用器械同第五章第二节。

五、患者体位和麻醉

患者体位和麻醉同第五章第二节。

六、套管数量和位置

套管数量和位置同第五章第二节。

七、机器人车的定泊与手术室的布局

机器人车的定泊与手术室的布局同第五章第二节。

八、切除范围

乙状结肠癌按照完整结肠系膜切除（Complete mesocolic excision，CME）原则，切缘距

离肿瘤至少 10cm，连同原发灶、肠系膜及区域淋巴结一并切除；上段直肠癌根治手术遵循 TME 原则，近端切缘距离肿瘤至少 10cm，远端切缘距离肿瘤至少 5cm，连同原发灶、肠系膜及区域淋巴结一并切除。

九、手术步骤

（一）腹腔探查

建立气腹后，先用腹腔镜进行腹腔常规探查，探查肝、胆、肝肾隐窝、胃、脾、大网膜、结肠、小肠、壁腹膜、后腹膜等有无转移，以及有无腹水。利用直肠指检与腹腔操作钳触诊相结合，确定肿瘤部位、大小，腹腔镜再次确认肠系膜动静脉根部有无淋巴结转移等情况。

（二）肠系膜下动静脉分离与离断

利用重力作用，将大网膜、小肠移至上腹部，女性患者可根据子宫大小及术野暴露情况来行子宫悬吊，充分暴露术野。于骶骨岬水平右侧直肠旁沟处作为手术第一切入点，沿 Toldt 间隙上下分离。向肠系膜下动脉方向分离，拓展乙状结肠系膜后的 Toldt 间隙，解剖暴露肠系膜下动脉和静脉，清扫血管根部淋巴结，根部结扎并离断肠系膜下动脉（图 5-7-1），于十二指肠水平部平面结扎并离断肠系膜下静脉（图 5-7-2），继续向外向下完全分离 Toldt 间隙，分离过程中应注意左侧输尿管的位置及走向。

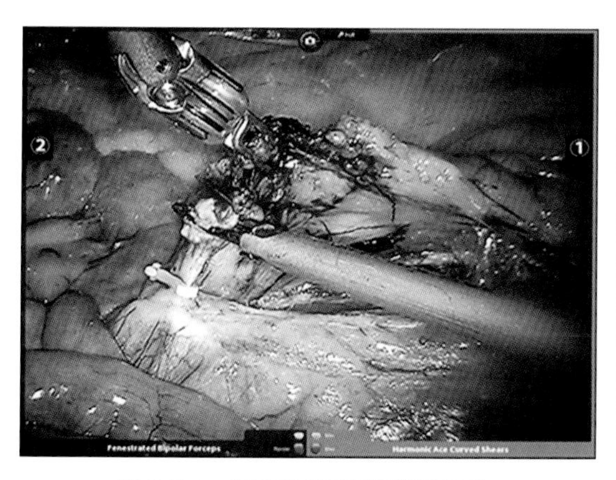

图 5-7-1　解剖离断肠系膜下动脉

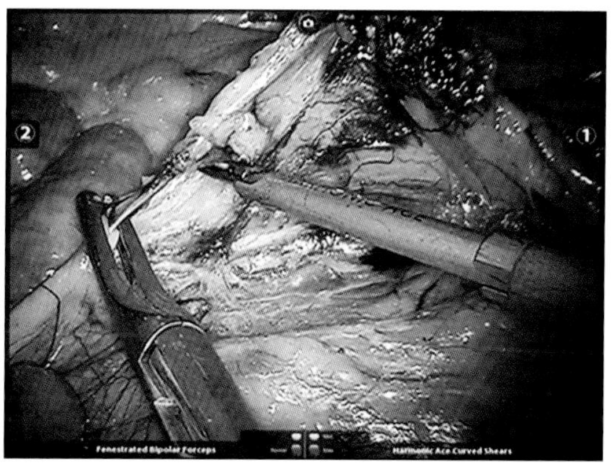

图 5-7-2　解剖离断肠系膜下静脉

（三）直肠系膜游离

向下沿着直肠深筋膜与盆壁筋膜的间隙（Toldt 间隙）锐性分离，注意保护神经。分离直肠右侧至腹膜返折处（根据肿瘤位置决定是否打开腹膜返折）。游离乙状结肠及直肠左侧至腹膜返折处。游离直肠至肿瘤下缘 5cm，于肿瘤下缘 5cm 处裸化直肠，在肿瘤下缘 4cm 处用扎带结扎封闭远端肠管（图 5-7-3）或切割闭合器离断直肠。

（四）乙状结肠系膜裁剪

根据乙状结肠的长度决定是否向上游离降结肠或结肠脾曲。试测保留肠管长度后，距肿瘤上缘 10cm 处确定预切线。游离直肠系膜，并仔细结扎系膜内的血管至预切肠管壁并裸化肠管。在肿瘤上缘 10cm 处用扎带封闭近端肠管。

（五）标本切除

充分扩肛，经肛用碘附生理盐水冲洗直肠肠腔。在距肿瘤下缘 4cm 处用超声刀离断直肠，经助手孔置入保护套，并将保护套经直肠拖出至肛门外。用有齿钳夹持抵钉座（为后续更便利地拖出抵钉座，在抵钉座连接杆处系 1 根约 10cm 长的 7 号丝线），经保护套内送至腹腔（图 5-7-4）。在乙状结肠裸化处下方 3cm，用超声刀切开肠管，将抵钉座经切开处置入乙状结肠肠腔内（图 5-7-5），推向近端结肠直至连杆越过乙状结肠裸化处（切口处应仍可见丝线）。轻轻拉直丝线后，用切割闭合器在乙状结肠肠管裸化处离断乙状结肠。经保护套内置入有齿钳，将标本经肛门拖出体外（图 5-7-6）。用切割闭合器关闭直肠残端。

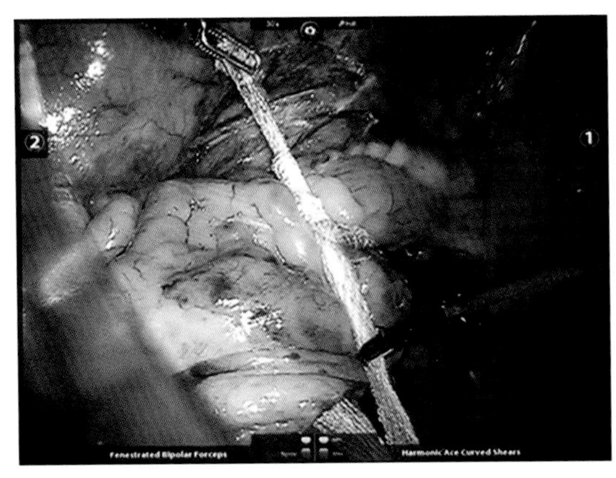

图 5-7-3　用扎带结扎封闭远端肠管

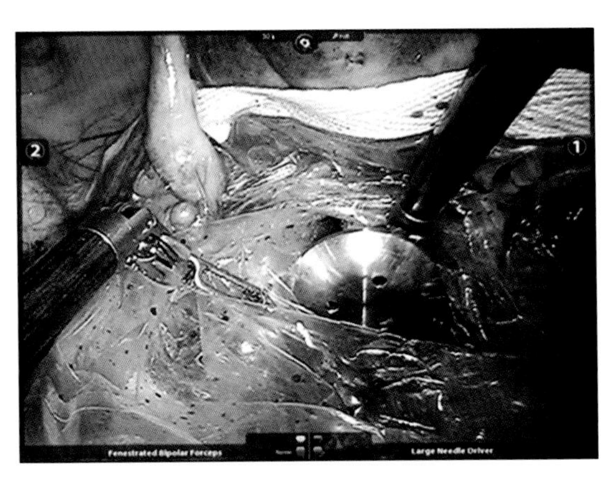

图 5-7-4　抵钉座经保护套内送至腹腔

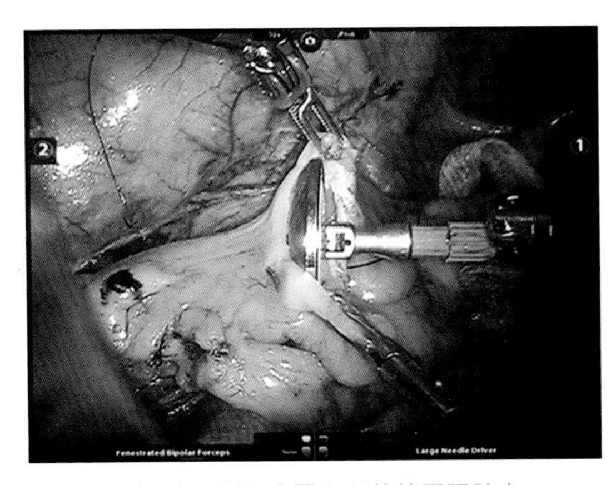

图 5-7-5　抵钉座置入乙状结肠肠腔内

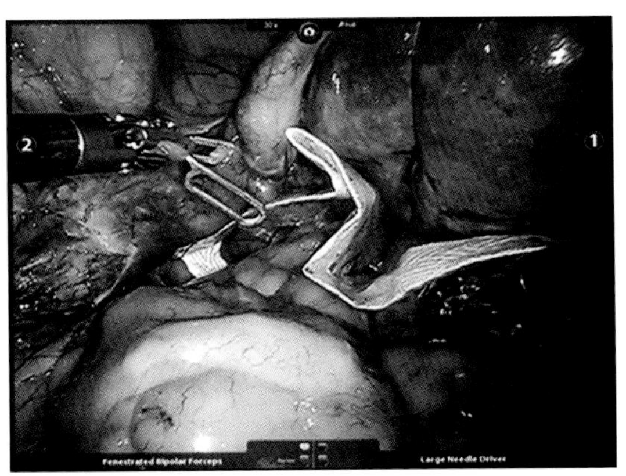

图 5-7-6　标本经肛门拖出体外

（六）消化道重建

在乙状结肠断端找到丝线断端，拽住丝线将抵钉座往远端拖出，于乙状结肠断端处可见抵钉座连杆轮廓，通过丝线将抵钉座连杆拉出（图 5-7-7）。用碘附生理盐水冲洗盆腔，检查有无活动性出血，后行消化道重建降结肠直肠端端吻合。经肛门置入环形吻合器，在确定无乙状结肠系膜扭转后完成降结肠直肠端端吻合（图 5-7-8）。注气试验检查吻合口有无渗漏。机器人辅助下缝合加固吻合口的危险三角（图 5-7-9）。

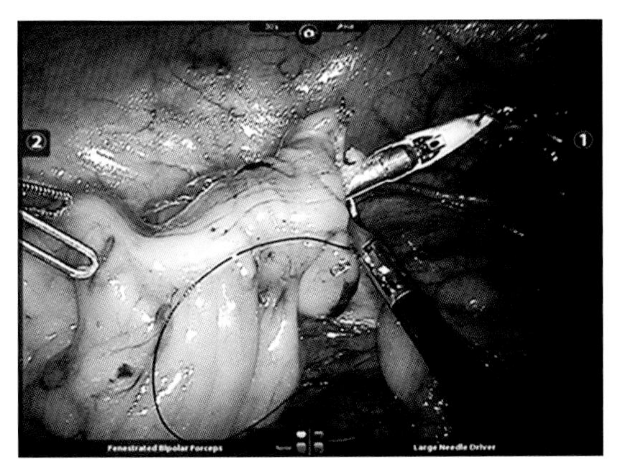

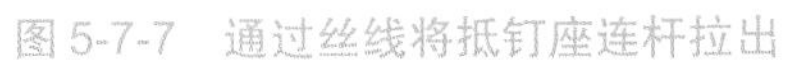
图 5-7-7　通过丝线将抵钉座连杆拉出

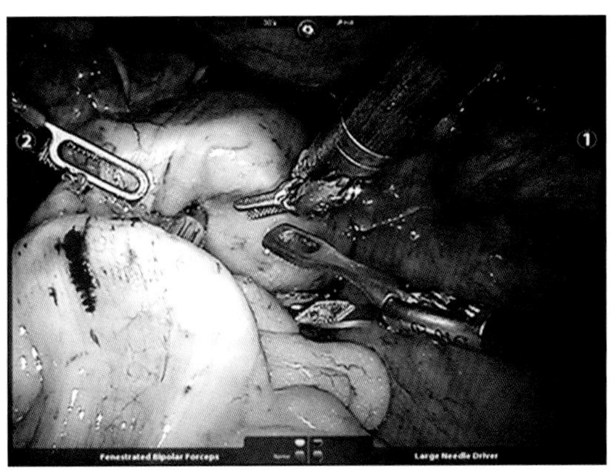

图 5-7-8　降结肠直肠端端吻合

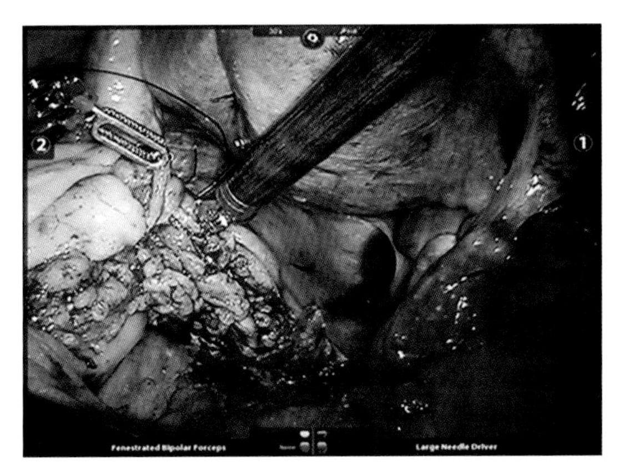

图 5-7-9　缝合加固吻合口的危险三角

（七）引流管放置

冲洗腹腔，检查术野有无活动性出血、血管夹是否松动、有无异物残留。于骶前放置腹腔引流管 2 根，分别经左右下腹部引出。

十、术后处理

术后处理同第五章第二节。

第八节　腹部无辅助切口经阴道拖出标本的机器人高位直肠癌根治术

一、适应证

1. 女性患者。
2. 高位直肠或乙状结肠远端肿瘤。

3. 乙状结肠及系膜长度适合拉出者。
4. 肿瘤环周直径≤5cm。

二、禁忌证

1. 肿瘤直径≥5cm，经阴道取出困难。
2. 过于肥胖（BMI＞35kg/m^2）。
3. 肿瘤侵出浆膜，经阴道取出有肿瘤种植风险者。

三、术前准备

术前准备同第五章第六节。

四、机器人专用器械

机器人专用器械同第五章第二节。

五、患者体位和麻醉

患者体位和麻醉同第五章第二节。

六、套管数量和位置

套管数量和位置同第五章第二节。

七、机器人车的定泊与手术室的布局

机器人车的定泊与手术室的布局同第五章第二节。

八、切除范围

乙状结肠癌按照 CME 原则，切缘距离肿瘤至少 10cm，连同原发灶、肠系膜及区域淋巴结一并切除；上段直肠癌根治手术遵循 TME 原则，近端切缘距离肿瘤至少 10cm，远端切缘距离肿瘤至少 5cm，连同原发灶、肠系膜及区域淋巴结一并切除。

九、手术步骤

（一）腹腔探查

建立气腹后，先用腹腔镜进行腹腔常规探查，探查肝、胆、肝肾隐窝、胃、脾、大网膜、结肠、小肠、壁腹膜、后腹膜等有无转移，以及有无腹水。利用直肠指检与腹腔操作钳触诊相结合，确定肿瘤部位、大小，腹腔镜再次确认肠系膜动静脉根部有无淋巴结转移等情况。

（二）肠系膜下动静脉分离与离断

利用重力作用，将大网膜、小肠移至上腹部，充分暴露术野。于骶骨岬水平右侧直肠旁沟处作为手术第一切入点，沿 Toldt 间隙上下分离。向肠系膜下动脉方向分离，拓展乙状结肠系膜后的 Toldt 间隙，分离过程中应注意左侧输尿管的位置及走向，解剖暴露肠系膜下动脉和静脉，清扫血管根部淋巴结，结扎并离断肠系膜下静脉（图 5-8-1），分离肠系膜下动脉，离断肠系膜下动脉（图 5-8-2），继续向上、向外、向下完全分离 Toldt 间隙。

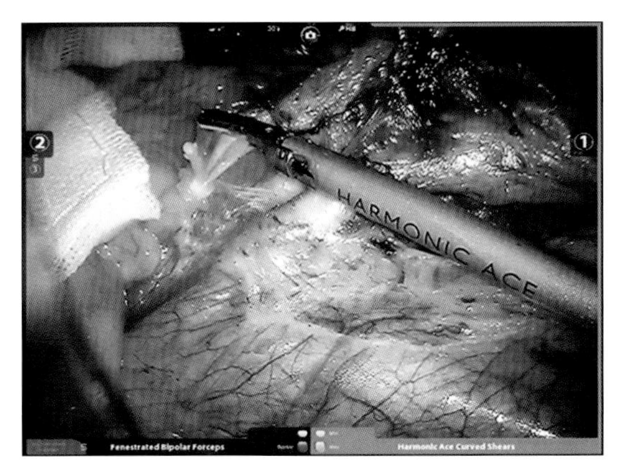

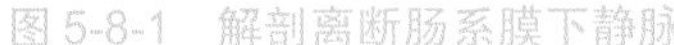
图 5-8-1　解剖离断肠系膜下静脉

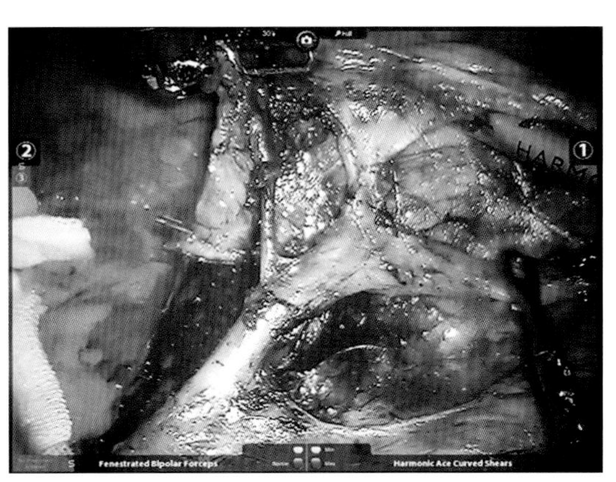

图 5-8-2　解剖显露肠系膜下动脉及分支

（三）直肠系膜游离

向下沿着直肠深筋膜与盆壁筋膜的间隙（Toldt 间隙）锐性分离，注意保护神经。如为乙状结肠癌，远端游离直肠上段，近端游离降结肠下段。如为直肠上段癌，分离直肠右侧至腹膜返折处（根据肿块位置决定是否打开腹膜返折）。游离乙状结肠及直肠左侧至腹膜返折处。游离直肠至肿块下缘 5cm。在肿瘤下缘 5cm 处裸化直肠，然后用腔镜切割闭合器在此处离断直肠。

（四）乙状结肠系膜裁剪

根据乙状结肠的长度决定是否向上游离降结肠或结肠脾曲。根据肿瘤位置，试测保留肠管长度后，确定预切线。游离肠系膜至预切肠管壁并裸化肠管，并于裸化肠管远端 3～4cm 处用扎带结扎封闭肠管，或切割闭合器离断乙状结肠。

（五）标本切除

用碘附生理盐水对阴道进行充分消毒。用 50ml 注射器内阀向腹膜腔顶起阴道穹后部起指示作用，用超声刀横行切开阴道后壁（图 5-8-3）。经腹部助手操作孔置入保护套，经阴道置入卵圆钳将保护套经阴道拖出至阴道口（图 5-8-4）。再将抵钉座经保护套放置到盆腔（为后续更便利地拖出抵钉座，在抵钉座连接杆处系 1 根约 10cm 长的 7 号丝线）。于裸化乙状结肠处下方 3cm 处沿结肠带纵形切开肠管，将抵钉座经切开处置入乙状结肠（图 5-8-5），推向近端结肠直至连杆越过乙状结肠裸化处（切口处应仍可见丝线），轻轻拉直丝线，在裸化处离断肠管。从保护套内置入有齿钳，将标本经阴道拖出。

（六）消化道重建

在乙状结肠断端找到丝线断端，拽住丝线将抵钉座往远端拖出，于乙状结肠断端处可见抵钉座连杆轮廓，用针尖灼一小开口，通过丝线将抵钉座连杆拉出。用碘附生理盐水冲洗盆腔，检查有无活动性出血，腹腔镜直视下用倒刺线缝合阴道后壁（图 5-8-6），后行消化道重建降结肠直肠端端吻合。经肛门置入环形吻合器，在确定无乙状结肠系膜扭转后完成乙状结肠直肠端端吻合。注气试验检查吻合口有无渗漏。机器人辅助下缝合加固吻合口的危险三角。

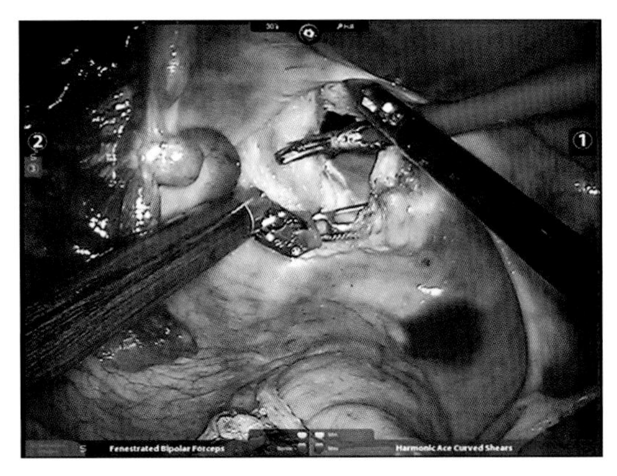

图 5-8-3　切开阴道后壁

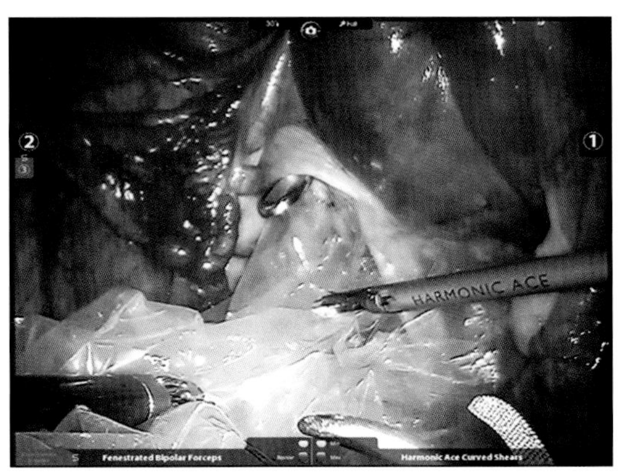

图 5-8-4　放置保护套

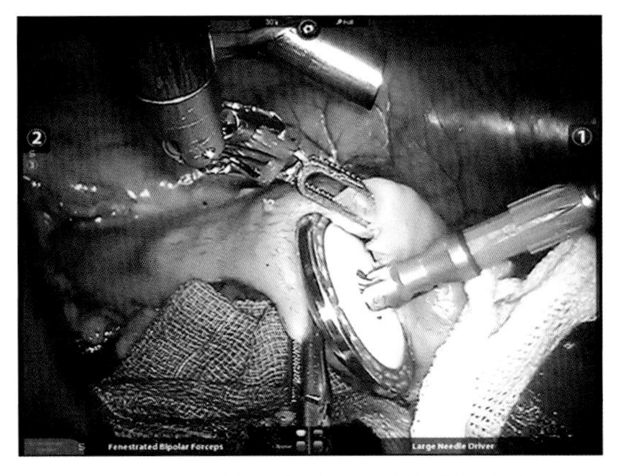

图 5-8-5　将抵钉座放入乙状结肠肠腔内

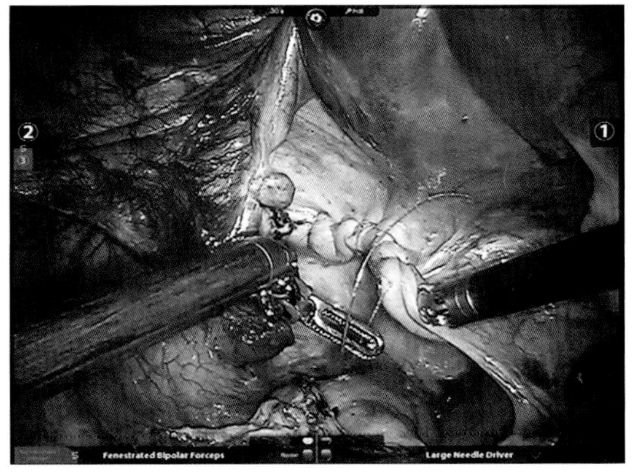

图 5-8-6　缝合阴道后壁

（七）引流管放置

冲洗腹腔，检查术野有无活动性出血、血管夹是否松动、有无异物残留。于骶前放置腹腔引流管 2 根，分别经下腹部和会阴部引出。

十、术后处理

术后处理同第五章第六节。

第九节　机器人直肠肛管手术后相关并发症及处理

机器人结肠手术后并发症发生率较多，本节主要涉及造瘘口相关并发症。

一、造瘘口过敏性皮炎

造瘘口过敏性皮炎是 Miles 术后结肠造瘘患者的常见并发症，主要由造口器材过敏、摩擦及粪液侵蚀皮肤引起。大多表现为局部红肿、瘙痒，严重者可发生糜烂及溃疡。因此，临床医师及护理人员应该加强清洁护理，保持造瘘口周围皮肤清洁、干燥。注意及时更换造口袋，预防性处理是关键。对过敏性皮炎的患者，需要外用造口粉、保护膜等保护皮肤。严重者皮肤出现蜂窝织炎表现时，可同时使用抗生素治疗。

二、造瘘口狭窄

造瘘口狭窄的原因较多，有肠管扭曲、腹壁切口过小、瘢痕挛缩、感染导致脓肿形成压迫肠管等。对造瘘口轻度狭窄的患者，可采取用手指伸到造瘘口内进行扩肛，或促进肠蠕动排便等措施；对于严重者可实施造瘘口切除及重建手术。

三、造瘘口水肿、坏死

造瘘口水肿大多预后良好，但出现部分黏膜坏死的情况预后较差，其原因为血供较差、肠系膜血管受压或者结肠造瘘口处的血供不足等。对于小范围的坏死可以保守治疗，如果坏死面积较大，或者肠段坏死，需要将坏死肠段切除并行造瘘口重建术。

四、造瘘口旁疝

造瘘口旁疝常与造瘘口缝合技术、位置选择、脂肪液化及患者体质有关，老年患者因腹壁肌肉萎缩、松弛等原因常出现旁疝。对于造瘘口旁疝可手术治疗，选用自体组织加强缝合修补或进行补片修补法，但复发率较高。对于不明显的内疝可以适度保守治疗，也可以观察。

（雷　雄）

参考文献

[1] CUI B，LEI S，LIU K，et al. Robotic low anterior resection plus transanal natural orifice specimen extraction in a patient with situs inversus totalis[J]. BMC Surg，2018，18（1）：64.

[2] EFETOV S K，TULINA I A，KIM V D，et al. Natural orifice specimen extraction（NOSE）surgery with rectal eversion and total extra-abdominal resection[J]. Tech Coloproctol，2019，23（9）：899-902.

[3] LAW W L，FOO D C. Comparison of early experience of robotic and transanal total mesorectal excision using propensity score matching[J]. Surg Endosc，2019，33（3）：757-763.

[4] PAN H F，RUAN H，ZHAO K，et al. Totally robotic surgery for rectal cancer with transanal specimen extraction and robot-sewn anastomosis technique [J]. Zhonghua Wei Chang Wai Ke Za Zhi，2012，15（8）：807-809.

[5] KANG J，MIN B S，HUR H，et al. Transanal specimen extraction in robotic rectal cancer surgery[J]. Br J Surg，2012，99（1）：133-136.

[6] PARK J S，CHOI G S，LIM K H，et al. S052：a comparison of robot-assisted，laparoscopic，and open surgery in the treatment of rectal cancer[J]. Surg Endosc，2011，25（1）：240-248.

[7] 王锡山．中国 NOSES 面临的挑战与展望 [J]．中华结直肠疾病电子杂志，2018，7（1）：2-7.

[8] GUAN X，LIU Z，LONGO A，et al. International consensus on natural orifice specimen extraction surgery（NOSES）for colorectal cancer[J]. Gastroenterol Rep（Oxf），2019，7（1）：24-31.

[9] ZHOU S，WANG X，ZHAO C，et al. Can transanal natural orifice specimen extraction after laparoscopic anterior resection for colorectal cancer reduce the inflammatory response?[J]. J Gastroenterol Hepatol，2020，35（6）：1016-1022.

[10] MORIS D N，BRAMIS K J，MANTONAKIS E I，et al. Surgery via natural orifices in human beings：yesterday，today，tomorrow[J]. Am J Surg，2012，204（1）：93-102.

[11] 牛正川，韦烨，朱德祥，等．机器人腹部无切口直肠癌前切除术 [J]．中华结直肠疾病电子杂志，2018，7（4）：332-336.

[12] SNG K K，HARA M，SHIN J W，et al. The multiphasic learning curve for robot-assisted rectal surgery[J]. Surg Endosc，2013，27（9）：3297-3307.

[13] SHEN J，ZEMITI N，TAOUM C，et al. Transrectal ultrasound image-based real-time augmented reality guidance in robot-assisted laparoscopic rectal surgery：a proof-of-concept study[J]. Int J Comput Assist Radiol Surg，2020，15（3）：531-543.

[14] GALATA C，VASSILEV G，HAAS F，et al. Clinical，oncological，and functional outcomes of Da Vinci（Xi）-assisted versus conventional laparoscopic resection for rectal cancer：a prospective，controlled cohort study of 51 consecutive cases[J]. Int J Colorectal Dis，2019，34（11）：1907-1914.

[15] KIM J C，LEE J L，KIM C W，et al. Mechanotechnical faults and particular issues of anastomotic complications following robot-assisted anterior resection in 968 rectal cancer patients[J]. J Surg Oncol，2019，120（8）：1436-1445.

[16] DOUISSARD J H，OBIAS V C，JOHNSON C S，et al. Totally robotic versus hybrid abdominoperineal resection：a retrospective multicenter analysis[J]. Int J Med Robot，2020，16（2）：e2073.

[17] GAO G M，LIU D N，LI T Y. Short-term clinical efficacy of robotic radical resection for high rectal cancer with transvaginal specimen extraction[J]. Zhonghua Wei Chang Wai Ke Za Zhi，2019，22（12）：1124-1130.

[18] SAMALAVICIUS N E，KLIMASAUSKIENE V，JANUSONIS V，et al. Robotic total mesorectal excision for mid-rectal cancer using the Senhance robotic platform – a video vignette[J]. Colorectal Dis，2020，22（5）：592-593.

[19] CHEN T C，LIANG J T. Robotic natural orifice specimen extraction（NOSE）total colectomy with ileorectal anastomosis：a step-by-step video-guided technical note[J]. Tech Coloproctol，2020，24（1）：79-84.

[20] HAO S Z，ZHANG J J. The application value of concept of enhanced recovery after surgery in patients with colorectal carcinoma after natural orifice specimen extraction surgery[J]. Zhonghua Zhong Liu Za Zhi，2019，41（10）：796-800.

[21] MINJARES R O，DIMAS B A，GHABRA S，et al. Surgical resection for diverticulitis using robotic natural

orifice intracorporeal anastomosis and transrectal extraction approach: the NICE procedure[J]. J Robot Surg, 2020, 14(3): 517-523.

[22] LI X W, WANG C Y, ZHANG J J, et al. Short-term efficacy of transvaginal specimen extraction for right colon cancer based on propensity score matching: a retrospective cohort study[J]. Int J Surg, 2019, 72: 102-108.

[23] LIU Z, EFETOV S, GUAN X, et al. A Multicenter Study Evaluating Natural Orifice Specimen Extraction Surgery for Rectal Cancer[J]. J Surg Res, 2019, 243: 236-241.

[24] BRAVO R, BLAKER K, PIGAZZI A. Totally intracorporeal robotic en bloc resection for deep infiltrating endometriosis of the rectovaginal wall with natural orifice specimen extraction[J]. Tech Coloproctol, 2019, 23(6): 589-591.

[25] HU J H, LI X W, WANG C Y, et al. Short-term efficacy of natural orifice specimen extraction surgery for low rectal cancer[J]. World J Clin Cases, 2019, 7(2): 122-129.

[26] IZQUIERDO K M, UNAL E, MARKS J H. Natural orifice specimen extraction in colorectal surgery: patient selection and perspectives[J]. Clin Exp Gastroenterol, 2018, 11: 265-279.

[27] ZHOU H T, SU H, ZHOU Z X, et al. Analysis of 17 cases underwent laparoscopic rectal cancer surgery with transanal natural orifice specimen extraction and resection[J]. Zhonghua Zhong Liu Za Zhi, 2018, 40(3): 206-210.

[28] 张晓. 机器人辅助直肠癌切除经自然腔道取标本手术的护理配合 [J]. 护理学杂志, 2019, 34(18): 43-45.

[29] DING Y, LI Z, GAO H et al. Comparison of efficacy between natural orifice specimen extraction without abdominal incision and conventional laparoscopic surgery in the treatment of sigmoid colon cancer and upper rectal cancer[J]. J BUON, 2019, 24(5): 1817-1823.

第六章

机器人腹膜后肿瘤手术

第一节 概 述

一、腹盆腔腹膜后临床解剖概要

腹膜后间隙位于腹膜和腹腔后顶叶壁之间，从横膈膜延伸至盆底。这个空间包含相邻的腰椎和髂窝。腰椎窝从第12胸椎和外侧腰骶弓向下延伸至骶骨底部、髂嵴和髂腰韧带下方。这个空间的底部由覆盖在腰方肌和腰大肌上的筋膜形成，内含不同数量的脂肪淋巴组织，以及肾上腺、肾、升降结肠和十二指肠，间隙内通过输尿管、肾血管、性腺血管、下腔静脉和主动脉。髂窝与上腰椎窝、腹壁前腹腔外侧间隙和前腹腔前间隙及下骨盆相邻。髂肌及其筋膜是髂窝的底部，内含髂血管、输尿管、生殖神经、性腺血管和髂淋巴结。

腹主动脉系降主动脉在腹腔的部分，位于腹膜的后面、椎体的前方，稍偏左侧。在其右侧有下腔静脉，前方有胰、十二指肠的下部和小肠系膜根。在第4腰椎下缘，腹主动脉分为左、右髂总动脉。

下腔静脉收集下半身的静脉血回右心房，是人体最大的一条静脉干，平第4～5腰椎高度，由左、右髂总静脉汇合而成。在腹主动脉的右侧上升，经肝的腔静脉窝再向上穿过膈的腔静脉孔到达胸腔，注入右心房的后下部。其入口处的左前方有一不太明显的下腔静脉瓣。下腔静脉的前方自下而上与右髂总动脉、小肠系膜根部、右精索内动脉、十二指肠第三段、胰、门静脉和肝相邻；后方与脊柱腰段、右肾动脉、右腰动脉、右肾上腺动脉和右膈下动脉相邻；左侧下部与腹主动脉相邻而伴行，上部与肝尾叶和右膈角相邻。下腔静脉及其属支构成下腔静脉系。凡来自下肢、盆部和腹部的静脉，都属于下腔静脉系，最后都通过下腔静脉注入右心房。

交感腰椎干位于脊柱的一侧，右侧由下腔静脉覆盖，左侧由主动脉覆盖。从这些神经干中衍生出几个分支，形成腹腔神经丛；这些分支位于主动脉前的第11～12胸椎、第1～2腰椎水平。腹腔神经丛覆盖主动脉、腹腔干和肠系膜上动脉；其亦为肾上腺、肾和胰腺提供分支。腹腔丛由数个神经节形成。右侧接受内脏神经，形成心神经节（里斯伯格神经节，Wrisberg's ganglion）。左腹腔神经节位于横膈膜左内侧柱上，接收左内脏神经。腹主动脉丛在主动脉的前面，沿髂内动脉继续作为腹下神经丛。

腹膜后淋巴结分为四组：左主动脉旁淋巴结、右主动脉旁淋巴结、皮质前淋巴结和主动脉后淋巴结。主动脉旁动脉淋巴结在肾的淋巴引流中是最重要的。主动脉旁淋巴结形成一条链，沿主动脉边界，上淋巴结位于左膈水平。右主动脉旁淋巴结位于下腔静脉周围，前位于肾静脉下方，后位于肾静脉上方。

二、机器人腹膜后肿瘤切除术的研究进展

原发性腹膜后肿瘤起源于腹膜后间隙，虽然发病率低，但病理类型多样。腹膜后肿瘤不仅位置深，而且部分肿瘤邻近腹膜后大血管和脏器，传统开腹手术难度很大，且手术创伤

大、术后恢复慢。腹腔镜切除腹膜后肿瘤在国内外早有报道，随着微创外科的发展，达芬奇机器人手术系统逐渐应用到了腹膜后肿瘤领域。达芬奇机器人继承了腹腔镜的优点，清晰的三维图像、灵活稳定的器械使得达芬奇机器人比传统腹腔镜手术更加安全稳定。自首次报道达芬奇机器人手术切除腹膜后副神经节瘤开始，国内相继报道了多例达芬奇机器人手术切除原发性腹膜后肿瘤的经验，但多为个案报道。文献报道机器人辅助腹腔镜与普通腹腔镜手术切除腹膜后肿瘤的疗效，结果显示两者在手术时间、术中出血量、术后住院时间等方面相似，初步证实了机器人手术切除腹膜后肿瘤的可行性。达芬奇机器人手术系统提供更为清晰的手术视野及更为精细的解剖操作，这一技术基础有助于提高手术的精细程度，使得一些位于腹膜后大血管周围的复杂腹膜后肿瘤得以微创切除，其术中出血更少、患者术后恢复更快、住院时间缩短且并未增加手术时间和并发症的发生率。肿瘤毗邻大血管是腹膜后肿瘤切除的难点，因此，达芬奇机器人更加适合。

第二节　机器人辅助骶前囊肿切除术

一、适应证

适用于盆腔骶前囊肿。

二、禁忌证

1. 腹盆腔广泛粘连。
2. 全身情况不良，虽经术前治疗仍不能纠正者。
3. 有严重心、肝、肾疾病不能耐受手术者。

三、术前准备

1. 心理准备　医务人员从关怀、鼓励出发，就病情、实施手术的必要性、机器人手术的优势、可能取得的效果等，以恰当的言语和安慰的语气对患者做适度解释。针对患者的顾虑，给予心理疏导，调整患者心态，争取能达到最佳的手术准备状态。

2. 适应性锻炼　鼓励患者术前进行吹气球、爬楼梯、深呼吸、有效咳嗽、床上大小便等训练，以及术中所需体位训练。

3. 术前实验室检查　包括血常规、尿常规、便常规、肝肾功能、电解质、肿瘤标志物等。影像学检查包括全腹增强 CT 或 MRI，确定肿瘤位置和术前分期；有条件的机构建议行血管三维重建，了解血管分布情况；胸部 X 线片或 CT 排除转移病灶；对血清钙或碱性磷酸酶升高以及合并骨痛症状的患者进行骨扫描检查。

4. 胃肠道准备　术前 1 天流质饮食，术前 1 天口服泻药。

5. 纠正低蛋白血症和贫血　血红蛋白 < 90g/L 者，应纠正至≥90g/L；白蛋白 < 30g/L 者，应纠正至≥30g/L；对于已存在中、重度营养不良的患者，术前应积极纠正，必要时，术前

1周开始加用肠外营养。

6. 内科治疗 对合并心、脑、肺、肾等疾病的患者，尤其是老年患者，术前应仔细检查，评估手术风险及对手术的耐受力，排除手术禁忌证。同时加强内科治疗，使患者顺利渡过手术期。

7. 术前如有泌尿系症状，应行膀胱镜或泌尿道造影检查，了解肿瘤是否侵犯泌尿道。必要时留置输尿管插管，便于术中辨认输尿管。

8. 手术麻醉后，留置气囊导尿管。

四、机器人专用器械

机器人专用器械有机器人专用金属套管、机器人专用电剪或超声刀、机器人专用双极钳、机器人专用持针器、机器人专用无创抓钳，还包括气腹针、穿刺器、转换套管、施夹器与止血夹和薇乔线等。

五、患者体位和麻醉

患者取截石位，头低足高15°～30°，右倾10°～15°。助手站位于患者右侧。气管内插管，全身复合麻醉。

六、套管数量和位置

手术常用5枚trocar。镜头孔C：置于脐右上3～4cm处；机械臂操作孔R1（电剪）：左锁骨中线肋缘下7～8cm处；机械臂操作孔R2（双极电凝）：中线耻骨联合上方6～8cm处；机械臂操作孔R3（无创抓钳）：脐与右髂前上棘连线外1/3处；辅助孔A：机械臂操作孔R1下方6～8cm，左锁骨中线外侧，与镜头孔距离＞8cm（图6-2-1）。

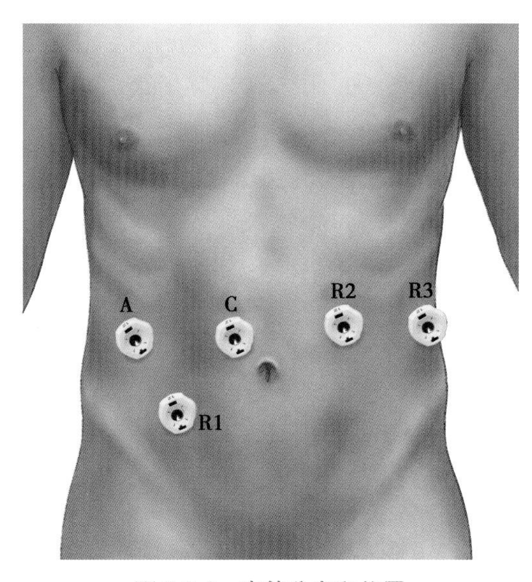

图6-2-1 套管分布和位置

七、机器人车的定泊与手术室的布局

机器人车的定泊与手术室的布局见图 6-2-2。

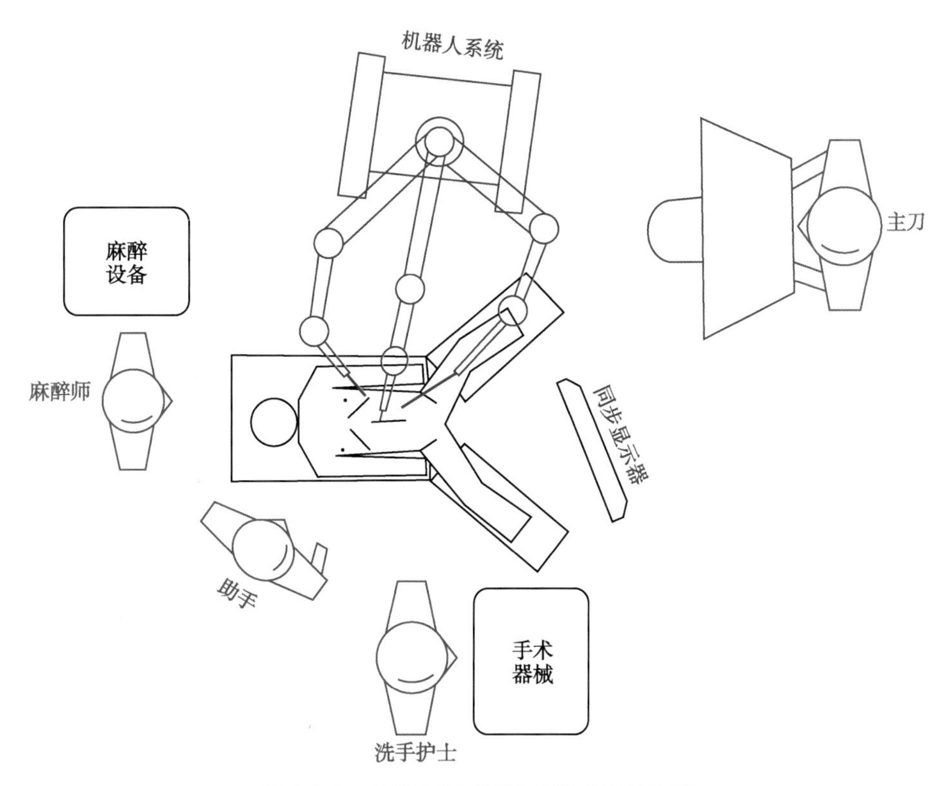

图 6-2-2　机器人车的定泊与手术室的布局

八、切除范围

完整切除囊肿。

九、手术步骤

（一）腹腔探查

建立气腹后，先用腹腔镜进行腹腔探查，接着安装好机械臂，开始手术。

（二）显露术区

建议采用中间入路。利用重力作用，将大网膜、小肠移至右上腹部，充分暴露术野。

（三）游离直肠侧腹膜

根据肿瘤位置切开左侧或右侧直肠侧腹膜，进入直肠后间隙（图 6-2-3），往尾侧分离，直到显露囊肿。注意保护输尿管、腹下神经和盆腔神经丛。

（四）完整剥离囊肿

术中应尽可能完整剥离囊肿，避免破裂（图 6-2-4）。囊肿较大时，可打开囊壁，妇产科大号吸引器吸尽囊液，再行剥离。若囊肿超过尾骨尖水平，需行会阴部联合切口，完整切除囊肿。剥离囊肿应充分考虑囊肿与直肠及骶前静脉丛的关系，切忌损伤。

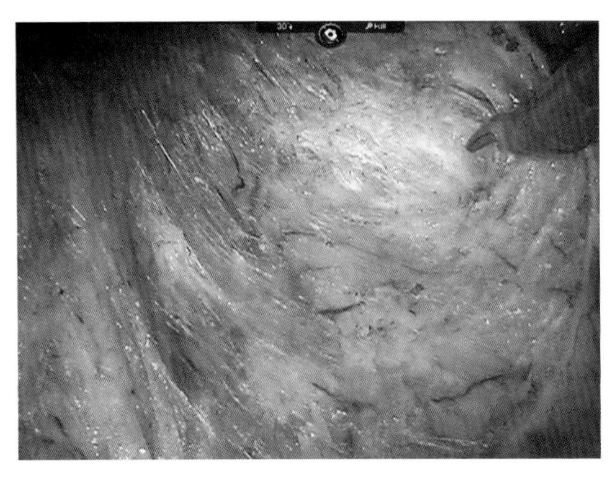

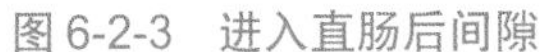

图 6-2-3　进入直肠后间隙

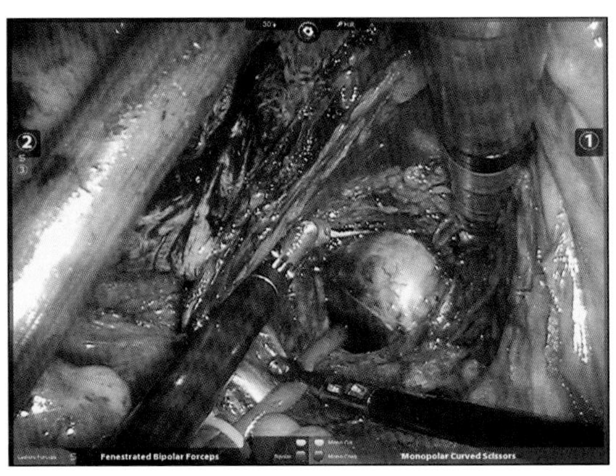

图 6-2-4　完整剥离囊肿

（五）标本取出

经助手孔放置标本袋，将标本装入标本袋中。用电刀沿皮纹扩大助手孔，将标本经助手孔取出。如果囊肿较大，也可以经下腹部正中切口取出标本。

（六）关腹

逐层关闭辅助切口后重建气腹，按正常解剖结构理顺肠管。适当冲洗（生理盐水或蒸馏水），检查术野有无活动性出血、有无异物残留。如果术中未损伤直肠，可以不放置盆腔引流管。

十、术后处理

1. 术后常规使用抗生素　预防性用药：术后一般不超过 2 天，可选用第二代头孢菌素类抗生素；治疗性用药：当患者出现白细胞升高、发热、腹部体征等表现时，可先经验性用药，必要时联合用药，同时进行细菌培养，依培养结果调整用药。

2. 疼痛评估　评估患者术后疼痛情况，包括疼痛的性质、时间和方式，并给予相应处理。

3. 休息与活动　麻醉清醒后血压平稳取低半卧位；肺功能锻炼（深呼吸运动，定时翻身拍背）；卧床期间行踝泵运动；术后第 2 天开始下床活动，随后逐渐增加活动量。

4. 管道管理　妥善固定，保持通畅；观察记录①引流液的颜色、性质、量、气味；定期更换引流袋；术后第 2 天拔除尿管；术后进食 3 天后，若腹腔引流管引流量无明显变化且低于 50ml/d，可考虑拔除。

5. 饮食管理　排气后开始进流质饮食，逐步过渡到半流质饮食，直至正常饮食。

第三节　机器人腹膜后肿瘤手术后相关并发症及处理

机器人结肠手术后并发症发生率较多，除腹部手术后相关并发症外，淋巴漏、尿漏是其主要的特殊并发症。本节主要介绍尿漏并发症。

尿漏大多数为术中输尿管损伤未被发现引起。若术中怀疑可能有输尿管损伤，或术后1～3天会阴部引流或腹腔引流管出现清亮或淡红色稍混浊的液体，且引流量较大并伴有异味，引流液肌酐、尿素氮升高，则应考虑有尿漏可能。具体损伤原因主要有以下几点：①术者对输尿管与周围解剖关系不熟悉；②术中出血较多，术野不清导致误伤输尿管；③肿瘤大，压迫或侵犯输尿管，术中容易损伤输尿管。

术后输尿管损伤的判定及处理：术后输尿管损伤的诊断，可根据患者在术后出现不明原因腹胀、腰腹痛、发热、血尿、腹水或腹膜后包裹性积液等症状作出判断。B超、肾图及静脉肾盂造影可为诊断提供帮助，有时为明确诊断，还可行输尿管逆行插管造影、CT或MRI检查。根据损伤部位及程度，分别采用修补、双丁管置入或输尿管膀胱置入等方式治疗。

（江群广）

参考文献

[1] KIM W W，LEE Y M，CHUNG K W，et al. Comparison of robotic posterior retroperitoneal adrenalectomy over laparoscopic posterior retroperitoneal adrenalectomy：a single tertiary center experience[J/OL]. Int J Endocrinol，2019，2019[2019-12-01]. https://pubmed.ncbi.nlm.nih.gov/31885564/. DOI：10.1155/2019/9012910.

[2] 查立超，邱法波，韩冰，等. 达芬奇机器人在原发性腹膜后肿瘤手术中的应用[J]. 中国微创外科杂志，2019，19（7）：597-599.

[3] 查立超，邱法波，韩冰，等. 达芬奇机器人与开腹手术治疗原发性腹膜后肿瘤的对比研究[J]. 中华腔镜外科杂志（电子版），2018，11（6）：367-369.

[4] 任省身，马鑫，符伟军，等. 机器人辅助腹腔镜与传统腹腔镜治疗腹膜后副神经节瘤疗效对比研究[J]. 解放军医学院学报，2017，9（9）：827-830.

[5] 朱云鹏，胡恒龙，陈子琦，等. 机器人辅助腹腔镜与普通腹腔镜处理腹膜后肿瘤的疗效比较[J]. 临床泌尿外科杂志，2017，32（8）：585-588.

[6] GEMICI K，BULDU I，ACAR T，et al. Management of patients with retroperitoneal tumors and a review of the literature[J]. World J Surg Oncol，2015，13（1）：143-150.

[7] SUNG G T，GILL I S. Robotic laparoscopic surgery：a comparison of the da Vinci and Zeus systems[J]. Urology，2001，58（6）：893-898.

[8] LEHFFELD T，NATALE R，SHARMA S，et al. Robot-assisted excision of a retroperitoneal mass between the left renal artery and vein[J]. JSLS，2010，14（3）：447-449.

[9] LIU Q，WANG X，SHEN B，et al. Preliminary experience of the robot assisted laparoscopic excision of a retroperitoneal mass：a case report[J]. Oncol Lett，2014，8（6）：2399-2402.

[10] 童汉兴，邵叶波，张勇. 原发性腹膜后肿瘤外科诊疗中的难点聚焦[J]. 实用肿瘤杂志，2013，28（5）：12-16.

[11] MORIZAWA Y，MIYAKE M，SHIMADA K，et al. Extended resection including adjacent organs and Ki-67 labeling index are prognostic factors in patients with retroperitoneal soft tissue sarcomas[J]. World J Surg Oncol，2016，14（1）：43-49.

[12] TOBIAS M M，GENES W E，PAZETO C L，et al. Robotic-assisted surgical removal of retroperitoneal schwannoma by transmesocolic access[J]. Int Braz J Urol，2020，46（1）：143-144.

[13] Das A，Coles-Black J，Pham T，et al. Fully robotic retroperitoneal lymph node dissection - a fusion of technologies - a video vignette [J]. Colorectal Dis，2020，22（3）：153-158.

第七章

机器人胃肠癌手术的循证医学

2000 年 7 月美国 FDA 正式批准达芬奇机器人应用于临床，这是微创外科发展史上的一座里程碑。2002 年 Hashizume 等首次报道达芬奇机器人手术系统辅助的胃癌根治术，开辟了胃肠癌机器人微创时代的先河。达芬奇机器人胃肠癌手术需遵循与开腹手术相同的肿瘤根治原则，即肿瘤及周围脂肪淋巴组织整块切除、非接触原则、血管根部清扫脂肪淋巴组织、安全切缘。机器人凭借自身优势克服了传统腹腔镜的许多固有缺陷，理论上可以扩大胃肠癌的手术适应证和提高临床疗效。达芬奇机器人手术历经二十余年发展，在胃肠癌外科领域取得较大进展，国内外围绕机器人胃肠癌手术的近期和远期疗效展开了一系列临床研究。机器人胃肠癌手术适应证参照中国研究型医院学会机器人与腹腔镜外科专业委员会制订的《机器人胃癌手术专家共识（2015 年版）》和《机器人结直肠癌手术专家共识（2015 年版）》。任何医疗技术的发展与应用都以循证医学为依据，循证医学就是慎重准备和明智地应用所能获得的最好研究证据来确定患者的治疗措施，是最好的研究证据与临床医师的技能、经验和患者的期望、价值观之间完美的结合，核心是医疗决策应尽量以客观研究结果为依据，按证据可信度分为 5 级：Ⅰ级为同质随机对照试验（randomized controlled trial，RCT）的系统评价、单个 RCT 或者全或无病案系列；Ⅱ级为同质队列研究的系统评价、单个队列研究或结果研究；Ⅲ级为同质病例对照研究的系统评价或单个病例对照；Ⅳ级为病例系列研究，包括低质量队列和病例对照研究；Ⅴ级为基于经验未经严格论证的专家意见。现将根据循证医学不同级别证据评价机器人胃肠癌手术的近期和远期疗效介绍如下。

第一节　机器人胃肠癌近期疗效的循证医学评价

达芬奇机器人胃肠癌手术从其批准到应用于临床以来，受到国内外学者的青睐并广泛应用。目前，许多Ⅰ级、Ⅱ级和Ⅲ级证据显示，达芬奇机器人胃肠癌手术的短期疗效优于腹腔镜手术。

胃癌手术目前仍以胃切除并 D_2 淋巴结清扫为主。淋巴结清扫的彻底性与患者预后存在相关性。2017 年一项胃癌基于倾向性评分匹配的机器人、腹腔镜和开腹手术的病例对照研究，共纳入 604 例患者，机器人组的手术时间最长（$P<0.05$），术中出血量较少（$P=0.002$），住院时间更短（$P<0.05$），流质饮食时间更短（$P<0.05$）。Li 等关于机器人进展期胃癌根治术的病例对照研究显示，于腹腔镜手术相比，机器人手术时间更长（$P=0.000$），术中出血量更少（$P=0.000$），两组患者术后并发症、术后住院时间、首次排气时间的差异无统计学意义。Cianchi 等回顾性研究中发现，机器人胃癌手术清扫淋巴结较腹腔镜组多（$P=0.02$）。Marano 等关于机器人、腹腔镜和开腹胃癌手术的 meta 分析共纳入 1 967 例患者，结果显示机器人胃手术住院时间更短（$P=0.005$），机器人术中出血量更少（$P=0.03$），三组患者淋巴结清扫数目无差异。Wang 等关于机器人和开腹手术治疗胃癌的随机对照研究中共纳入 296 例患者，结果显示机器人组手术时间更长[（242.7±43.8）min，$P=0.002$]，术中出血量更少[（94.2±51.5）ml，$P<0.001$]，术后住院时间更短[（5.6±1.9）天，$P=0.021$]，肠功能恢复更早（$P=0.028$）。一项 GASTRIc Cancer—IMIGASTRIC 国际多中心机器人、腹腔镜和开腹手术治疗胃癌的研究

(NCT 02325453)目前正在进行中，将对比三组患者的围手术期结果及远期肿瘤学疗效。另一项单中心机器人和腹腔镜胃癌根治术的随机对照试验(UMIN 000031536)也在进行中，将对比两组患者的手术和肿瘤学疗效。随机对照研究等Ⅰ级证据将有助于提高机器人胃癌手术的推荐级别。笔者中心一项机器人和腹腔镜胃癌根治术对比研究发现：机器人组患者的总手术时间更长、术中出血量更少、术后腹腔总引流量更少、术后C反应蛋白升高幅度更低($P<0.05$)，近期疗效优于腹腔镜。

结肠癌手术以右半结肠较为复杂，毗邻脏器多且结构复杂多变，近年来机器人结肠癌手术报道层出不穷。Park等关于机器人与腹腔镜右半结肠切除术的随机对照研究(NCT 01042743)纳入70例患者，结果显示，与腹腔镜相比，机器人手术时间更长(195min vs. 130min，$P<0.001$)，两组患者住院时间、手术并发症、术后疼痛评分、淋巴结清扫数目均相似。Jiménez Rodríguez等在机器人手术治疗乙状结肠和直肠癌的前瞻性随机研究(ISRCTN 60866560)中发现，机器人的手术准备时间和手术时间更长($P=0.000\ 1$和$P=0.017$)，远切缘距离更长($P=0.003$)，两者住院时间和并发症发生率相当。Kim等对机器人结直肠癌手术的69个研究进行系统评价，结果显示机器人手术比腹腔镜手术时间长、术中出血量少、住院时间短、中转开腹率更低，且有相同的肿瘤学效果。Xu等的右半结肠癌微创治疗的meta分析纳入7个研究，包括649例患者，与腹腔镜相比，机器人组的手术时间更长($P<0.05$)，术中出血量更少($P=0.000\ 2$)，术后总并发症更少($P=0.02$)，肠功能恢复更快($P<0.05$)，而两种手术方式在住院时间、中转开腹率、吻合口瘘发生率方面相近。Solaini等机器人与腹腔镜右半结肠切除术的meta纳入8 257例患者，与腹腔镜相比，机器人手术时间更长($P<0.001$)、中转开腹率更低($P=0.02$)、肛门首次排气时间更短($P=0.016$)、住院费用更高($P=0.035$)，术后并发症两组相近($P=0.5$)。

直肠癌根治手术目前仍需遵循1982年Heald教授提出的直肠全系膜切除术(TME术)，维持直肠系膜完整和周围组织保护是手术的技术要点。2014年的一项系统评价综合了2002—2014年32个关于微创治疗直肠癌的临床研究，包括1 776例机器人手术患者和887例腹腔镜手术患者，机器人与腹腔镜的平均手术时间分别为192～385分钟和158～297分钟，平均术中出血量分别为33～283ml和127～300ml，平均住院时间分别为4～10天和6～15天，中转开腹率分别为0%～9.4%和0%～22%，两组的差异有统计学意义；机器人和腹腔镜的手术相关并发症发生率分别为0%～41.3%和5.5%～29.3%，吻合口并发症发生率分别为0%～13.5%和0%～11.1%，环周切缘阳性率分别为0%～7.5%和0%～8.8%，淋巴结清扫数目分别为10～20个和11～21个，肿瘤下切缘距离分别为0.8～4.7cm和1.9～4.5cm，32项研究中仅少数存在统计学差异。2017年Jayne等关于机器人直肠癌手术的随机对照研究中，纳入471例患者，机器人手术和腹腔镜手术的中转开腹率分别为8.1%和12.2%，环周切缘阳性率分别为5.1%和6.3%，手术并发症发生率分别为15.3%和14.8%，差异无统计学意义。2018年Debakey等关于机器人直肠癌手术的随机对照研究中，最终纳入45例患者，与腹腔镜手术相比，机器人手术准备时间更长($P<0.001$)，术中实际操作时间更长($P<0.001$)，术中出血量更少($P<0.05$)，肿瘤远切缘更长($P<0.001$)，两组的中转开腹率、

环周切缘阳性率、淋巴结清扫数目均无差异。Tang 等关于机器人直肠癌根治术中泌尿生殖功能保护的 meta 分析显示，机器人术后 3 个月的性功能和术后 12 个月的膀胱功能恢复更好（$P<0.05$）。笔者中心一项机器人和腹腔镜直肠癌根治术的对比研究显示：机器人组患者的总手术时间更长、No.253 淋巴结清扫时间更短、术中出血量更少、术后尿管留置时间更短（$P<0.05$），而术后并发症发生率、术后并发症 Clavien-Dindo 分级均无差异，说明近期疗效优于腹腔镜。

综上所述，基于Ⅱ级、Ⅲ级、少数Ⅰ级证据评价机器人胃肠癌手术的近期疗效，要优于腹腔镜和开腹手术。临床疗效的真实情况更加依赖于大样本多中心的随机对照试验来阐明，相信越来越多的证据支持机器人胃肠癌手术的近期疗效，有助于提高机器人胃肠癌手术的推荐级别。

第二节　机器人胃肠癌远期疗效的循证医学评价

达芬奇机器人作为一种新型高度智能手术系统，越来越多证据显示其近期疗效优于腹腔镜和开腹手术，而其在胃肠恶性肿瘤方面，尤其是进展期恶性肿瘤的应用进展稍缓慢。

Park 等关于机器人与腹腔镜右半结肠切除术远期肿瘤学疗效的前瞻性随机研究（NCT 00470951）显示，纳入的 70 例患者（TNM 分期：Ⅰ期 19 例，Ⅱ期 32 例，Ⅲ期 19 例）的术后中位随访为 49.23（40.63～56.20）个月，机器人组和腹腔镜组 3 年无病生存率分别为 88.1% 和 91.1%，3 年总生存率分别为 96.8% 和 94.0%，5 年 *DFS* 分别为 77.4% 和 83.6%，5 年 *OS* 分别为 91.1% 和 91.0%，两组患者生存时间的差异无统计学意义（$P>0.05$）。Patriti 等研究机器人与腹腔镜直肠切除术中期疗效时发现，中位随访 12 个月，机器人组 *DFS* 较腹腔镜组长，但两组患者的 *OS* 和 *DFS* 差异无统计学意义。Jiang 等研究机器人胃癌手术远期临床疗效结果显示，机器人胃癌手术 3 年 *DFS* 和 *OS* 分别为 73.60% 和 74.24%，5 年 *DFS* 和 *OS* 分别为 68.73% 和 69.33%，基于 TNM 分期进一步分析 5 年 *OS*，ⅠA 期 96.58%、ⅠB 期 88.16%、ⅡA 期 87.03%、ⅡB 期 80.62%、ⅢA 期 58.50%、ⅢB 期 48.62%、ⅢC 期 45.32%、Ⅳ期 17.03%，机器人胃癌切除也能获得较好的生存时间。Kim 等基于倾向性评分匹配方法分析机器人与腹腔镜直肠癌手术的长期生存，纳入 732 例患者，机器人组 5 年总生存率、肿瘤特异生存率、无病生存率分别为 90.5%、90.5%、72.6%，优于腹腔镜组的 78.0%、79.5%、68.0%，进一步多因素分析，机器人手术是总生存时间和肿瘤特异生存时间的独立预后因素（$P=0.004$，HR=0.333；$P=0.0161$，HR=0.367）。日本 Yamaguchi 等分析机器人与腹腔镜治疗直肠癌近远期疗效时，纳入 204 例患者，其中位随访时间为（43.6±9.8）个月，Ⅰ期、Ⅱ期、Ⅲ期患者的 5 年无复发生存率别为 93.6%、75.0%、77.6%，局部复发率为 0.5%，优于腹腔镜组。Gao 等比较机器人与腹腔镜进展期胃癌根治术远期疗效结果显示，机器人组与腹腔镜组的 3 年总生存率为 76.1% vs. 79.8%（$P=0.552$），3 年无复发生存率为 73.0% vs. 68.7%（$P=0.386$），两组生存时间相近。笔者中心的一项机器人与腹腔镜直肠癌根治术对比研究显示：机器人组 3 年总体生存率为 78.1%，稍高于腹腔镜组的 71.9%，差异不存在统计学意义（$P=0.548$）。

目前，国内外关于机器人胃肠癌手术远期疗效的研究尚少，且大多为回顾性研究，尚缺乏高级别证据的多中心大样本 RCT 研究结果，从目前证据表明，机器人胃肠癌手术远期预后与腹腔镜手术的差异无统计学意义，但有优于腹腔镜手术的趋势。相信日后的大规模多中心前瞻性 RCT 研究结果，如正在进行的高质量随机对照研究 ACOSOGZ 6051 和 ROLARR 研究，将为机器人胃肠癌外科手术的地位提供高级别循证医学证据。

（叶善平　李太原）

参考文献

[1] HASHIZUME M，SHIMADA M，TOMIKAWA M，et al. Early experiences of endoscopic procedures in general surgery assisted by a computer-enhanced surgical system[J]. Surg Endosc，2002，16（8）：1187-1191.

[2] 余佩武，陈凛，郝迎学，等. 机器人胃癌手术专家共识（2015 版）[J]. 中华消化外科杂志，2016，15（1）：7-11.

[3] 许剑民，秦新裕，何国栋，等. 机器人结直肠癌手术专家共识（2015 版）[J]. 中华消化外科杂志，2015，14（11）：891-897.

[4] KIANIFAR H R，AKHONDIAN J，NAJAFI-SANI M，et al. Evidence based medicine in pediatric practice：brief review[J]. Iran J Pediatr，2010，20（3）：261-268.

[5] PARISI A，REIM D，BORGHI F，et al. Minimally invasive surgery for gastric cancer：a comparison between robotic，laparoscopic and open surgery[J]. World J Gastroentero，2017，23（13）：2376-2384.

[6] LI Z，LI J，LI B，et al. Robotic versus laparoscopic gastrectomy with D2 lymph node dissection for advanced gastric cancer：a propensity score-matched analysis[J]. Cancer Manag Res，2018，10：705-714.

[7] CIANCHI F，INDENNITATE G，TRALLORI G，et al. Robotic vs laparoscopic distal gastrectomy with D2 lymphadenectomy for gastric cancer：a retrospective comparative mono-institutional study[J]. BMC Surgery，2016，16（1）：65-70.

[8] MARANO A，CHOI Y Y，HYUNG W J，et al. Robotic versus Laparoscopic versus Open Gastrectomy：a Meta-Analysis[J]. J Gastric Cancer，2013，13（3）：136-148.

[9] WANG G，JIANG Z，ZHAO J，et al. Assessing the safety and efficacy of full robotic gastrectomy with intracorporeal robot-sewn anastomosis for gastric cancer：A randomized clinical trial[J]. J Surg Oncol，2016，113（4）：397-404.

[10] DESIDERIO J，JIANG Z W，NGUYEN N T，et al. Robotic，laparoscopic and open surgery for gastric cancer compared on surgical，clinical and oncological outcomes：a multi-institutional chart review. A study protocol of the International study group on Minimally Invasive surgery for GASTRIc Cancer-IMIGASTRIC[J]. BMJ Open，2015，5（10）：e008198.

[11] OJIMA T，NAKAMURA M，NAKAMORI M，et al. Robotic versus laparoscopic gastrectomy with lymph node dissection for gastric cancer：study protocol for a randomized controlled trial[J]. Trials，2018，19（1）：409-414.

[12] 叶善平，何鹏辉，唐博，等. 达芬奇机器人手术系统和腹腔镜远端胃癌根治术的倾向评分匹配疗效分析 [J].

中华消化外科杂志，2019，18（3）：244-249.

[13] PARK J S，CHOI G S，PARK S Y，et al. Randomized clinical trial of robot- assisted versus standard laparoscopic right colectomy[J]. Br J Surg，2012，99（9）：1219-1226.

[14] Jiménez Rodríguez R M，DÍAZ PAVÓN J M，DE LA PORTILLA DE JUAN F，，et al. Prospective randomised study：robotic-assisted versus conventional laparoscopic surgery in colorectal cancer resection[J]. Cir Esp，2011，89（7）：432-438.

[15] KIM C W，KIM C H，BAIK S H. Outcomes of Robotic-Assisted Colorectal Surgery Compared with Laparoscopic and Open Surgery：a Systematic Review[J]. J Gastrointest Surg Surgery，2014，18（4）：816-830.

[16] XU H，LI J，SUN Y，et al. Robotic versus laparoscopic right colectomy：a meta-analysis[J]. World J Surg Oncol，2014，12：274.

[17] SOLAINI L，BAZZOCCHI F，CAVALIERE D，et al. Robotic versus laparoscopic right colectomy：an updated systematic review and meta-analysis[J]. Surg Endosc，2018，32（3）：1104-1110.

[18] ARAUJO S E，SEID V E，KLAJNER S，et al. Robotic surgery for rectal cancer：current immediate clinical and oncological outcomes[J]. World J Gastroenterol，2014，20（39）：14359-14370.

[19] JAYNE D，PIGAZZI A，MARSHALL H，et al. Effect of robotic-assisted vs conventional laparoscopic surgery on risk of conversion to open laparotomy among patients undergoing resection for rectal cancer：the ROLARR randomized clinical trial[J]. JAMA，2017，318（16）：1569-1580.

[20] DEBAKEY Y，ZAGHLOUL A，FARAG A，et al. Robotic-assisted versus conventional laparoscopic approach for rectal cancer surgery，First Egyptian Academic Center experience，RCT[J]. Minim Invasive Surg，2018，2018：5836562.

[21] TANG X，WANG Z，WU X，et al. Robotic versus laparoscopic surgery for rectal cancer in male urogenital function preservation，a meta-analysis[J]. World J Surg Oncol，2018，16（1）：196-204.

[22] 叶善平，刘东宁，江群广，等. 基于倾向性评分匹配的机器人和腹腔镜直肠癌根治术的对比研究 [J]. 中华外科杂志，2019，57（6）：447-451.

[23] PARK J S，KANG H，PARK S Y，et al. Long-term oncologic after robotic versus laparoscopic right colectomy：a prospective randomized study[J]. Surg Endosc，2019，33（9）：2975-2981.

[24] PATRITI A，CECCARELLI G，BARTOLI A，et al. Short- and medium-term outcome of robot-assisted and traditional laparoscopic rectal resection[J]. JSLS，2009，13（2）：176-183.

[25] JIANG Y，ZHAO Y，QIAN F，et al. The long-term clinical outcomes of robotic gastrectomy for gastric cancer：a large-scale single institutional retrospective study[J]. Am J Transl Res，2018，10（10）：3233-3242.

[26] KIM J，BAEK S J，KANG D W，et al. Robotic resection is a good prognostic factor in rectal cancer compared with laparoscopic resection：long-term survival analysis using propensity score matching[J]. Dis Colon Rectum，2017，60（3）：266-273.

[27] YAMAGUCHI T，KINUGASA Y，SHIOMI A，et al. Short- and long-term outcomes of robotic-assisted laparoscopic surgery for rectal cancer：results of a single high-volume center in Japan[J]. Int J Colorectal D，

2018，33（12）：1755-1762.

[28] GAO Y，XI H，QIAO Z，et al. Comparison of robotic- and laparoscopic-assisted gastrectomy in advanced gastric cancer：updated short- and long-term results[J]. Surg Endosc，2019，33（2）：528-534.

[29] KELLER D S，SENAGORE A J，LAWRENCE J K，et al. Comparative effectiveness of laparoscopic versus robot-assisted colorectal resection[J]. Surg Endosc，2014，28（1）：212-221.

机器人
胃肠外科手术学

Robotic
Gastrointestinal
Surgery